Franziska Mahlke

22,-

DAS BILD DES MENSCHEN ALS GRUNDLAGE DER HEILKUNST

FRIEDRICH HUSEMANN

DAS BILD DES MENSCHEN ALS GRUNDLAGE DER HEILKUNST

ENTWURF
EINER GEISTESWISSENSCHAFTLICH
ORIENTIERTEN MEDIZIN

BAND I

ZUR ANATOMIE UND PHYSIOLOGIE

VERLAG FREIES GEISTESLEBEN

ISBN 3 7725 0529 5
7. Auflage 1977
© 1951 Verlag Freies Geistesleben GmbH, Stuttgart
Photomechanischer Nachdruck: Hain-Druck KG, Meisenheim/Glan

INHALTSVERZEICHNIS

	Seite
VORREDE ZUR ERSTEN AUFLAGE	9
ZUR ZWEITEN AUFLAGE	11
EINLEITUNG	13

1. Kapitel: GEISTESWISSENSCHAFTLICHE NATUR- UND MENSCHENKUNDE

Das Wesen des Mineralischen und des Lebens	28
Das Wesen der Pflanze	33
Das Wesen des Tieres	38
Das Wesen des Menschen	49

2. Kapitel: MENSCH UND KOSMOS

Der menschliche Leib und sein vierfacher Zusammenhang mit der irdischen Welt	64
Das Wasser und der Wasserorganismus	67
Die physikalischen Eigenschaften des Wassers in ihrer Beziehung zum Lebensprozeß	71
Der Wasserorganismus	72
Der Wasserorganismus als Träger des Lebensprozesses	74
Ernährungsprozeß und Bildekräfteleib	76
Die Regulation des Wasserorganismus	78
Die Hypophyse	83
Die Luft und der Luftorganismus	86
Der Luftorganismus	89
Luftorganismus und Atmungsprozeß	93
Luftorganismus und Bergkrankheit	95
Luftorganismus und Nervensystem	96
Das Säure-Basen-Gleichgewicht	97

	Seite
Das Problem der Nierenfunktion	99
Die Nebenniere	106
Die Schilddrüse	107

Die Wärme und der Wärmeorganismus 109
  Der Wärmeorganismus 111
  Die Differenzierung des Wärmeorganismus und das zentrale Wärmeerlebnis 112
  Die Regulationsvorgänge des Wärmeorganismus . . . 115
  Der tägliche Wärmerhythmus 119
  Wärme und Seelenleben 120
  Wärme und Ich-Bewußtsein 121
  Wärme und Motilität 122
  Die Entwicklung des Wärmeorganismus 123
  Zur Pathologie des Wärmeorganismus 125
  Das Fieber 127

Die Ich-Organisation 129
  Die Welt der Sinne 130
  Das Mineralsgerüst 161
  Die Wirksamkeit der Ich-Organisation im Stoffwechselsystem 174
  Das Blut 186
  Experimentelle Nachweise des Bildekräfte-Wirkens im Organismus, besonders im Blut
    I. Die Kupferchlorid-Kristallisationsmethode . . . 197
    II. Die kapillar-dynamische Methode 202

Das Licht als Vermittler zwischen Kosmos und Erde . . 203
  Die Atmung der Erde 215
  Die Pflanze im Licht 218
  Zum Problem der Vitamine 227
  Das Tier im Licht 229
  Der Mensch im Licht 235
  Erkenntnis als Leben im Licht 249

3. Kapitel: DAS VERHÄLTNIS VON LEIB UND SEELE UND DIE
DREIGLIEDERUNG DES MENSCHLICHEN ORGANISMUS 255

    Dreigliederung im Wärmeorganismus 258
    Die drei Grade des Bewußtseins 259
    Die Formensprache des Organismus 261
    Polarität und Ausgleich 263
    Konstitution und Erkrankung 264
    Das Problem des Heilmittels 266

4. Kapitel: ARCHITEKTONIK DES ORGANISMUS UND PHYSIOLOGIE DER FREIHEIT 269

VORREDE ZUR ERSTEN AUFLAGE

Das vorliegende Buch ist aus dem Streben nach einer geisteswissenschaftlichen Durchdringung der Medizin entstanden. Es wendet sich an diejenigen Ärzte und Wissenschaftler, denen es nicht um einzelne medizinische oder physiologische Probleme geht, sondern um die Wiedergewinnung des geistigen Bildes des Menschen, das insbesondere im Verlauf des letzten Jahrhunderts von der Fülle des aufgehäuften Wissensstoffes mehr und mehr verdeckt wurde.
Vieles von dem, was an dieser Stelle gesagt werden müßte, insbesondere über die Entwicklung des menschlichen Bewußtseins und der Medizin im besonderen, habe ich ausgeführt in meinen Büchern „Goethe und die Heilkunst" und „Vom Bild und Sinn des Todes", die aus den Vorarbeiten zu dem vorliegenden entstanden sind; es darf deswegen in bezug auf die allgemeinmethodischen und historischen Gesichtspunkte darauf verwiesen werden.
Wie in den genannten Büchern, so versuche ich auch in dem vorliegenden nur das aus der Ideenwelt Rudolf Steiners darzustellen, was sich mir selbst als fruchtbar erwiesen hat. Dadurch ergab sich eine gewisse Beschränkung des Stoffes, die aber nicht als eine prinzipielle, sondern als eine vorläufige zu betrachten ist. — Andererseits mußte unter diesem Gesichtspunkt auf manche Einzelheit zunächst verzichtet werden, die sich nicht innerhalb des damit gegebenen Rahmens darstellen ließ.
Rudolf Steiner gab in seinen Darstellungen oft nur Hinweise, die für den Zuhörer erst im vollen Sinne zu Erkenntnissen werden konnten, wenn er sie sich selbst erarbeitete, sei es durch Beobachtung der Phänomene, oder durch Benutzung der Beobachtungen anderer, also durch Studium der vorhandenen Literatur. Gerade das letztere bezeichnete Rudolf Steiner oft als eine durch die wissenschaftliche Entwicklung der letzten Jahrzehnte bedingte notwendige Aufgabe, da in der Literatur eine unendliche Fülle wichtigster Beobachtungen niedergelegt sei, die allerdings vielfach, um zu fruchtbaren Erkenntnissen zu werden, unter neue Gesichtspunkte gestellt werden müßten. Erweiterung des Gesichtsfeldes, nicht neue Dogmen wollte Rudolf Steiner seinen Zuhörern vermitteln. Vor allem lehnte er nie die heutige Form des Forschens ab, sondern er wollte sie durch seine geisteswissenschaftlichen Methoden und Erkenntnisse ergänzen. Aus diesem Grunde hielt er auch prinzipiell die genannten Vorträge nur vor Ärzten und Medizinstudierenden.

Ich bin mir bewußt, daß es sich in der vorliegenden Arbeit nur um einen ersten Entwurf handeln kann; der Sachkenner wird manche Einzelheit vermissen. Allein eine so umfassende Aufgabe, wie die hier vorliegende, kann nicht auf einmal und von einem einzelnen gelöst werden; sie bedarf der Mitarbeit vieler, und gerade die Hoffnung auf solche Mitarbeit gibt mir den Mut, diese Arbeit hinausgehen zu lassen.

Dankbar aber gedenke ich all der Freunde, die sie bisher schon durch Teilnahme und gemeinsames Streben gefördert haben.

Der die Pathologie und Therapie behandelnde Teil befindet sich in Vorbereitung und soll sobald wie möglich folgen.

Sanatorium Wiesneck, Michaeli 1940
Buchenbach bei Freiburg im Breisgau. *Dr. med. F. Husemann.*

ZUR ZWEITEN AUFLAGE

Die medizinische Situation hat sich seit dem Erscheinen der 1. Auflage wesentlich geändert, indem die schon damals vorhandenen Tendenzen deutlicher in Erscheinung treten. Da ist einerseits ein *therapeutischer Optimismus* zu bemerken, der insbesondere durch die Entdeckung der Antibiotika hervorgerufen wurde; es scheint nur noch eine Frage der Zeit und der Zahl der Laboratorien, um gegen alle Krankheiten wirksame Heilmittel zu finden. Heilen wird in immer größerem Umfang eine Jagd auf die Krankheitserreger, es wird damit aber auch immer mehr aus dem menschlichen Bereich des Arztes in den technischen Betrieb des Laboratoriums verlegt. — Und das Publikum zieht daraus immer mehr die Konsequenz, daß es den Arzt wie eine Art „Sanitäts-Ingenieur" betrachtet; wie es vom Ingenieur für Geld sich ein entsprechendes Radio oder Auto besorgen kann, so ist der Arzt verpflichtet, Heilung zu liefern. Denn Krankheit hat eigentlich nichts mit dem Menschen zu tun — sie ist nur die lästige und eigentlich nicht mehr zu verantwortende Folge unserer unvollkommenen „Gesundheitstechnik". — Das geht so weit, daß es Landärzte gibt, die jeden Kranken, dessen unvermeidbaren Tod sie voraussehen, vorher noch schnell in ein Krankenhaus einliefern, weil sie es „sich nicht leisten können", ihn zuhause sterben zu lassen. Denn nach Meinung des technikgläubigen Publikums braucht man eigentlich — wenigstens „jetzt" — nicht zu sterben, wenn nur alle notwendigen Apparate und die neuesten Arzneimittel vorhanden sind. — Von Seiten einer solchen Denkrichtung kann man auf kein Verständnis für einen solchen Versuch wie den vorliegenden hoffen.
Eine andere wesentliche Richtung der neueren Medizin liegt in der sogenannten „Psychosomatischen Medizin" vor. Sie leitet viele Erkrankungen, die bis vor kurzem als rein körperlich bzw. materiell aufgefaßt wurden, aus Einwirkungen der Seele auf die Körperlichkeit ab und findet von solchen Einsichten aus auch den Weg zur Heilung. Damit beweist die Psychosomatische Medizin eigentlich die Richtigkeit eines Gesichtspunktes, den Dr. Rudolf Steiner als ein Grundprinzip vor den Ärzten entwickelte, die ihn um Kurse gebeten hatten: daß der Ursprung körperlicher Erkrankungen im Seelischen liege, während man bei den sogenannten „Geisteskrankheiten" nach den körperlichen Ursachen suchen müsse. — Insofern könnte man von Seiten der Psychosomatischen Medizin ein gewisses Interesse für eine geisteswissenschaftliche Erweiterung der Heilkunst

erhoffen. Wenn jedenfalls die Psychosomatische Medizin ihre eigenen Erfahrungen wirklich verstehen will, wird sie nicht vermeiden können, mit ihrer Begriffsbildung in ähnlicher Art vorzugehen wie es hier versucht wurde.

Bisher wurde der Anthroposophie von dieser Seite allerdings nicht viel Interesse entgegengebracht; dagegen halten es manche Autoren für durchaus mit ihrem wissenschaftlichen Denken vereinbar, wenn sie auf alte Yoga-Methoden zurückgreifen oder auf andere Weise in die übersinnliche Wesenheit des Menschen eingreifen (z. B. mit dem „Autogenen Training"), obwohl das an der Naturwissenschaft gebildete Denken absolut keine Möglichkeit gibt, diese Methoden und die dabei beobachteten Phänomene zu verstehen!

So könnte es heute mehr als vor zehn Jahren als ein Wagnis erscheinen, ein solches Buch wie das vorliegende herausgehen zu lassen. Wenn der Autor und seine Freunde sich trotzdem dazu entschlossen haben, so geschah es in der Erkenntnis, daß gerade die heutigen Erfolge der Medizin zeigen, welche Gefahren der menschlichen Entwicklung drohen, wenn nicht alles ärztliche Denken und Handeln sich orientieren kann an dem *Bilde des Menschen*, das bis in die Zeiten der hippokratischen Medizin hinein dem Arzte mehr oder weniger deutlich bewußt war, und das wir uns heute auf ganz neuen Wegen wieder erringen müssen, wenn die Naturwissenschaft für den Menschen nicht zu einer noch größeren Katastrophe werden soll, als sie es heute schon ist.

Das „Bild des Menschen" muß heute die regulierende Funktion ausüben, die früher von der Philosophie ausging. — Nicht eine „philosophische Anthropologie" kann heute helfen, denn sie kann die Grenzen der naturwissenschaftlichen Erkenntnis nicht überschreiten, sondern nur eine Menschenerkenntnis, die bis zu einer wirklichen *Anthroposophie* durchdringen kann.

Wie wenig der vorliegende Versuch dieses Ziel erreicht, empfindet der Autor vermutlich am stärksten; er hofft gerade deswegen auf das fördernde Interesse der Freunde, wird aber auch für sachliche Kritik dankbar sein.

Von der 1. Auflage fand nur ein kleiner Teil seine Leser — der Rest wurde 1940 eingestampft. — Daß jetzt, unter wiederum ungünstigen äußeren Umständen, das Buch wieder erscheinen kann, war nur möglich durch die liebevolle und tatkräftige Initiative einiger Freunde, insbesondere von Frau Dr. E. Weißenborn und Dr. E. J. Thiel, denen ich auch an dieser Stelle herzlichst danken möchte! Ebenfalls habe ich Herrn Dr. Otto Wolff zu danken für seine Hilfe bei der nochmaligen Bearbeitung des Textes und der Durchsicht der Korrekturbögen; seinem Interesse verdanke ich auch einige Ergänzungen, sowie Fußnoten und sonstige Korrekturen im Text.

Sanatorium Wiesneck, Michaeli 1951. *Dr. med. F. Husemann.*

EINLEITUNG

Der Arzt hat es mit dem Menschen zu tun. Aber er kann sein Interesse nicht auf diesen beschränken, wenn er ihm helfen will; er ist darauf angewiesen, die heilenden Kräfte der Tier-, Pflanzen- und Mineralwelt in Anspruch zu nehmen. So muß der Arzt Naturerkenntnis anstreben, und man kann schon von vornherein sagen: es gibt keine Grenze dieses Strebens, solange er nicht die *ganze* Natur durchschaut hat.

Anderseits ist es klar, daß wir mit dem ärztlichen Handeln nicht warten können, bis wir dieses Ziel erreicht haben. Und hierin liegt eigentlich die Problematik des ärztlichen Berufes: wir müssen handelnd in Zusammenhänge eingreifen, die wir erkennend nur zum allergeringsten Teil durchschauen.

Dieselbe Schwierigkeit besteht in bezug auf das Seelische. Der Arzt soll gewiß zunächst die Leiblichkeit des Kranken untersuchen und in Ordnung bringen; aber er sieht sich genötigt, dabei auf dessen Seele und Geist Rücksicht zu nehmen. Tut er das nicht, so werden sich seine Bemühungen bald als wirkungslos erweisen. Denn die Leiblichkeit an sich, ohne den Zusammenhang mit Seele und Geist, ist überhaupt nicht verständlich; erst durch diese erhält sie den Charakter der *sinnvollen Wirklichkeit*. —

Und doch: der Kranke kann seinen Zustand nicht als sinnvoll empfinden. Vielleicht muß ihn der Arzt darauf aufmerksam machen, daß die körperliche Störung ihre Ursache im Seelischen hat; er muß Psychotherapie treiben. Damit aber greift er wieder in ein Gebiet ein, das er nicht überschauen kann. Denn er muß sich klar darüber sein, daß symptomatische Erfolge hier ebensowenig von Dauer sind wie auf den anderen Gebieten ärztlichen Handelns. Will er einen Dauererfolg erreichen, so muß er den Kranken ohne Zuhilfenahme von Illusionen zur Erkenntnis der geistig-seelischen Wirklichkeit und ihrer unerbittlichen Gesetze bringen. — Das unermeßliche Gebiet einer Wissenschaft vom Geiste tut sich da vor dem Arzt auf, und oft kommt er in Lagen, wo ihm ein Einblick in dieses Gebiet dringend notwendig erscheinen muß.

In welche inneren Schwierigkeiten kommt zum Beispiel der Arzt, wenn er bei dem Patienten eine unheilbare Erkrankung findet, und dieser verlangt von ihm die Mitteilung der „vollen Wahrheit". Ein einziges Wort kann unter Umständen genügen, den Kranken der Verzweiflung zu überantworten, oder ihn vorläufig über den Ernst der Lage hinweg zu täuschen und so für einige Zeit noch arbeitsfähig zu erhalten. Dies kann äußerlich berechtigt erscheinen, zum Beispiel wenn es sich dabei um eine wichtige Arbeit handelt, — aber werden nicht wichtigere Entscheidungen dadurch versäumt? — Unmittelbar scheint da das Schicksal des Kranken in die Hand des Arztes gegeben, und ungeheuer groß ist die Verantwortung, die er — in jedem Falle — auf sich nimmt.

Nach zwei Seiten hin — nach der Seite der Naturerkenntnis und der der Geisterkenntnis — sieht sich somit der Arzt einer schier unerfüllbaren Forderung gegenüber.

Bis zum Aufkommen der Naturwissenschaft konnte diese Schwierigkeit für den Arzt nicht eintreten; er fühlte sich mit seinem Wissen und Handeln so in Natur und Geisteswelt eingegliedert, daß er seine ärztliche Tätigkeit als eine berechtigte und selbstverständliche Fortführung der Naturprozesse empfand: Medicus curat, natura sanat. Wenn er von Erde, Wasser, Luft und Feuer sprach, so bedeuteten das für ihn nicht nur äußere Naturkräfte, sondern diese Begriffe umfaßten ebenso das menschliche Wesen selber. Doch muß man dabei im Auge behalten, daß die Menschen dieser früheren Zeit äußere Erscheinung und Begriff nicht getrennt erlebten; die Bilder der äußeren Welt waren ihnen zugleich Offenbarungen des Geistes.

Auch heute gibt es immer noch eine große Zahl von Ärzten, die, obgleich sie über das wissenschaftliche Rüstzeug der heutigen Medizin verfügen, doch das entscheidende, eigentlich hilfreiche Moment ihres ärztlichen Denkens und Handelns als „Kunst" empfinden, für die sie keine rationalen Begriffe angeben können. Vielfach kann man beobachten, daß diese — meistens ausgezeichneten Praktiker — in ihrem ganzen Wesen Reste der alten Naturverbundenheit zeigen, die sich in mehr instinktiven Fähigkeiten oder in einer Neigung zu bildhaftem Denken äußern. Insbesondere für viele Vertreter der „Naturheilkunde" dürfte das zutreffen.

Doch für die Mehrzahl der heutigen Ärzte gilt das nicht. Denn die naturwissenschaftliche Entwicklung hat den Arzt aus diesem naiven Verhältnis zur Natur herausgelöst. Und so weit ging diese Herauslösung, daß der Zweifel an der Möglichkeit aller Therapie entstehen konnte. Da aber der Arzt heilen *muß*, so ist es begreiflich, daß er jetzt versuchte, die Methoden der Naturwissenschaft auch auf seinem Gebiet anzuwenden; er will sich danach richten, was das wissenschaftliche Experiment und die Erfahrung am Krankenbett ergeben hat. — Aber das Experiment verläuft unter willkürlich festgesetzten Bedingungen und ist gegenüber den komplizierten Verhältnissen, unter denen er am Krankenbett zu wirken hat, zu abstrakt — unsere Lehrbücher der Pharmakologie zum Bei-

spiel beweisen es. — Die Erfahrung am Krankenbett anderseits muß sich nach den Symptomen richten. In einem einzelnen Fall hat ein bestimmtes Mittel geholfen; der Schluß liegt nahe, — und er wird täglich gezogen — daß es auch in weiteren Fällen mit ähnlichen Symptomen helfen werde. Und doch sieht sich der Arzt dabei sehr oft enttäuscht, weil es fast unmöglich ist, alle Bedingungen im Krankheitsgeschehen zu überschauen.
Ist somit das Ergebnis des Experimentes zu abstrakt, zu allgemein, so bleibt die Erfahrung am Krankenbett oftmals zu konkret, zu speziell, das heißt sie wird nicht genügend ideell durchschaut.
In der neuen Entwicklung der Medizin sind zwar viele Ansätze zu bemerken, die diesen Zwiespalt überbrücken wollen. Die Pharmakologie zum Beispiel ordnet die Wirkungen der Arzneimittel nach ihren Beziehungen zum Nervensystem, wodurch sich für die Mittel, die im wesentlichen auf dieses System wirken, grundlegende Einsichten ergaben, während begreiflicherweise die stofflichen Seiten der Arzneiwirkung von einer solchen Betrachtung überhaupt nicht erfaßt werden können; dem Praktiker ergeben sich so nur wenig brauchbare Handhaben.
Vor allem aber vollzog sich auf dem Boden der Klinik selber in den letzten Jahrzehnten ein so deutlicher Umschwung, daß man ihn später zweifellos als den Beginn einer neuen Epoche bezeichnen kann. (G. v. Bergmann spricht von einer „Klinischen Reformation".) Es wäre reizvoll, diesem Umschwung, wie er sich zum Beispiel in den Wandlungen des Konstitutionsbegriffes allmählich vollzogen hat, im einzelnen nachzugehen. Es würde sich dann zeigen, wie Schritt für Schritt die Erkenntnis von der Eigengesetzlichkeit und Ganzheit des lebendigen Organismus von der Medizin wieder errungen werden mußte. Forscher wie *Fr. Kraus, L. Krehl, G. v. Bergmann, Th. Brugsch* (um nur einige zu nennen) begannen, die Fülle des Wissens zu gestalten, aus Einzelheiten und Symptomen die Grundlinien des Geschehens herauszulesen.
Es ist nicht möglich, an dieser Stelle alle Namen zu nennen, die hier erwähnt zu werden verdienten. Nur auf die beiden so früh verstorbenen Anatomen *Hermann Braus* und *Hans Böker,* die auf ihrem Gebiet ähnliche Ziele verfolgten, sei kurz hingewiesen. — Böker setzte sich als Lebensziel die Schaffung einer „Biologischen Anatomie"; er wollte den Aufbau des Organismus aus einer umfassenden Betrachtung des Lebensprozesses begreifen. „Der biologische Anatom darf nicht nur Anatom, sondern er muß vor allem Biologe sein, und er muß Verständnis und ein offenes Auge für die Nachbarwissenschaften, die Botanik, Geologie, Geographie und Klimatologie haben." — Bökers Forschungsrichtung mußte ihn zu einem Verständnis *Goethe*schen Denkens führen, dessen anatomische Leistungen und Bedeutung für die biologische Forschung er noch tiefer

erkennen lernte, als er auf den anatomischen Lehrstuhl nach Jena berufen wurde. Was die Begegnung mit Goethe für ihn bedeutete, zeigen seine Worte: „Goethes Denkweise, das dynamische Denken wird heute wieder die Grundlage unseres wissenschaftlichen Denkens, die Grundlage des von uns geforderten biologischen Denkens in der Morphologie und in der Medizin." Und über die Art seines Unterrichts schreibt er: „Dem Studenten erkläre ich die Anatomie des Armes, indem ich die Bausteine der Konstruktion zerlege, analysiere, aber dann gedanklich durch Synthese wieder so ineinanderfüge, daß ihm das Funktionieren der ganzen Konstruktion, daß ihm der lebendige Arm verständlich geworden ist... Der Student soll nicht den Menschen anatomisch auswendig lernen, sondern er soll die Organe so in ihrer Funktion und der durch sie bedingten Konstruktion und Lage begreifen lernen, daß er dadurch in den Stand gesetzt wird, die anatomische Einzeltatsache logisch abzuleiten... die physiologische Beobachtung soll also die Veranlassung zur anatomischen Untersuchung sein, nicht umgekehrt."

Wer sich vergegenwärtigt, welches Ideal des anatomischen Unterrichtes Goethe mit seinem Aufsatz über „Plastische Anatomie" im Auge hatte, der wird zugeben: Hans Böker, der ein Jahrhundert nach Goethe in Jena wirkte, hat Goethes Ideal in zeitgemäßer Form zu verwirklichen versucht. — Leider mußte er, wie Hermann Braus, sein Hauptwerk unvollendet hinterlassen.

Eine so aktive und zugleich auf das praktische Ziel der Förderung der medizinischen Wissenschaft gerichtete Persönlichkeit konnte an dem Zeitgeschehen nicht teilnahmslos vorübergehen. So beteiligte sich Böker auf der ersten Reichstagung der „Reichsarbeitsgemeinschaft für eine neue deutsche Heilkunde" in Wiesbaden mit einem groß angelegten Vortrag, auf den wir später zurückkommen werden.

Auf Seiten der Kliniker aber wirkte insbesondere *August Bier* durch die mutige Unbefangenheit, mit der er immer wieder die Grenzen seines Fachgebietes überschritt und schließlich die Diskussion über die Homöopathie eröffnete, mehr für die Erweiterung des ärztlichen Blickes und Könnens einer ganzen Generation als die gelehrte Schule. Zweifellos ist es zu einem großen Teil der Bedeutung seiner Persönlichkeit zu danken, wenn es heute möglich ist, in medizinischen Kreisen über den Wert der homöopathischen Behandlung oder des Naturheilverfahrens zu sprechen, ohne sich von vornherein unmöglich zu machen.

Eine Wende hat sich vollzogen. Die Forderung nach einer „biologischen Heilmethode", zuerst von seiten der Naturheilmethoden erhoben, wird schon längst auch von der Schulmedizin für sich in Anspruch genommen (ob immer mit Recht, sei dahingestellt).

Ohne auf Einzelheiten einzugehen, kann man vielleicht sagen, daß die „Biologische Medizin" danach strebt, die Erkrankungen nicht als mehr oder weniger zufällig den Menschen befallende äußere Ereignisse, sondern im Zusammenhang mit der ganzen biologischen Persönlichkeit zu verstehen, die Behandlung andererseits aus dem Durchschauen des Zusammenhanges der Leiblichkeit mit der umgebenden Natur zu finden.

Gehen wir deswegen einmal von der prinzipiellen Frage aus: was ist Medizin im Sinne der heutigen Wissenschaft? — Oder, konkret gesagt: Wie wird man heute Arzt? — Indem man zunächst Physik, Chemie, Botanik, Zoologie, Anatomie und Histologie studiert, um alsdann zu Physiologie und Entwicklungsgeschichte aufzusteigen. Nun ist es aber eine sich unmittelbar aufdrängende Tatsache, daß schon auf diesen Teilgebieten der Naturwissenschaft die Fülle des Stoffes heute so groß ist, daß sie von einem einzelnen kaum oder selten beherrscht werden kann. Kommt man aber zu den umfassenderen Fächern, wie der Physiologie, in der die Erkenntnisse der Anatomie, Chemie usw. eine Synthese erfahren sollten, so wird schon der bloße Stoff so umfangreich, daß ein einzelner Mensch auch bei größten Fähigkeiten außerstande ist, ihn wirklich zu beherrschen und zum Beispiel handbuchmäßig darzustellen; verschiedene Autoren müssen den Stoff unter sich teilen. Es ist deswegen begreiflich, ja unvermeidlich, daß der Student sich in der kurzen Zeit von all diesen Fächern eigentlich nur einen gewissen Grundstock von Kenntnissen und im übrigen ziemlich allgemeine Vorstellungen aneignen kann.

So vorbereitet beginnt er dann das Studium der eigentlichen Medizin, das aus pathologischer Anatomie und Physiologie, Pharmakologie, Bakteriologie, Kolloidlehre, Serologie, Endokrinologie, Vitaminlehre usw. besteht und sich in die verschiedenen praktischen Spezialgebiete wie Chirurgie, innere Medizin, Augenheilkunde usw. gliedert. — Setzt ein solcher Studienplan nicht den ungewöhnlichen Fall eines Universalgenies voraus, das ausnahmsweise imstande wäre, in wenigen Jahren mehr als ein Dutzend verschiedener Wissenschaften zu erlernen, von denen zugestandenermaßen auch ein begabter Mensch kaum eine einzige wirklich beherrschen kann?

Und doch kann nicht bezweifelt werden, daß aus diesem Studium immer wieder tüchtige Ärzte hervorgehen! Ergibt sich aber daraus nicht eigentlich, daß Medizin keine Wissenschaft in dem Sinne sein kann, wie es die naturwissenschaftlichen Fächer sind, auf denen sie sich aufbaut?

Der Chemiker hat zum Beispiel exakte Vorstellungen darüber, was mit einem Salz geschieht, das er in Wasser auflöst. — Was weiß aber der praktische Arzt über die Vorgänge, die sich im Menschen abspielen, wenn er ein Glas Wasser trinkt? Daß dies ein Ereignis von ungeheurer Kompliziertheit für den Organismus ist, wurde in neuerer Zeit festgestellt, — ob es bereits völlig enträtselt ist, wage ich nicht zu entscheiden. — Was aber geschieht vollends im Organismus, wenn wir eine Medizin zu uns nehmen? Unendlich verwickelte Vorgänge spielen sich da ab, von denen wir bestenfalls nur den Endeffekt erfassen können, während vielleicht sehr wichtige Zwischenstufen sich unserer Erkenntnis entziehen.

Damit sei kurz die heutige Situation der Medizin charakterisiert: der Wissensstoff ist so groß, daß man ihn als einzelner nicht bewältigen kann — dieses Wissen bleibt aber andererseits oft so sehr an der Oberfläche, daß wir vielfach über die einfachsten Vorgänge im Innern des Organismus nicht Bescheid wissen. Oder, etwas paradox gesagt: Wir haben zuviel Wissen im einzelnen, aber wir durchschauen zu wenig das Ganze.

Wenn ich die vielfachen Reformbestrebungen in der Medizin der Gegenwart richtig verstehe, so liegt in ihnen das Suchen nach einer Methode, die aus diesem Dilemma herausführen könnte. Aber mir scheint, daß dieses Suchen vielfach deswegen nicht zu befriedigenden Resultaten kommt, weil man sich nicht entschließen kann, rückhaltlos die aus dem Dilemma sich ergebende Konsequenz anzuerkennen, *daß Medizin ihrem Wesen nach überhaupt nicht reine Naturwissenschaft sein kann.*

In Physik und Chemie sehen wir mit Recht Muster der naturwissenschaftlichen Forschungsart. Aber Botanik und Zoologie, Biologie überhaupt und erst recht die Medizin sind genötigt, die naturwissenschaftlichen Methoden zur „Ganzheitsbetrachtung" zu erweitern, wie es bewußt zuerst von *Goethe* geschah und in neuerer Zeit von *Driesch* und vielen anderen versucht wurde. Die praktische Medizin verfuhr aber immer, auch wenn sie theoretisch Naturwissenschaft sein sollte, nach ganzheitlichen Gesichtspunkten und intuitiven Methoden, die sie als Erbe der Vergangenheit übernahm, das heißt sie machte unbewußt Anleihen bei der Geisteswissenschaft.

Daß die hiermit vollzogene Grenzüberschreitung der Naturwissenschaft noch nicht allgemein als solche zugegeben wird, ist eine Folge davon, daß heute noch in weitem Umfange die philosophische Durchdringung der naturwissenschaftlichen Methoden fehlt. Eine solche müßte anerkennen, daß *jede* Anwendung einer Ganzheitsbetrachtung über die Grenzen der klassischen Naturwissenschaft hinausführt.

Auch die angeblich empirisch vorgehende Naturwissenschaft bedient sich allerdings außer der Beobachtung durch die Sinne des *Denkens,* und damit eines Elementes, das seinem Wesen nach der Sinnesbeobachtung unzugänglich, also „übersinnlicher" Natur ist.

Die Ganzheitsbetrachtung geht aber einen Schritt weiter: sie betrachtet das Übersinnliche als in der organischen Natur wesenhaft wirksam. In diesem Sinne geht sie über das Gebiet der „Physik" hinaus und begibt sich in das der „Metaphysik".

In weit höherem Maße trifft das für die Medizin zu. Da ihr Objekt der Mensch ist und dieser nicht nur ein biologisches, sondern ein seelisch-geistiges Wesen darstellt, muß sie auch „Psychologie" und „Geisteswissenschaft" umfassen. Allerdings darf man dabei nicht an die merkwürdige Zwitter-Wissenschaft der „Physiologischen Psychologie" denken; diese wendet auf das Seelische rein naturwissenschaftliche Methoden an und beraubt sich durch dieses moderne Prokrustesverfahren ihres eigentlichen Inhaltes; der Rest ist ein gespenstisches Schema des Seelischen. — Noch weniger bleibt allerdings bei dieser Methode vom menschlichen „Geist" oder dem „Ich" übrig. Viele moderne Lehrbücher der Psychologie und Psychiatrie enthalten diesen Begriff überhaupt nicht mehr oder lösen ihn ins Wesenlose auf. Dies ist auch bei Beschränkung auf die naturwissenschaftlichen Methoden nicht anders möglich. — Aber die Medizin verliert dadurch ihren Blickpunkt, auf den letzten Endes alle Ergebnisse bezogen werden müssen, wenn sie Sinn haben sollen.

Eine „*Geschichte des Ich*" steht, soviel ich sehe, noch aus. Aber auch ein kurzer Überblick über die zwei letzten Jahrhunderte zeigt, daß die Philosophie den Begriff des Ich in demselben Maße verlor, in dem der Materialismus aufblühte. Und diese negative Entwicklung ging, wie der Materialismus, vom westlichen Denken aus. — So bezeichnete der englische Philosoph *Hume* (1711—1776) das Ich als „ein Bündel von Vorstellungen", das heißt er sah nur das als Inhalt des Ich-Bewußtseins, was dieses der Wahrnehmung der Außenwelt verdankt. — *Th. Ziehen* erwähnt in seiner „Psychiatrie" den Begriff des Ich überhaupt nicht; zum Problem des „Selbstbewußtseins" macht er die Bemerkung, daß die Einführung dieses „neuen Seelenvermögens" „ganz ungerechtfertigt" sei. In seinem „Leitfaden der physiologischen Psychologie" leitet er die Ich-Vorstellung aus der Zusammensetzung „assoziativ verbundener Erinnerungsbilder" ab, deren physiologische Grundlage er in der „Zugehörigkeit zu einem und demselben Gehirn und in dem Assoziationssystem des letzteren" sieht. Von einer „Identität des Ich" könne darum nicht die Rede sein, sondern nur von einem „relativ stabilen und relativ kontinuierlichen Ich-Komplex".

Der Schweizer Psychiater *E. Bleuler* schreibt in seinem „Lehrbuch der Psychiatrie": „das Ich besteht genau genommen aus den Engrammen aller unserer Erlebnisse plus den aktuellen Psychismen" — er vertritt also eine vermaterialisierte Humesche Auffassung. Bleuler erkennt zwar, daß die verschiedenen Bestandteile nicht gleichwertig sind, da die meisten im Augenblick bis zur völligen Unwirksamkeit zurücktreten, während andere gewöhnlich oder immer da sind. Daß gerade diese Ungleichwertigkeit auf ein übergeordnetes, wertendes Prinzip hinweist, übersieht er ganz. Sonst könnte er nicht den völlig unzutreffenden Vergleich gebrauchen: „Die Zusammensetzung des Ich aus den einzelnen Erinnerungsbildern mag verglichen werden derjenigen des „Publikums" eines bestimmten Lokales, dessen einzelne Besucher beliebig wechseln können;

manche sind beständig da, andere oft, und wieder andere sind nur einzelne Male erschienen". (Ausführlicher dargestellt, aber im Grunde die gleiche Auffassung findet sich in seinem Buch „Naturgeschichte der Seele und ihres Bewußtwerdens.")
Dieser naive Materialismus steht in krassem Gegensatz zu der klaren Erkenntnis des Ich im deutschen Idealismus, insbesondere bei Fichte und seinen Nachfolgern. Neuerdings ist aber auf diesem Gebiet eine Aufhellung des Horizontes zu bemerken.
So gibt *E. Kretschmer* in seiner „Medizinischen Psychologie" eine abwägende Darstellung des Ich-Problems, soweit es für die Bewußtseinserscheinungen wichtig ist. Das Ich ist für ihn „ein imaginärer Punkt hinter allem Erlebten", aber andererseits zugleich „das unmittelbar Gewisseste".
Auch *H. Driesch* behandelt das Problem in seinem Buch „Alltagsrätsel des Seelenlebens". Es heißt dort: „Das wissende und wollende Ich ist also gleichsam ‚höchste Instanz', ist Herr über Leib und über unbewußt Seelisches."
Viktor von Weizsäcker, dem es um die „Wendung zur anthropologischen Form der Medizin" geht, betont: „es handelt sich um die Anerkennung des *Subjektes* im Gegenstande der menschlichen Medizin." ... „Der Mensch ist nun einmal ein Objekt, das ein Subjekt hat, und das liegt eben nicht außerhalb der Wissenschaft, es gehört dazu." (Klinische Vorstellungen, Stuttgart 1941. — Soziale Krankheit und soziale Gesundung, Berlin 1930. Studien zur Pathogenese, Leipzig 1936.)
Der originell philosophierende Arzt *Gotthold Steinführer* hat in seinem Buch „Unser Ich als lebendes Dasein ohne Körper" (Weimar 1933) eine zwar in materialistische Gedanken eingekleidete, im Grunde aber spirituell empfundene monadistische Auffassung vom Ich entwickelt.
In bewußtem Gegensatz zu der Assoziationspsychologie erkennt die neuere „Gestaltpsychologie" die Gestaltetheit der als Wahrnehmung gegebenen Welt zu „Ganzheiten", und über diesen die zentrale Ganzheit des „Ich". Auch *E. Spranger, O. Külpe, R. Müller-Freienfels* u. a. erkennen dem „Ich" eine mehr oder weniger zentrale und selbständige Bedeutung zu. — Auf eine Auseinandersetzung mit diesen Richtungen muß ich hier verzichten und darf das um so eher, als sie auf die hier vertretene Auffassung ohne Einfluß waren.
Diese Hinweise, die natürlich keinen Anspruch auf Vollständigkeit erheben können, mögen hier genügen. —
Die neuere Entwicklung der Medizin ist durch dieses Fehlen der Erkenntnis vom Ich wesentlich bestimmt worden. Nur so erklärt sich die ungeheure Wirkung der psychoanalytischen Richtung. Angesichts der öden Einseitigkeit des Materialismus wirkte sie zwar ungeheuer befruchtend auf das medizinische Denken, doch blieb *Freud* selber dem Materialismus verfallen, indem er das Seelische mehr oder weniger mit dem Triebhaften identifizierte. — Die *Individual-Psychologie* überwand die Primitivitäten der Freudschen Richtung und erkannte die individuelle Gestaltung und Bedeutung des Seelischen. Doch erst *C. G. Jung* erhob die Methode auf ein geistesgeschichtliches Niveau, ohne allerdings bis zur eigentlichen Erkenntnis des Ich durchzudringen.

Immerhin war die Bedeutung des Seelischen für die Entstehung der Krankheiten wieder ins Bewußtsein des Arztes gerückt, und die Frage: wie vollzieht sich die Wirkung der Seele auf die Leiblichkeit? konnte nicht ausbleiben.
Das Ergebnis dieser Entwicklung war bei vielen die Erkenntnis: das Seelenleben verläuft nicht nur in einer „Ebene", sondern ist das Ergebnis der mehr oder weniger selbständigen Wirksamkeit einander übergeordneter „Bewußtseinsschichten". Diese wurden zunächst auf Grund tiefenpsychologischer Beobachtungen rein im Seelischen konstatiert.
Auch in der Psychologie traten ähnliche Ansätze auf. So kam *W. Stern* zu der Formulierung: Der Mensch ist eine „Unitas multiplex". Die Viel-Einheit des Individuums stellt sich als ein Schichtensystem dar; in dieser Staffelung bedeutet jede Schicht zugleich eine völlig andersartige logische Kategorie. Das Individuum stellt sich jedesmal in einem neuen Projektionsfelde dar. Solcher Stufen sind vier zu unterscheiden:
    1. Phänomene (Erlebnisse),
    2. Akte (Taten),
    3. Dispositionen (Strebungen, Fähigkeiten),
    4. Subjekt (Ich).
In neuerer Zeit hat die „Schichtentheorie" auch in die offizielle Wissenschaft Eingang gefunden. So unterscheidet *E. Braun* (im Handbuch der Geisteskrankheiten, Bd. V, herausgegeben von O. Bumke) drei Schichten:
    1. *Tiefste Schicht,* biologisch-somatischer Art,
    2. *Mittlere Schicht,* psychisch-somatischer Art (Instinkte, Triebe, Begierden, Leidenschaften),
    3. *Dritte Schicht,* rein psychischer Art (Charakter, Intelligenz usw.).
Zu einer ähnlichen Dreiteilung kommt O. *Kant* (Schriften zur wissenschaftlichen Weltanschauung, herausgegeben von R. Frank und M. Schlick, J. Springer 1932).
H. Much unterschied: Physis, Bios, Psyche, Logos.
Ferner wären hier zu nennen die Versuche einer Schichtengliederung von *M. Scheler, J. H. Schulz, E. Kahn* (zitiert nach dem Buch von *H. F. Hoffmann* „Die Schichttheorie" 1935), der mit Plato „Trieb—Seele—Geist" unterscheidet und sich mit Recht gegen Klages' irreführende Auffassung vom „Geist" wendet.
Die umfassendste Darstellung des Schichtenproblems und der bisherigen Lösungsversuche findet sich in *E. Rothackers:* „Die Schichten der Persönlichkeit". — Die meist sehr verschwommene „Ganzheitsbetrachtung" wird zweifellos erweitert und differenziert durch die Schichtenlehre. Rothacker unterscheidet

eine vegetative, eine emotionale, eine Person-Schicht und das „Ich". Der „Ich-punkt" ist für ihn der Träger heller Wachheit. Von diesem Quellpunkt gehen die Funktionen der Aufmerksamkeit, des gespannten Denkens, des gesammelten und gestrafften Willens aus. Das Ich ist deswegen — wie bereits Plato es tat — mit einem Reiter zu vergleichen, der auf dem „Es" wie auf einem Pferd reitet. Es ist eine Kontrollinstanz, ein seelisches Zentrum der gesamten Persönlichkeit, deren „oberste Schicht". Die Ich-Schicht ist gleichsam das oberste Stockwerk eines mehrstöckigen Hauses. Rothacker meint, die traditionelle Lehre, die naiv die seelischen Funktionen des Menschen als Denken, Fühlen und Wollen aufzählt, enthalte insofern eine Irreführung, als sie die Vorstellung erwecke, diese Funktionen lägen gewissermaßen alle auf derselben Ebene nebeneinander, während sie in Wirklichkeit aus verschiedenen Schichten der Persönlichkeit fließen. Diese Lehre müsse deswegen unter entwicklungsgeschichtlichen und schichtentheoretischen Gesichtspunkten vollkommen umgebaut werden.

Ansätze zu einer Erfüllung dieser Forderung werden von Rothacker gemacht bzw. zitiert, eine wirkliche Durchführung dieser Gesichtspunkte ist aber meines Erachtens bei seinen Voraussetzungen bzw. bei denen der heutigen Wissenschaft überhaupt nicht möglich. Das hängt damit zusammen, daß die verschiedenen Schichten auf dem Wege der psychologischen Beobachtung erschlossen werden, ihr Zusammenhang mit der Leiblichkeit aber nur im Nervensystem gesucht wird; die ebenso wichtigen Zusammenhänge mit der gesamten übrigen Leiblichkeit dagegen werden nicht aufgedeckt. — So bekommen alle Schichtentheorien etwas Abstraktes; die verschiedenen Schichten werden zwar nicht in einer Ebene, aber doch noch zu ähnlich (wie der Vergleich mit dem mehrstöckigen Haus zeigt) vorgestellt.

Man vermißt in all diesen Darstellungen eine Erwähnung *Rudolf Steiners*. Dieser hat bereits 1917 in seinem Buch „Von Seelenrätseln" eingehend dargestellt, inwiefern Denken, Fühlen und Wollen verschiedene Grade von Bewußtheit darstellen — eine Tatsache, die gerade für die Schichtenforschung von elementarer Bedeutung sein müßte. Vor allem aber wurde bereits in diesem Werk der Zusammenhang der seelischen Vorgänge mit den physiologischen Prozessen des Gesamtorganismus aufgedeckt (wir werden im Kapitel „Die Dreigliederung des menschlichen Organismus" näher darauf eingehen). Und schon 1904 hatte Rudolf Steiner (in seinem Buch „Theosophie") den Menschen als Schichtenwesen dargestellt, sowie später in der „Geheimwissenschaft" den Zusammenhang dieser Schichten mit der Erdentwicklung eingehend entwickelt. — Allerdings sind die von Rudolf Steiner dargestellten Schichten wesentlich anderer Natur, als sie die heutige Wissenschaft sich denkt bzw. nach ihren

Voraussetzungen überhaupt denken kann. Aber letzten Endes kommt es ja nicht darauf an, was wir uns denken, sondern was *ist*. Und Steiners Darstellungen setzen immer da ein, wo die Wissenschaft mit ihren Methoden erklärt, an einer Erkenntnisgrenze zu stehen. Gerade die Schichtenforschung aber zeigt (ebenso wie der Kampf um die Frage nach dem Wesen des Lebens), daß die Erforschung des menschlichen Wesens hier von einer Erkenntnisgrenze an die andere kommt.

Die Schichtentheorie kommt in *abstrakter* Weise an das heran, was Rudolf Steiner in *konkreter* Art dargestellt hat. Auf eine Vergleichung im einzelnen möchte ich hier verzichten, da es mir wichtiger erscheint, das von Rudolf Steiner gezeichnete Bild des Menschen im Folgenden möglichst deutlich herauszuarbeiten.

Man begegnet oft dem Einwand, die Lehre Rudolf Steiners sei im Grunde genommen nur eine Wiederaufnahme älterer Anschauungen, wie derer der griechischen Naturphilosophie. Man beachtet dabei aber nicht, daß das Altertum zum Beispiel wohl die vier Elemente im Menschen und in der Erde kannte, daß aber das Anschauen dieses Parallelismus die Eigengesetzlichkeit des Geistig-Seelischen nicht genügend zu erkennen ermöglichte. Dieses selber aber hat, wie ich an anderer Stelle darzustellen versuchte, erst seit der griechischen Zeit seine eigentliche Entwicklung in der Richtung der Individualisierung durchgemacht. So wird es begreiflich, daß heute die Schichtung zunächst nur im Seelischen gesehen wird, während die Leiblichkeit dieser Betrachtung noch wie eine undurchsichtige kompakte Masse erscheint.

Steiners Anschauung vom Menschen ist nicht einseitig psychologisch, sie ist auch nicht (was man gelegentlich immer wieder hören muß) ein „höherer Materialismus", sondern sie umfaßt Leib, Seele und Geist, und in dieser Universalität beweist sie sich als wahre Geisterkenntnis. Leib und Seele stehen bei Steiner nicht unvermittelt nebeneinander, sondern sie werden durch die Idee der Metamorphose in lebendige Beziehung zueinander gesetzt. Der Umstand, daß diese Idee den heutigen Schichtentheorien fehlt, bedingt ihre Abstraktheit und die Unfähigkeit, den konkreten Menschen wirklich zu verstehen.

Denn der Mensch ist eine leiblich-seelisch-geistige Ganzheit. Dies unmittelbar zu erkennen, ist uns heute nicht möglich. Früheren Zeiten war diese Erkenntnis im mythologischen Bilde, das zugleich materielle *und* geistige Bedeutung hatte, als unmittelbare Bewußtseinstatsache gegeben.

Und — das Bild ist der einzig adäquate Ausdruck der Ganzheit, weil es Einzelheiten zu einem anschaulichen Ganzen zusammenfügt. Der Versuch der naturwissenschaftlichen Epoche in der Medizin, auf Grund der von ihr erforschten

Tatsachen zu einem Bilde des Menschen zu kommen, mußte mißlingen, weil durch die Einstellung des Blickes auf die mikroskopisch kleinen Mosaiksteine der Plan des Ganzen dem Blicke entschwand. Oder, anders ausgedrückt: weil die Wissenschaft das bildhafte Wissen von der Ganzheit verloren hatte, richtete sie ihren Blick auf das Mikroskopische.
In den Reformbestrebungen der heutigen Medizin kommt aber deutlich das Streben nach einem neuen *Bild des Menschen* zum Ausdruck. Und letzten Endes werden alle Reformbestrebungen, so gut sie es meinen, doch in einem durch Aufnahme der Volkserfahrung und der Naturheilkunde erweiterten Empirismus endigen, wenn es nicht gelingt, schon dem Studenten ein Bild des Menschen zu vermitteln, das so *konkret* und *anschaulich* ist, wie es das des hippokratischen Arztes war, das aber *begrifflich klar durchschaubar* ist und dadurch ermöglicht, die Fülle des heutigen wissenschaftlichen Stoffes dazu in Beziehung zu setzen, ihn dadurch zu verstehen und therapeutisch nutzbar zu machen.
Wenn das möglich sein soll, darf die Bildhaftigkeit nicht auf Kosten der Exaktheit erreicht werden; sie würde dann zum bloßen Analogisieren und Symbolisieren herabsinken. Deswegen ist es notwendig, daß der Weg von der Naturwissenschaft zur neuen Bildhaftigkeit mit derselben Exaktheit gegangen wird, die wir der Naturwissenschaft verdanken.
Diese Voraussetzungen sind meines Erachtens in den grundlegenden Werken *Rudolf Steiners* verwirklicht. Rudolf Steiners Begriffe werden indessen hier nicht einfach übernommen, sondern es wird versucht, sie aus dem Gebiet der Naturwissenschaft und Medizin heraus zu gestalten.
Diese Begriffsbildung ist für die Struktur unserer Auffassung vom Menschen, und somit auch für die Anlage dieses Buches von grundlegender Bedeutung; aber eben nur für die Struktur. Und wie das Bild einer Landschaft durch die perspektivischen Linien seine Struktur bekommt, nicht aber seinen Inhalt, so ist es auch in diesem Falle: die begriffliche Struktur würde tot bleiben, wenn sie nicht belebt und mit lebendigem Inhalt erfüllt werden könnte. Das aber kann nur durch eine möglichst umfassende Betrachtung der Phänomene erreicht werden. Man sei deswegen nicht ungehalten, wenn unter diesen Allbekanntes angeführt wird. Was über die Pflanze, das Tier usw. gesagt wird, soll nicht Kenntnisse vermitteln, sondern bekannte Tatsachen so gruppieren, daß sich ein Bild ergibt, das die Idee unmittelbar ausspricht.
Wer glaubt, über diese grundlegenden Ausführungen hinweglesen zu können, weil ihm die dort erwähnten Phänomene bekannt sind, mißversteht die hier zugrunde liegende Absicht: durch die Betrachtung der Phänomene zur Bildung grundlegender Begriffe zu führen.

Man kann sogar zu der Überzeugung kommen, daß solch ein Bilden der Begriffe immer wieder geübt werden müßte, und daß Student wie Arzt es bald wie eine gesunde „Meditation" empfinden würden.

Denn eigentlich ist dieses immer wiederholte, bewußte Richten der Aufmerksamkeit auf dasselbe Phänomen — wenn man es im Sinne Goethes „mit ruhigem, gleichsam göttlichem Blicke" betrachtet — schon Meditation. Und in diesem Sinne kann man sagen: nur Meditation führt im Erkenntnisleben weiter — jeder geistig Tätige wird es bestätigen. — Wiederum kommt es nicht darauf an, ob man diesen geistigen Prozeß Meditation nennt; wer ihn kennen lernen will, kann aber eine wesentliche Förderung erfahren, wenn er sich bei Rudolf Steiner über das Wesen der Meditation unterrichtet.

Jede wahre Phänomenologie setzt eigentlich meditative Geisteshaltung voraus: die Phänomene immer wieder ruhig zu betrachten und an ihnen die Seele wachsen zu lassen, bis sie ihr Geheimnis aussprechen.

Wie von diesem meditativen Verhalten ein exakter Erkenntnisweg führt bis zur Erkenntnis höherer Wirklichkeiten, als es die den Sinnen zugänglichen sind, hat Rudolf Steiner in zahlreichen Werken geschildert. Besonders sei hier hingewiesen auf das letzte Kapitel der „Rätsel der Philosophie", das Buch „Von Seelenrätseln", den gelegentlich der Eröffnung des Goetheanums gehaltenen Vortragszyklus „Grenzen der Naturerkenntnis", und das Buch „Wie erlangt man Erkenntnisse der höheren Welten?".

Die vorliegende Darstellung setzt aber die Kenntnis dieser oder anderer Werke Rudolf Steiners nicht voraus. Es ist vielmehr angestrebt worden, sie so zu halten, daß sie in sich verständlich ist.

Für diejenigen, denen die Werke Rudolf Steiners noch nicht bekannt sind, sei wenigstens in aphoristischer Art angedeutet, wie sich der Anfang eines Erkenntnisweges für den Arzt bzw. für den modernen Menschen überhaupt gestalten könnte.

Zunächst ist es notwendig, das Denken selber zu aktivieren. Wir denken alle viel zu sehr gewohnheitsmäßig, in Anlehnung an die Wahrnehmungswelt. Unser Denken verläuft statisch, assoziativ, statt aktiv, dynamisch. — In dieser Beziehung scheinen mir insbesondere Rudolf Steiners „Philosophie der Freiheit" sowie „Die praktische Ausbildung des Denkens" unentbehrliche Schulungswerke zu sein.

In Ergänzung zu der Aktivierung des Denkens wird es notwendig sein, auch die Wahrnehmungsfähigkeit, also die Sinnestätigkeit zu beleben. Die heutige Zivilisation tut ja das Gegenteil: sie stumpft durch die Übersteigerung der Sinneseindrücke (Kino, Lautsprecher, Straßenlärm, Geschwindigkeit der Fahrzeuge usw.) die Sinnesorgane immer mehr ab. Insbesondere die Fähigkeit, *Qualitäten* wahrzunehmen, ist schon weitgehend abgestumpft. — Auf ärztlichem Gebiet ist schon oft darauf hingewiesen worden, daß der heutige Arzt infolge der Technisierung der Diagnose nicht mehr richtig perkutieren, auskultieren und palpieren lernt, daß der „ärztliche Blick" — gerade jenes intuitive Moment der ärztlichen Diagnose, das den erfahrenen Arzt kennzeichnet — sich nicht mehr entwickelt. — Eine Schulung der Sinneswahrnehmung ist deswegen dringend notwendig. Hier kann zum Beispiel das Studium und vor allem das praktische Üben von *Goethes Farbenlehre*, ferner das Betrachten von Mineralien, Pflanzen und Tieren sowie jede künstlerische Tätigkeit sehr fördernd wirken.

Eine gewisse Synthese der auf diesem Wege erlangten Fähigkeiten ist notwendig, um Goethes *Metamorphosenlehre* zu verstehen. (Der Grund, daß sie meistens von Wissenschaftlern nicht verstanden wird, liegt darin, daß man mit dem üblichen statischen Denken an sie herantritt.) Diese bildet eigentlich eine unmittelbare Vorstufe zu Rudolf Steiners „Wie erlangt man Erkenntnisse der höheren Welten?"

Vielleicht erscheint die Problematik der Medizin jetzt noch größer als zu Anfang unserer Betrachtungen. Aber das läßt sich nicht vermeiden. Denn daß Medizin eine so schwierige Wissenschaft ist, hängt damit zusammen, daß im Menschen alle Naturreiche zu einer neuen Einheit verbunden sind. Jedes Naturreich aber erfordert eigentlich eine besondere Erkenntnismethode.

Die Methode der heutigen Naturwissenschaft ist dem *anorganischen, mineralischen* Gebiet angepaßt.

Das *biologische* Gebiet erfordert Ganzheitsbetrachtung und die Anwendung des Metamorphosebegriffes.

Im Gebiet des *Seelischen* muß dieser Begriff modifiziert werden, wie ich das in meinem Buch: „Goethe und die Heilkunst" zu zeigen versuchte.

Am meisten entzieht sich, wie wir sahen, *das Ich* der naturwissenschaftlichen Beobachtung. Um es zu erfassen, muß der Beobachter es auf seinem Felde aufsuchen, das heißt er muß „Geisteswissenschaft" (im Sinne Rudolf Steiners gemeint) entwickeln.

Wir müssen den Menschen erst in seinen verschiedenen Schichten erkennen und den Zusammenhang derselben mit der uns umgebenden Natur aufsuchen. Aber erst die Zentrierung der verschiedenen Schichten auf das *Ich* ergibt das *Bild des Menschen*, das wir brauchen, wenn wir eine wirklich dem Wesen des Menschen entsprechende Heilkunde entwickeln wollen: ein in sich gegliedertes Bild des

Menschen, das ihn in seiner lebendigen Beziehung zu den Naturreichen, zu Mineral, Pflanze und Tier zeigt; ein Bild, das nicht dogmatisch fest umrissen ist, sondern beweglich und lebendig wie die Natur selber; das der einzelne nicht durch Mitteilung übernehmen kann, sondern das er sich selber durch immer wiederholtes Üben schaffen muß.

Oder sagen wir genauer: zwei Bilder braucht der Arzt: eines vom Menschen und eines vom Kosmos, die so miteinander in Korrespondenz stehen, daß, wenn das Bild des Menschen sich durch Krankheit metamorphosiert, das Bild des Kosmos als der ruhende Hintergrund den Hinweis auf die Heilungsmöglichkeit gibt.

Und weil im Mittelpunkt dieses aus den Naturreichen gewobenen Bildes das geistige Wesen des Menschen steht, sein Ich, deswegen ist Medizin im Grunde erst dann möglich, wenn sie sich zur Geisteswissenschaft erhebt. Soll diese den Namen der Wissenschaft verdienen, so muß sie von einer klaren Formulierung der Grundbegriffe ausgehen. Eine solche wird deshalb im folgenden Kapitel angestrebt.

1. KAPITEL

GEISTESWISSENSCHAFTLICHE NATUR- UND MENSCHENKUNDE

Das Wesen des Mineralischen und des Lebens

Der Arzt muß seine Erfahrungen auf dieselbe Art erwerben wie jeder denkende Mensch: indem er die durch die Sinne gegebenen Wahrnehmungen mit Begriffen durchdringt und verbindet. — Sich diese elementare Tatsache bewußt zu machen, ist Voraussetzung für jedes wissenschaftliche Streben. Denn wer das Verhältnis von Wahrnehmung und Begriff nicht durchschaut, wird oft vieles für objektive Wahrnehmung halten, was in Wirklichkeit gedankliche (begriffliche) Deutung einer solchen ist, wie dies immer wieder eine Gefahr für den Arzt bedeutet, wenn er auf Grund wahrgenommener Symptome Diagnosen stellt, das heißt Begriffe damit verbindet. — Oder er kommt andererseits in die Gefahr, die Rolle des begrifflichen (und, wie er meint, subjektiven) Elementes an der Diagnose zu überschätzen und wird deswegen zum Skeptiker.

Das Verhältnis von Wahrnehmung und Begriff im ärztlichen Denken festzustellen muß deswegen unsere erste Aufgabe sein. Dies Verhältnis ist deswegen schwierig zu bestimmen, weil es den verschiedenen Gebieten der Natur gegenüber verschieden ist. Eine einfache Überlegung kann das zeigen.

Wir können mathematische Begriffe entwickeln, ohne dabei auf äußere Beobachtung angewiesen zu sein. Im reinen Denken entwickeln wir zum Beispiel die Begriffe Linie, Quadrat, Würfel, Pyramide, Dodekaeder, Parabel usw. (Pascal konnte sogar ohne jede Anleitung die Erkenntnisse der Mathematik bis zum 32. Lehrsatz des Euklid entwickeln). — Haben wir solche Begriffe entwickelt und treten wir mit ihnen der Außenwelt gegenüber, so treffen wir dort auf eine Anzahl von Erscheinungen, die unseren selbsterworbenen Begriffen entsprechen: wir finden das Salz in Würfelform, den Diamanten als Würfel oder Oktaeder, den Pyrit als Würfel und Pentagondodekaeder usw., und können somit die Gestalt oder Form dieser Objekte begreifen. — Wir nennen das Gebiet, auf das die im reinen Denken entwickelten Begriffe ohne weiteres anwendbar sind, das *mineralische Reich*.

Charakteristisch für dieses Gebiet ist, daß seine Formen durch mathematische Begriffe klar und eindeutig zu bezeichnen und sie selber, wie die mathematischen Begriffe, gewissermaßen starr, unveränderlich, zeitlos sind. Der Einwand liegt nahe, daß es doch nur ein kleines Gebiet des Mineralischen sei, das der Kristalle, auf das dieser Gedankengang zutreffe, während das ganze übrige, viel umfassendere Gebiet der mineralischen Welt keine so durchschaubaren Formen zeige, sondern äußerlich bedingte, wie etwa die Kieselsteine, oder überhaupt amorph auftrete. Nun zeigen zwar auch die in scheinbar zufällig bedingten Formen auftretenden Gesteine eine innere Feinstruktur, die wiederum mathematisch faßbar ist, doch es muß zugegeben werden, daß der Kristall gewissermaßen das ideale Objekt für die menschliche Erkenntnis darstellt, da seine innere Struktur der äußeren entspricht und wir ihn so bis ins Innerste durchschauen können.

Aber in gewissem Sinne zeigt jeder auf die mineralische Welt bezogene Erkenntnisprozeß dieselbe innere Struktur wie der auf den Kristall angewandte, insofern die Gegenstände des Erkenntnisprozesses in der sichtbaren Welt liegen und die Ursachen für alle Veränderungen des betreffenden Wahrnehmungsgebietes in der sichtbaren Welt gefunden werden können. Beobachte ich zum Beispiel den Verlauf mehrerer Kugeln auf dem Billardtisch, so sind die einzelnen Elemente des Geschehens vollkommen überschaubar und mathematisch-begrifflich erfaßbar.

Und gehen wir vom Kristall zum Makrokosmos über, so haben wir in den Keplerschen Gesetzen denselben Idealfall der Erkenntnis im Großen, den uns der Kristall im Kleinen darbietet. Kepler selber ist sogar diesen Weg gegangen, indem er zunächst das Verhältnis der Planeten zueinander durch die sogenannten platonischen Körper auszudrücken versuchte; erst allmählich entwickelte sich bei ihm aus diesem „statischen Denken" das in den „Keplerschen Gesetzen" zutage tretende „dynamische Denken".

Kristall und Kosmos sind — mikrokosmisch und makrokosmisch — die extremen Idealfälle unseres auf die mineralische Welt gerichteten Erkenntnisstrebens. Dazwischen liegen die tausend Fälle des täglichen Lebens, in denen wir es vielleicht praktisch nicht bis zu dieser Klarheit bringen, die aber im Grunde dieselbe Denkstruktur zeigen: daß die sich gegenseitig bedingenden und verändernden Objekte alle in der Sinneswelt liegen und wir zur Erklärung keiner anderen Elemente bedürfen. So etwa, wenn wir eine Energieform in eine andere umwandeln: Bewegung in Elektrizität, diese in Licht, Wärme, oder wieder in Bewegung usw. Für alle diese Fälle des wissenschaftlichen, technischen wie praktischen Lebens gilt die Voraussetzung unseres Denkens, daß unter gleichen (chemischen, physikalischen) Bedingungen die gleichen Erscheinungen auftreten werden, daß, mit anderen Worten, Ursache und Wirkung in einem konstanten Verhältnis zueinander stehen. Wir bewegen uns mit unserem Denken gewissermaßen in einer Ebene, in der wir Schritt für Schritt übersehen, indem wir die Welt der physikalisch-chemischen Erscheinungen betrachten und denkend erforschen. Die in den letzten Jahrhunderten entwickelte Naturwissenschaft ist gerade durch die Anwendung des mathematischen Denkens auf die Naturerscheinungen charakterisiert. Ihre Durchschaubarkeit und ihre Erfolge machen es begreiflich, daß *diese* Art der Naturwissenschaft zum Ideal jeder Wissenschaft überhaupt wurde und daß man sie auch auf das Gebiet der Lebenserscheinungen anzuwenden versuchte. Man übersah dabei aber, daß die mathematisch-naturwissenschaftlichen Methoden ja ausschließlich auf die anorganische bzw. tote Natur anwendbar sind; wenn man sie der *lebendigen* Natur gegenüber in Anwendung bringt, so kann man damit begreiflicherweise nur das im Lebensprozeß erfassen, was bereits ins Anorganische übergegangen, das heißt tot geworden ist. So kann man wohl eine chemische Analyse der pflanzlichen und tierischen Organismen durchführen, doch nur, indem man dadurch das Leben aus dem Organismus austreibt. Die chemische Analyse kann demgemäß auch nur über die „Baustoffe" Auskunft geben, nicht jedoch über den „Bauplan" oder über das Wesen des Lebensprozesses. Die Formen der Lebewesen, der Pflanzen oder Tiere können wir nicht aus unserem Denken entwickeln, wie die der Kristalle. Nur in der Klasse der einzelligen Tiere, bei den Radiolarien, finden wir Analogien zu den regulären Körpern; aber auch hier handelt es sich um das (aus dem Lebensprozeß ausgeschiedene und also tote) mineralische Gerüst der Organismen.

In einer Beziehung hat aber die mit physikalisch-chemischen Methoden arbeitende Biologie zu einer Klärung des Lebensproblems beigetragen. Es hat sich nämlich herausgestellt, daß die Moleküle der am Lebensprozeß hauptsächlich beteiligten Eiweißstoffe und Polysaccharide hochmolekular sind und man bei ihnen eine fest bestimmte Feinstruktur annehmen kann. Wenn zum Beispiel für das Hämoglobinmolekül ein Molekulargewicht von etwa 68 000 errechnet wird, so ist es begreiflich, daß eine so hoch komplizierte Verbindung weniger stabil ist als zum Beispiel Schwefelsäure, H_2SO_4, die mit einem Molekulargewicht von rund 98 gegenüber dem Hämoglobin in ihrer einfachen und stabilen Konstitution anmutet wie ein gesunder Bauernknecht gegenüber einem überempfindlichen, zarten Mädchen. — Diese Labilität der hochmolekularen Eiweißstoffe ist aber offenbar eine notwendige Voraussetzung für das Auftreten des Lebensprozesses. Die chemischen Eigenschaften der Stoffe müssen sich gewissermaßen gegenseitig aufheben und zu einem Zustand von chemischer Labilität kommen, wenn Leben möglich werden soll*). — Die Chemie hat

---

*) So spielen in den feineren Lebensprozessen bei den Veränderungen der Moleküle die labilen Nebenvalenzen eine überragende Rolle: Die Anlagerung des Sauerstoffes an das Hämoglobin bei der Atmung erfolgt ganz locker ohne wirkliche Oxydation des Eisens. Die chemischen Vorgänge im Muskeleiweiß bei der Kontraktion spielen sich ebenfalls

damit selber die Grenze bezeichnet, bis zu der ihre Gesetze gültig sind. Jenseits dieser Grenze liegt der Bereich des Lebens, das seine eigenen Gesetzmäßigkeiten hat.

Die Eigengesetzmäßigkeit des *Lebens* ergibt sich bei unbefangener Beobachtung der Lebensvorgänge. Während im Gebiet des Mineralischen die Formen in einem inneren, gesetzmäßigen Zusammenhang mit der Substanz stehen, gewissermaßen mit ihr „parallel" gehen, geben im Gebiet des Lebens die Substanzen ihre Form zugunsten des Lebensprozesses auf. Die Formen der Pflanzen und Tiere erweisen sich gegenüber der gleichen oder annähernd gleichen chemischen Zusammensetzung ihrer Organismen von einer unübersehbaren Mannigfaltigkeit. Man denke etwa, wie verschieden die Obstbäume in einem Garten aussehen, oder die Blätter an einem Baum, die verschiedenartigen Pflanzen auf einem Acker! Zweifellos müssen wir hier von einer *Autonomie der Form* gegenüber der Substanz sprechen. Diese Autonomie zeigt sich auch darin, daß sich die Form erhält, obwohl die Stoffe dem Wechsel unterliegen, ja daß sie sich nach Verletzungen wiederherstellt (Regeneration).

Während die Formen der Mineralien unmittelbar mit den Substanzen zusammen auftreten, ja durch sie gegeben sind, stehen die Formen der Lebewesen mit denen der Vorfahren, also in einem *zeitlich* bedingten Zusammenhang. Jede neue Generation aber muß — als Ei — mit einem allgemeinen, sozusagen kosmischen Formzustand beginnen; denn die Form des Eis bzw. des Samens ist fast immer mehr oder weniger kugelig. Die Organismen entwickeln sich also von einer gemeinsamen Urform zu ihren späteren, differenzierten Formen. Dieser Vorgang der Entwicklung und des Wachstums beruht nicht allein auf Größerwerden, sondern zugleich auf Veränderung der Organe, der äußeren Gestalt und ihrer Proportionen. Alle diese Erscheinungen einer sehr komplizierten *Metamorphose* sind nicht als Wirkung äußerer Ursachen zu verstehen, sondern nur als Ausdruck einer besonderen inneren Gesetzmäßigkeit, die wir eben Leben nennen.

Der lebende Organismus tritt als *ein in sich geschlossenes Ganzes* der äußeren Welt gegenüber. Er ist auf gewisse Bedingungen der Außenwelt angewiesen, um existieren zu können, aber er wird nicht von ihnen hervorgebracht; er ver-

---

über Nebenvalenzen ab. Erfolgt statt dieser einmal die Bindung über Hauptvalenzen, so ist die Funktion mit dem Leben nicht mehr vereinbar. Es bildet sich statt des dissoziablen Oxy-Hämoglobin das stabile Methämoglobin, bzw. Eiweiß wird denaturiert und völlig verändert. Alle Eiweiße brauchen ein bestimmtes Milieu. Bei geringen Veränderungen, wie Verschiebung des pH oder der Temperatur erfahren sie schon z. T. tiefgreifende Umwandlungen. — Alle Nahrungsmittel und Gewebssubstanzen sind so labil, daß sie — sich selbst überlassen — sich zersetzen, wie es z. T. schon beim Altern der Fall ist, d. h. die Substanzen fallen wieder in die einfacheren Bausteine auseinander.

wirklicht sich selbst. Er ist, wie Rudolf Steiner sagte, „eine in sich geschlossene Ganzheit, was in der unorganischen Natur erst der Kosmos ist".

Der Organismus kann aber nur in diesem Sinne eine Ganzheit sein, weil er in Beziehung zum Kosmos steht. Leben kann nur auf der Erde in die Erscheinung treten, aber die Erdenstoffe und -kräfte sind nicht imstande, es hervorzubringen. Vielmehr nur da, wo die Sonnenkräfte genügend zur Wirksamkeit kommen, kann es entstehen. Wo sie am stärksten wirken, wie in den Tropen, da sind auch die Lebensprozesse am intensivsten; wo dagegen die Erdenkräfte überwiegend zur Geltung kommen, wie in den Polargegenden, muß das Leben erlöschen. — Leben ist seinem Wesen nach nicht irdischen, sondern kosmischen Ursprungs; es strahlt mit dem Licht auf die Erde herunter.

Diese aus dem Kosmos hereinstrahlenden Kräfte hat Rudolf Steiner als „ätherische" bezeichnet, wobei er ausdrücklich betonte, daß er hiermit nicht den Ätherbegriff der Physik meine. Der letztere ist ja unter rein physikalischen Voraussetzungen gedacht, während der Ätherbegriff Steiners gerade die darüber hinausgehenden *Lebenserscheinungen* umfaßt. — Im Kapitel „Das Licht als Vermittler zwischen Kosmos und Erde" werden wir näher hierauf eingehen.

Die heutige Physik kann mit ihren Methoden natürlich nur die physikalischen Wirkungen des Sonnenlichtes feststellen. Mit ihnen rechnet die Technik. Wenn wir unsere Kraftwerke mit Wasserkraft betreiben, so setzt das voraus, daß die Sonnenwärme das Wasser durch Verdunstung, Wolkenbildung und Regen wieder auf die Höhen schafft, von denen es den Kraftwerken zuströmt. — Für eine umfassende Betrachtung ist es bemerkenswert, daß es auch in diesem Falle das *Wasser* ist, das imstande ist, die physikalische Sonnenwirkung so aufzunehmen, daß ein Kreislauf der Energie dadurch möglich wird. (Vergl. das Kapitel „Der Wasserorganismus".)

Aber auch wenn wir unsere technische Energie aus Kohle, Holz oder Mineralöl gewinnen, nutzen wir letzten Endes Sonnenkraft, durch Pflanzen oder Tiere früherer Zeiten assimiliert. In diesem Falle basiert also der physikalische Prozeß letzten Endes auf einem Lebensprozeß. Der Lebensprozeß ist der umfassendere, der physikalische ist nur möglich durch den Abbau der durch den Lebensprozeß aufgebauten Substanzen; der Lebensprozeß wirkt synthetisch, der physikalische analytisch.

Dieser fundamentale Gegensatz geht auch aus der *energetischen Betrachtung* hervor. Diese stellt fest, daß alle physischen Prozesse der *Entropie* zustreben, während die Lebensprozesse die Tendenz zeigen, die Zunahme der Entropie aufzuhalten.

So geht bei jeder Umsetzung von Wärme in eine andere Energieform ein gewisses Quantum von Wärme verloren, das heißt genau gesagt: es geht für die menschlichen Zwecke verloren, weil es in die Umgebung übergeht. Letzten Endes zeigen alle physischen Prozesse die Tendenz, in gleichmäßiger Wärmeverteilung zu endigen. Dieser

Endzustand wird von den Physikern als Entropie bezeichnet und als das notwendige Ende der Erde angesehen, das eintreten muß, wenn alle Energien verbraucht, das heißt gleichmäßig verteilt sind.

Nun besteht die bemerkenswerte Tatsache, daß der Lebensprozeß die Tendenz der Entwicklung zur Entropie aufhält. Vor allem trifft dies für alle Assimilationsprozesse zu. „Fällt Sonnenlicht auf eine Sandwüste oder auf nackte Felsen, so wird die Strahlungsenergie in Wärme umgewandelt; Sand und Steine erwärmen sich. Sobald aber die Sonne untergegangen ist, so strahlt diese Wärme aus und ist, für uns wenigstens, endgültig verloren. Fällt dagegen Sonnenlicht auf eine mit grünen Pflanzen bewachsene Fläche, so finden unter seinem Einfluß chemische Umsetzungen statt; vollständig degradierte Stoffe, wie Kohlensäure und Wasser, gehen eine Verbindung ein unter Bildung von Kohlehydraten und Aufspeicherung von potentieller Energie. Im ersten Falle ging die Energie der Sonne für diese Welt verloren, im zweiten wurde sie fixiert oder aufgespeichert in Form von Stärke, Holz, Proteinstoffen, Fetten usw. Diese Fähigkeit, Energie aufzuspeichern, wirkt der Entropie entgegen; die Entropiekurve fällt weniger steil ab." (A. Jaquet, „Wissen und Glauben", Verlag B. Schwabe, Basel.)

Doch wir wollen nicht bei der Betrachtung des Lebens im allgemeinen stehen bleiben, sondern es in seinen einzelnen, konkreten Erscheinungsformen als Pflanze, Tier und Mensch betrachten.

Das Wesen der Pflanze

Die Pflanzenwelt ist das Gebiet, auf dem man den Kampf der kosmischen Kräfte mit den irdischen Stoffen am deutlichsten beobachten kann. „Die Pflanzenwelt ist auf der Erde dadurch möglich, daß es Substanzen im Irdischen gibt, die nicht innerhalb der physischen Gesetze beschlossen bleiben, sondern die alle physische Gesetzmäßigkeit ablegen und eine solche annehmen können, die dieser entgegengesetzt ist. Die physischen Gesetze wirken wie ausströmend von der Erde; die ätherischen wirken wie von allen Seiten des Weltumfanges auf die Erde zuströmend. Man begreift das Werden der Pflanzenwelt nur, wenn man in ihr das Zusammenwirken des Irdisch-Physischen und des Kosmisch-Ätherischen sieht." („Grundlegendes..." K. 1.*)

Aber die Erde ist nicht imstande, unmittelbar die kosmische Lebensstrahlung aufzufangen; nur wo ein Same der Erde anvertraut wurde, kann eine Pflanze entstehen. Er hat sich im Vorjahre als das Resultat des Zusammenspiels der

---

*) Zitate aus dem Buch: R. Steiner und I. Wegman „Grundlegendes für eine Erweiterung der Heilkunst nach geisteswissenschaftlichen Erkenntnissen" sind im folgenden kurz mit „Gr." gekennzeichnet.

kosmischen und irdischen Kräfte gebildet. In seiner Keimungsfähigkeit zeigt sich, daß etwas von den Sonnenkräften mit ihm verbunden geblieben ist — was allerdings zur Vollendung des normalen Wachstums nicht ausreicht; dazu bedarf die Pflanze der unmittelbaren Sonnenwirkung.

Die Pflanze hat also einen irdischen Anteil: die mineralischen und organischen Substanzen; und sie hat einen „Sonnenanteil": das, was die Substanzen zu der besonderen *Form* zusammenfügt und sie in *lebendige Substanz* verwandelt.

Die Pflanzenwelt macht offenbar, daß nicht nur physische Kräfte von der Sonne ausgehen, sondern daß überphysische (metaphysische), „ätherische" Bildekräfte von der Sonne auf die Erde hereinströmen. Diese Kräfte wirken aber nicht allgemein und gleichartig über die ganze Erde hin, wie etwa der Magnetismus, sondern sie nehmen in jeder Pflanze eine besondere Art der Wirksamkeit an.

Dieses System von Kräften, das mit dem Samen unsichtbar verbunden ist, das imstande ist, die Sonnenstrahlung aufzunehmen und die mineralischen Stoffe in organische umzuwandeln, dadurch Wachstum und schließlich Fortpflanzung zu bewirken, hat Rudolf Steiner den *Bildekräfteleib* oder „Ätherleib" genannt. — Daß damit nichts Materielles, sondern die übermaterielle *Lebensorganisation* gemeint ist, sollte aus den obigen Ausführungen hervorgehen; der Ausdruck „Leib" soll lediglich darauf hinweisen, daß die Bildekräfte hier eine „Ganzheit" bilden.

Der Bildekräfteleib ist der eigentliche Vermittler zwischen den kosmischen und irdischen Prozessen. Er ist der Träger der Formtendenzen. Aber diese dürfen wir uns nicht starr wie physische Kräfte denken, sondern müssen sie uns ungeheuer plastisch und anpassungsfähig vorstellen. Welche *wirkliche* Gestalt der Bildekräfteleib schließlich zustandebringt, das hängt von den wechselnden irdischen und kosmischen Bedingungen ab.

Als Grundbedingung zur Entfaltung seiner Wirksamkeit braucht der Bildekräfteleib *Wasser*. Kein Same kann ohne Wasser keimen, und ihr ganzes Leben hindurch ist die Pflanze gegen nichts so empfindlich, wie gegen Mangel an Wasser. Ungeheure Mengen davon nimmt sie durch ihre Wurzeln auf und atmet sie durch die Blätter wieder aus. (Eine Buche von 110 Jahren soll im Laufe eines Sommers 9000 kg Wasser verdunsten können.) Und ihr Organismus besteht zum größten Teil aus Wasser. Aus dem *Mineralischen* löst sie durch ihre Wurzelsäfte verhältnismäßig wenig Substanz los, führt sie ins Flüssig-Belebte und setzt sie zum großen Teil in den Stützsubstanzen wieder ab. — Den größten Teil aber dessen, was wir in der Pflanze als feste Substanz finden, hat sie der *Luft* entnommen. Die aus den physischen — wie den im tierischen und menschlichen Organismus vor sich gehenden — Verbrennungsvorgängen stammende

Kohlensäure nimmt die Pflanze mit ihren Blättern auf — sie atmet ein, was wir ausatmen — und synthetisiert sie zu Kohlehydraten. *Sie führt also das Luftartige durch das Wässerige ins Feste herunter.* Und dieser Prozeß ist es eigentlich, der es Menschen und Tieren ermöglicht, auf der Erde zu leben, indem sie sich von der Pflanzenwelt ernähren. Die Pflanze formt wieder zu einem Ganzen, was Tiere und Menschen zerstören. Die Pflanze belebt, was der Mensch tötet. Und sie kann das, weil dem Wirken ihres Bildekräfteleibes kein wesentlicher Gegenprozeß gegenübersteht.

Der Bildekräfteleib ist es, der die Pflanze zu einem Ganzen macht, weil er in jedem Organ und in jedem Lebensstadium als durchgehendes, einheitliches Element wirkt. Seine Bildekraft erschöpft sich nur durch Wachstum. Deshalb enthält eine noch nicht ausgewachsene Pflanze noch einen mit quellender Energie erfüllten Bildekräfteleib. Ungeheuer interessant und aufschlußreich ist es zu beobachten, wie der Bildekräfteleib bei mangelhafter Stoff- oder Wasserzufuhr, unter verschiedenen klimatischen Bedingungen usw. doch noch ein Ganzes aus der Pflanze macht; die Kümmerformen der Polarzonen oder des Hochgebirges sehen oft den „Normalformen" kaum ähnlich, der Botaniker erkennt aber ohne Schwierigkeit die „Art", das heißt die Grundstruktur, die durch den Bildekräfteleib bewirkt wird.

Wie die Pflanze als Ganzes sich den verschiedenen Lebensbedingungen anpaßt, oder, besser gesagt, wie in dieser Anpassungsfähigkeit der Pflanze sich das plastisch-flüssige Wesen des Bildekräfteleibes offenbart, so zeigt es sich andererseits in der Ausbildung ihrer verschiedenen Organe. Alle Organe der Pflanze sind, wie *Goethe* gezeigt hat, Blatt: „Alles ist Blatt und durch diese Einfachheit wird die größte Mannigfaltigkeit möglich", Keimblatt, Laubblatt, Kelchblatt, Blütenblatt, Staubblatt, Frucht, Same stellen immer neue Metamorphosen des Urorgans Blatt dar. Und die Wirkstoffe, die für die Blütenbildung wie das Wurzelwachstum notwendig sind, werden durch das Licht im grünen Blatt gebildet. Vom Blatt aus wächst also die Pflanze nach unten wie nach oben.

Die Bildekräfte der Pflanze setzen sich nacheinander mit den verschiedenen Elementen im besonderen auseinander: die Wurzel mit dem Mineralisch-Wässerigen, das Laubblatt mit Luft und Licht, die Blüte mit der Wärme.

Und jedes Organ kann durch äußere Umstände oder durch die Maßnahmen des Züchters besonders ausgebildet werden: die Bildekräfte werden in das Blattwerk geleitet (wie zum Beispiel beim Blattkohl) oder in den Stengel (Kohlrabi), in die Knospenbildung (Rosenkohl) oder in die Blütenbildung (Blumenkohl). Da aber der Bildekräfteleib ein Ganzes ist, so kann ein Organ nur dadurch bevorzugt werden, daß die ihm übermäßig zugewendete Bildekraft den anderen Organen vorenthalten wird.

Von der Wurzel bis zur Frucht verwandelt sich die Form der Pflanze. Äußerlich sind ihre Organe verschieden, ideell (im Wesen) sind sie gleich; deswegen empfinden wir sie als „ähnlich". Die ähnlichen Formen folgen in der *Zeit* aufeinander, und der von der Wurzel bis zur Fruchtbildung sich immer wiederholende Zyklus ist in die „konkrete Zeit", den Jahresrhythmus eingefügt. — Auch darin zeigt sich, daß die Pflanze in gleicher Weise von den Kräften der Erde wie des Kosmos abhängig ist.

Die Polarität der auf die Pflanze einwirkenden Kräfte zeigt sich in dem entgegengesetzten Verhalten von Wurzel und Sproß. Die Wurzel ist „geotrop" (erdwendig), der Sproß „negativ geotrop"; eigentlich sollte man ihn „kosmotrop" nennen. Daß in dem oberen Teil der Pflanze dem Physischen entgegengesetzte Kräfte wirken, zeigt sich auch darin, daß die Pflanze nach oben hin immer mehr an spezifischer Schwere verliert: gleichzeitig wird die Gestaltung feiner, bis in der Blüte die letzte Formoffenbarung und zugleich Auflösung des Fest-Stofflichen sich vollzieht. —

Von der Wurzel aus dagegen wird die Pflanze mit verhärtenden Prozessen durchsetzt, unter deren Einfluß sich aus dem lebendigen pflanzlichen Gewebe weniger lebendige, dafür festere Stützgewebe und schließlich Holz bildet. Das letztere entfällt im Lauf der Zeit immer mehr dem Zusammenhang mit dem Lebensprozeß und nähert sich dadurch dem Zustand des Mineralischen.

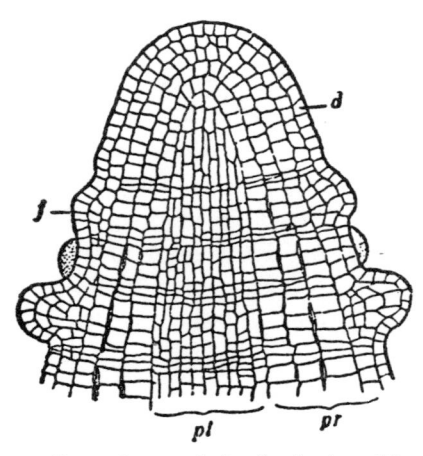

Wir haben es also bei der Pflanze mit zwei Wesensgliedern zu tun: mit der stofflichen Organisation und der Lebensorganisation, dem Bildekräfteleib.

Kosmische und irdische Kräfte begegnen sich in der Pflanze. Hat man dies durch Betrachtung der äußeren Zusammenhänge erkannt, so kann einem auch die mikroskopische Struktur der Pflanze verständlich werden.

Die Vegetationskegel an der Spitze des Stengels sowie der Wurzel haben bei den höheren Pflanzen eine parabolische Form. „Im Längsschnitt zeigen sich dabei mantelförmig übereinander gelagerte Zellschichten, welche, wie zuerst *Sachs* erkannte, eine Schar konfokaler Parabeln darstellen. Diese Parabeln werden dann rechtwinklig durch eine Schar anderer Parabeln geschnitten, welche mit den ersten den gleichen Brennpunkt und die gleiche Achse haben, aber in der ent-

Medianer Längsschnitt durch einen Vegetationskegel. — Nach Straßburger.
f = Blattanlagen. Vergr. 240.

gegengesetzten Richtung verlaufen." (Aus „Mathematik und Biologie" von M. Schips.)

Der gemeinsame Brennpunkt aller Parabeln ist nun der Vegetationspunkt, der Ort der lebhaftesten Zellteilung und damit des intensivsten Lebens. Von ihm

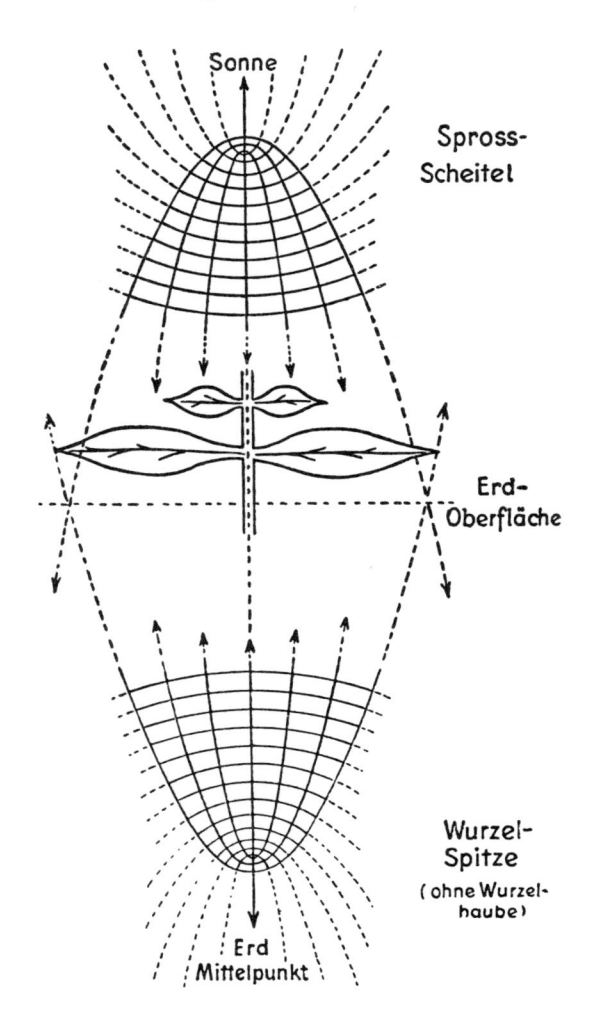

aus divergieren die Parabeln der einen (periklinen) Schar, alle symmetrisch zur Hauptachse, nach *unten* in die Unendlichkeit, haben also ihren zweiten, unendlich fernen Brennpunkt sozusagen im *Erdmittelpunkt;* die der anderen (antiklinen) Schar laufen entsprechend alle nach *oben,* und ihr unendlich ferner Brennpunkt kann in diesem Sinne in der *Sonne* angenommen werden. Im Sproßscheitel selbst durchkreuzen sich die Parabeln der beiden Scharen rechtwinklig und bilden zusammen in diesem Bereich das eigentlich aufbauende und formbestimmende *Bildekräftefeld* der Pflanze.

Ganz analog, nur entsprechend tiefer in die Erde hinab verschoben, wirken diese *selben* beiden, polar einander zugeordneten Kräftesysteme, das der Sinnen- und das der Erdenkräfte, in der *Wurzelspitze* gestaltbildend zusammen.

Die Parabel leitet bekanntlich alle parallel zu ihrer Achse einfallenden Strahlen in ihrem Brennpunkt zusammen; sie „holt das Unendliche in die Endlichkeit herein".

Nun haben wir oben als das Kräftesystem der Pflanze, das die Sonnenkräfte aufnimmt, den Bildekräfteleib erkannt. Er ist physisch nicht sichtbar; aber da, wo Materie in seinen Kräftebereich eintritt und, wie im Vegetationspunkt, zu lebendiger Substanz verwandelt wird, ordnet sich diese gemäß den in ihm zusammentreffenden, von Sonne und Erde ausgehenden Kräfteströmungen, die so in den Parabelscharen sichtbar werden — wie durch die Eisenteilchen das Kraftfeld des Magneten sichtbar wird. Die Parabelscharen sind ein Kräfte-Diagramm; die Brennpunkte in Wurzel und Sproß sind zugleich die Quellpunkte des Lebens.

Auch im Bau der Pflanze finden wir also eine mathematisch faßbare Struktur. Diese wird aber erst sinnvoll, wenn sie als Ausdruck der Beziehung der Erde zur Sonne aufgefaßt wird.

In der Mitte zwischen den beiden Kräftefeldern befindet sich eine Region des *Gleichgewichts*, ausgedrückt etwa durch die Erdoberfläche und in verschiedenen Höhenlagen immer sich wiederholend in den *Blättern* der Pflanze, in denen der harmonische Ausgleich jener beiden Hauptkräfte sich in der zentralen Lebensfunktion der Assimilation auswirkt.

Diese Zusammenhänge sind in dem beigegebenen Schema dargestellt, das mein Mitarbeiter Dr. R. Engelhardt herstellte. Um die natürlichen Verhältnisse zu zeigen (die nur eine Annäherung an die idealen mathematischen Formen darstellen), ist S. 36 der Durchschnitt durch eine Sproßspitze abgebildet.

Für das Verständnis des Schemas ist zu beachten, daß sowohl Sproß- wie Wurzelspitze im Verhältnis zu den schematisch angedeuteten Blättern stark vergrößert gedacht sind.

Das Wesen des Tieres

Eine weitere Stufe in der Naturerkenntnis ergibt sich, wenn man den Wesensunterschied von *Pflanze* und *Tier* untersucht. Beide haben etwas Gemeinsames: den stoffverwandelnden, aufbauenden Prozeß. Aber während dieser bei der

Pflanze eine flächenhafte Gestalt — das Blatt — hervorbringt, spielt sich beim Tier ein viel komplizierterer Prozeß ab. Die Pflanze lebt sich ganz in dem äußeren Lichtraum aus; das Tier schließt sich in seinem Organismus ab und trennt sich damit aus dem allgemeinen Raum einen eigenen *Innenraum* heraus. Die Pflanze ist Organ der Erde, das Tier ist etwas für sich. Die Bildung des Innenraumes beim Tier geschieht durch Zusammenfaltung der zunächst flächenhaft angelegten „Keimblätter" („Gastrulation"). Durch diese Ur-Geste trennt sich das Tier sowohl aus dem unmittelbaren Zusammenhang mit den irdischen wie den kosmischen Kräften heraus.

Da das Tier als Erdenwesen einen gewissen Zusammenhang mit der Erde gebraucht, muß es die Erdenstoffe als Nahrung in seinen Innenraum hineinnehmen; dieser benötigt andererseits die kosmischen Kräfte, um die Nahrung verarbeiten zu können. Da er nicht unmittelbar an ihnen teilnehmen kann, müssen in ihm die Organe ausgebildet werden, durch welche sie hereinwirken können; dies sind die Stoffwechselorgane. Während aber der Bildekräfteleib bei der Pflanze die einzelnen Organe *nacheinander* in der *Zeit* hervorbringt, muß dies beim Tier infolge der Eingliederung in einen Innenraum *nebeneinander* geschehen; die Zeit wird beim Tier — während der Embryonalentwicklung — integriert; im Tier lebt gewissermaßen die zeitlos gewordene Pflanze. — Oder man könnte auch sagen: der Entwicklungsprozeß, den die Pflanze im Licht der Außenwelt durchmacht, wird beim Tier (und Menschen) in die Abgeschlossenheit des Embryonallebens verlegt. Erst nachdem es das pflanzenhafte Stadium der Entwicklung hinter sich hat, betritt es als tierisches Eigenwesen die Erde.

Stellen wir uns als Erkenntnisübung vor, das Tier sei im Laufe der Entwicklung aus der Ur-Pflanze hervorgegangen. Welche ungeheure Kraft mußte notwendig sein, um die im Spiel der irdischen und kosmischen Kräfte sich frei entfaltenden Bildekräfte der Pflanze in einen Innenraum einzuschließen und sie unter diesen veränderten Bedingungen ganz anderen als den ursprünglichen Zwecken dienstbar zu machen! — Nur eine Kraft von kosmischen Dimensionen konnte die Sonnenkräfte des pflanzlichen Bildekräfteleibes in der Bildung der tierischen Organisation an die Erde binden.

Das war auch der Grund, weswegen man dieses Kräftesystem, das den Bildekräfteleib zur Bildung eines Innenraumes mit den den kosmischen Kräften entsprechenden Innenorganen veranlaßt, von altersher der Sternenwelt bzw. dem Tierkreis zugeordnet und ihn den *„astralischen Leib"* (Sternenleib) genannt hat; Paracelsus zum Beispiel verwendet noch diesen Begriff. Rudolf Steiner hat ihn als erster dem wissenschaftlichen Denken zugänglich gemacht.

Als erstes Phänomen können wir also anführen, daß dieses Kräftesystem dem Bildekräfteleib übergeordnet ist; denn es veranlaßt den bei der Pflanze sich in der Blattbildung auslebenden Bildekräfteleib durch Faltung und Einstülpung zur Bildung eines Innenraumes und zur Ausbildung von Innenorganen.

Dies geschieht so, daß die organische Substanz des embryonalen tierischen Organismus sich zunächst in drei Schichten ordnet, die sogenannten Keimblätter. Aus dem *äußeren Keimblatt* bildet sich die Haut mit ihren Anhangsorganen; durch Einstülpungsprozesse entstehen daraus Nervensystem und Sinnesorgane.

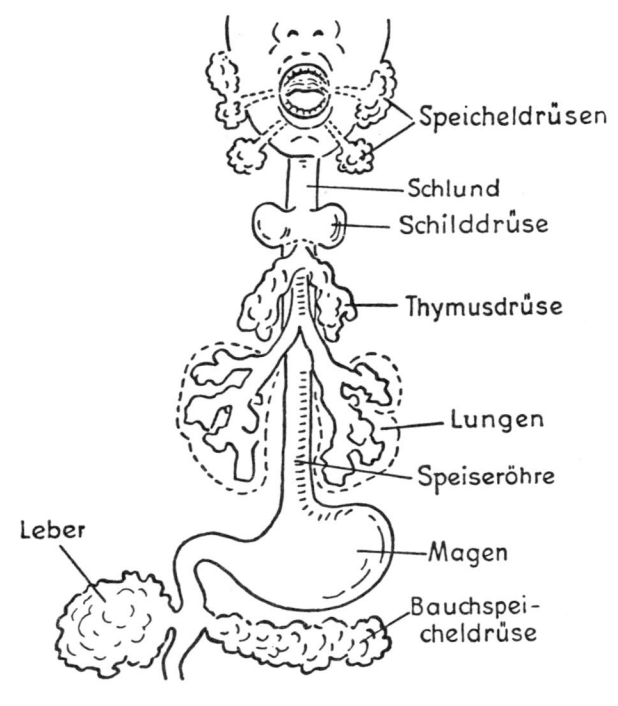

Das menschliche Darmsystem, oberer Teil
(schematisch nach Wiedersheim und Heiss)
Zeichnung: Dr. R. Engelhardt

Das innere Keimblatt liefert die Organe des Stoffwechsels. Der Darm mit seinen nach innen ragenden Zotten ist gleichsam eine umgestülpte, mit Fäserchen besetzte Wurzel. Aus dem Urdarm bilden sich durch Ausstülpung die gesamten Organe des Stoffwechsels: Speicheldrüsen, Schilddrüse, Magen, Leber, Bauchspeicheldrüse. Das *mittlere Keimblatt* sondert sich in das *Mesoderm,* von dem Niere, Nebenniere und die Muskulatur des Rumpfes geliefert werden, sowie in das *Mesenchym,* das Bindegewebe, Knochen, Muskulatur, Herz, Blut und Blutgefäße, Milz und Lymphsystem liefert.

Das innere Keimblatt entspricht also in seiner Funktion am meisten dem Wesen der Pflanze, und es ist unverkennbar, daß die Bildungsprozesse dieser Organe eine große Ähnlichkeit mit pflanzlichen Vorgängen zeigen. Um dies deutlich zu machen, denke man sich die beigegebene Abbildung aus der Entwicklung des Magen-Darmtraktes in der Richtung oben-unten vertauscht; die aus dem Magen-Darmrohre sich ausstülpenden Organe erscheinen wie Blätter an einer Pflanze.

Weil die Naturwissenschaft die Beziehung des Menschen zur Pflanze eigentlich nur als eine rein stoffliche betrachtet, insofern die Pflanze dem Menschen die Nahrung liefert, während ihre Form, ihr Eigenwesen ihr gleichgültig ist, verschließt sie sich durch diese Begrenzung ihres Interesses den Blick dafür, daß auch in Mensch und Tier etwas vom Wesen der Pflanze lebt; nur lebt es in diesen in modifizierter Art, nämlich losgelöst aus der unmittelbaren Verbindung mit den irdischen und kosmischen Kräften, dadurch verselbständigt, aber auch, wie wir gleich sehen werden, biologisch geschwächt.

Weil also das Tier sich im Innenraum abschließt, muß es in diesem Organe bilden für die Entwicklung der Kräfte, die der Pflanze unmittelbar aus dem Kosmos zuströmen. Die Pflanze steht somit unter unmittelbarem, das Tier unter mittelbarem Einfluß der kosmischen Kräfte; sie werden beim Tier durch die Körperlichkeit aufgefangen und metamorphosiert. Der Stoffwechsel der Pflanze ist ganz kosmischer Natur, der des Tieres ist es nur in mittelbarem Sinn; denn bei ihm beruht er ganz auf dem inneren Organsystem.

Das Tier ist deswegen seinem Wesen nach nicht imstande, seine Nahrungsstoffe unmittelbar dem Mineralreich zu entnehmen; es ist in dieser Beziehung auf die Pflanze angewiesen. Diese kann die Stoffe der mineralischen Welt zu ihrem Organismus zusammenfügen, vermöge der von ihr aufgenommenen und ungestört in ihr wirkenden ätherischen Sonnenkräfte. Die mineralischen Stoffe werden dadurch von der Pflanze auf eine höhere Stufe gehoben. Das Tier erspart also andererseits Kräfte, indem es sich zu seiner Ernährung dieser bereits von der Pflanze verwandelten Stoffe bedient. Und wir begreifen, daß das Tier darauf angewiesen ist, weil es nicht über dasselbe Maß von kosmischen Verwandlungskräften wie die Pflanze verfügt. Denn ein großer Teil seiner Bildekräfte (die im äußeren und mittleren Keimblatt investierten) werden bei ihm auf die Bildung des Sinnes-Nerven-Systems und des Gliedmaßen-Systems verwendet. Diese aber lassen ihre Prozesse nicht dem Stoffwechsel-Prozeß zugutekommen, sondern müssen im Gegenteil von ihm unterhalten werden. Durch das Sinnes-Nerven-System und das Gliedmaßen-System wird aber andererseits der Mangel ausgeglichen, dem das Tier ausgesetzt wäre, wenn es nur einen von Erde und Kosmos sich abschließenden Innenraum bilden würde; es wäre das hilfloseste Wesen, dem Zufall überlassen. Zu der Urgeste des Sich-Abschließens gehört deswegen als *zweite Geste* des Tieres das *Sich-Aufschließen* für den Kosmos im *Sinnes-Nerven-System*.

Indem die Pflanze sich dem Licht zuwendet, vollführt sie auch eine Bewegung, wenn diese auch im Vergleich zu der des Tieres äußerst langsam ist; das hängt damit zusammen, daß sie ganz von kosmischen Gesetzmäßigkeiten abhängt. Die tierische Bewegung ist nicht wie die der Pflanze durch den Bildekräfteleib in die kosmischen Gesetzmäßigkeiten eingeschaltet, sondern dient scheinbar der „Willkür" des Tieres. In Wirklichkeit wird aber die Bewegung im Sinne der Lebenserhaltung des Tieres durch seine Instinkte und Triebe gelenkt, für die das Sinnes-Nerven-System die Orientierung ermöglicht. Das Gliedmaßen-System des Tieres ist somit die durch die Abschließung des Innenraumes notwendige äußere Ergänzung des Stoffwechsel-Systems, um dieses mit der Außenwelt in konkrete Beziehung zu bringen (Nahrungssuche, Klimasuche, Nestsuche).

Die Urgesten der Abschließung und Aufschließung sind also einander zugeordnet (koordiniert). Dies zeigt auch die Tatsache, daß jedem Organ des Innenraumes und des Gliedmaßen-Systems eine Stelle im Nerven-System entspricht (die „Zentren" im Gehirn).

Die Organe des Tieres sind somit zweifacher Natur: solche, die im wesentlichen den Lebensfunktionen dienen (Stoffwechsel-Gliedmaßen-System), und solche, die die Orientierung ermöglichen (Sinnes-Nerven-System). Erst durch diese koordinierte Aufspaltung der Bildeprozesse wird der tierische Organismus fähig, ein gewisses Bewußtsein zu entfalten. Dies ist beim Tier aber noch ganz durch den Organismus bestimmt. Das Tier nimmt noch nicht die „Welt" im Sinne des Menschen wahr, sondern den seiner Organisation entsprechenden Ausschnitt aus dem Weltganzen. Auf diese zwischen Bauplan und Umwelt bestehende Korrelation hat besonders J. v. Uexküll hingewiesen.

Dasjenige Kräftesystem, das die Bildekräfte des Tieres veranlaßt, aus der flächenhaften Form der Keimblätter durch Faltung, Ein- und Ausstülpung den tierischen Organismus hervorgehen zu lassen, ist somit ein *überbiologisches*. Es wirkt *plastisch* in der Anpassung des Stoffwechselsystems an den Innenraum sowie in der Bildung des Sinnes-Nerven- und des Gliedmaßen-Systems, es wirkt *funktionell* im Auftreten der Bewegung und *seelisch* im Auftreten des Bewußtseins (Sinneswahrnehmung, Empfindung).

Dieses Kräftesystem mit seinen komplizierten Wirkungen wird von Rudolf Steiner als „astralischer Leib" oder auch als „Empfindungsleib" bzw. „Seelenleib" bezeichnet.

Wenn wir den Ausdruck „Astralleib" hier gemäß dem Vorgehen Rudolf Steiners übernehmen, so sind wir uns bewußt, daß derselbe, hauptsächlich infolge der materialistischen Verirrungen des Spiritismus, manchem Vorurteil begegnen wird. Aber andererseits dürfte es keinen anderen geben, der so bildhaft die kosmische Natur des Organismus zum Ausdruck bringt. Und heute, wo der Physiker sich nicht scheut, sich jedes Atom als ein unsichtbares Planetensystem vorzustellen, sollte es wohl erlaubt sein, auch den Organismus wieder in Beziehung zum Kosmos zu setzen.

Mir selber ergaben sich für dieses Kräftesystem bei der Neubearbeitung des ganzen Stoffes die in Analogie zu „Ichorganisation" gebildeten Bezeichnungen „Dynamische Organisation" und „Bewußtseinsorganisation". — Der Vorteil einer solchen Nomenklatur hätte vielleicht darin bestanden, daß sie dem heutigen wissenschaftlichen Sprachgebrauch, insbesondere der Embryologie, näher gelegen hätte.

Es ist selbstverständlich, daß mit den obigen Ausführungen nur das Allgemeinste über die Entwicklungsgeschichte gesagt werden kann. Die neueren Forschungen (insbesondere *Spemann* und seine Schule) haben sehr viele Einzelheiten zutage gefördert, die uns geradezu in das Zusammenspiel des ätherischen und astralischen Kräftesystems hineinschauen lassen. — Spemann bezeichnet die Stelle des Embryos, an der die Einstülpung beginnt (die obere Urmundlippe), als „Organisator". Von dieser Stelle aus wird dem darüber gelagerten Ektoderm die Bildung einer Nervenplatte „induziert", d. h. hier greift der Astralleib in die Prozesse des Ätherleibes ein. Die ganze Entwicklung des Embryos stellt sich als eine Kette von ineinandergreifenden „Induktionswirkungen" dar. Es erscheint mir wichtig, daß die Forschung zu der Feststellung gekommen ist, „daß nicht Bewegungen von einzelnen Zellen sich zu einer Massenbewegung summieren, sondern daß die Bewegungen der Einzelzellen miteinander in einem unlöslichen, ursächlichen Zusammenhang stehen in dem Sinne, daß die Zellen nicht wandern, *sondern passiv einer höheren Befehlsgewalt folgen, von einer höheren Kraft gelenkt und mitgeschleppt werden.**) Die Einheitlichkeit der Gesamtbewegung beruht auf dem planmäßigen, harmonischen Zusammenpassen der einzelnen voneinander unabhängigen Bewegungstendenzen". —

„*Der Gastrulationsvorgang stellt die Verwirklichung des typischen Wirbeltierbauplanes aus dem flächenhaft angeordneten Anlagemuster der Keimblase bzw. Keimscheibe dar.*" **)

„Wir verstehen sonach unter Organisatoren Zellgruppen, die Wirkungen auf andere Keimbezirke ausüben und dadurch wesentlich das Entwicklungsschicksal dieser Bezirke bestimmen, indem diese Bezirke zur Bildung von Anlagen gezwungen werden, welche unmittelbar in dem Keim nicht vorgebildet sind." (M. Clara, „Entwicklungsgeschichte des Menschen".)

Den Beginn der Gastrulation sieht man heute in der „dynamischen Determination", das heißt in dem Wirken der Gestaltungsbewegungen; erst infolge derselben tritt die „materielle Determination" ein, die Festlegung der einzelnen Organbezirke.

Auch die Embryologie sieht sich also zur Annahme eines zweifachen Kräftesystems gezwungen: die Dynamik der Gestaltungsbewegungen greift in die ursprünglichen Formtendenzen der Zellmassen ein.

In der „Bewußtseinsorganisation" („Astralleib") haben wir es also mit dem Kräftesystem zu tun, das die spezifische Struktur der mit Bewußtsein begabten

---

*) Von mir ausgezeichnet. Der Verf.
**) Vom Autor gesperrt.

Organismen bewirkt. Auch diese Organismen werden, wie alle organischen Wesen, durch ein System von ätherischen Bildekräften (Ätherleib) gebildet und belebt. Aber der Ätherleib wird beim Tier auf die Entstehung der Bewußtseins- und Bewegungsorgane hin orientiert. Und wie Goethe mit Recht sagen konnte: „Das Auge ist am Licht für das Licht gebildet", so ergibt sich hier, daß die Bewußtseinsorgane durch die Wirkung derselben Kräfte entstehen, die sich später durch sie offenbaren.

Der „Astralleib" muß also zugleich als ein „Seelenleib" aufgefaßt werden, der die Leiblichkeit zum Bewußtsein, mit Wachheit durchstrahlt. Die ätherischen Bildekräfte geraten dadurch unter die Wirkungen eines neuen „Kraftfeldes".

Wir können nun, wie wir gesehen haben, die Entstehung der Bewußtseinsorgane nicht ohne Zusammenhang denken mit der der Bewegungsorgane: es sind zwei koordinierte Seiten eines und desselben Grundprozesses. Denn im Bewußtsein wird innerlich etwas erlebt, was in der äußeren Bewegung sich anschaulich manifestiert. Bevor nämlich im Denken ein Objekt zu einem andern in begriffliche Beziehung gesetzt werden kann, muß der Beobachter sich mit dem Blick (oder innerlich) von dem einen zu dem andern hinbewegen. Erst nachdem durch diese innere Bewegung die allgemeinste Beziehung des „nebeneinander im Raume Seins" hergestellt ist — die für alle sichtbaren Objekte gilt — kann eine speziellere Beziehung, zum Beispiel die der Gleichartigkeit der Objekte oder die von Ursache und Wirkung usw., gefunden werden.

Dieser innere (seelische) Bewegungsvorgang ist gleichsam der jedem besonderen Denkvorgang vorangehende allgemeine Vorgang des Beziehung-Suchens. Beim Tier können wir ihn zwar nicht beobachten, aber offenbar muß auch das Tier, bevor es sich zu einem Objekt, das für es zum Beispiel als Nahrung in Betracht kommt, hinbewegen kann, eine derartige innere Bewegung in dem Richten der Aufmerksamkeit, verursacht durch den Freßinstinkt, vollzogen haben.

Dieses aktive Herstellen von Beziehungen zu äußerlich von ihm getrennten Objekten ist charakteristisch für den Bewußtseinprozeß des Menschen wie der Tiere. Die Pflanze ist Produkt der unmittelbar räumlich auf sie einwirkenden Prozesse; Tier und Mensch empfinden sich als subjektive Träger des Lebensprozesses und suchen durch Bewegung den Zusammenhang zwischen ihm und der Außenwelt herzustellen. Alle Bewußtseinsprozesse des Tieres verlaufen mehr oder weniger in dieser Weise: daß der biologische Prozeß Ausgangspunkt des Bewußtseinsprozesses ist. Das „Denken" des Tieres ist somit biologisch beschränkt: es kann nur Beziehungen zu Objekten der Außenwelt erleben, die biologisch für es von Bedeutung sind. Das in dieser Weise biologisch zentrierte, zwangsläufige Bewußtsein nennen wir „Instinkt".

Der Mensch ist einerseits auch instinktmäßig mit einem Teil der Welt verbunden; eigentlich charakteristisch für sein Denken aber ist, daß es auch Beziehungen zu und zwischen Objekten der Außenwelt herstellen kann, die *keine* Beziehung zu seiner biologischen Persönlichkeit haben. Wenn wir etwa verschiedene Objekte als „ähnlich" erkennen und zum Beispiel Pflanzen deswegen zu derselben Art rechnen, so hat dies mit unseren biologischen Bedürfnissen nichts mehr zu tun; wir treiben dann „objektive Wissenschaft".

So werden durch das Denken die getrennten Objekte der Außenwelt zu den ideellen Einheiten verbunden, denen sie ihren Ursprung verdanken. Hierzu ist aber der Mensch nur deswegen imstande, *weil er sich im Denken von seiner biologischen Persönlichkeit ablösen kann*, indem er sich selbst als denkendes Wesen, das heißt als Ich erfaßt. Im Geiste des Menschen ordnen sich durch das Denken die Objekte der Welt gemäß ihrer ideellen Zusammengehörigkeit.

Als das erhabenste Objekt menschlichen Denkens wurden von jeher die Bewegungen der Himmelskörper empfunden. Jedoch hier brauchen die Objekte der Wahrnehmung nicht erst gemäß der ihnen zugrunde liegenden Idee geordnet zu werden, sondern diese offenbart sich in den gegenseitigen Bewegungen. Kepler erkannte, daß diese Bewegungen ein vollkommener Ausdruck mathematischer Gesetzmäßigkeiten sind. Wir können also sagen: Die Sterne bewegen sich in einem Kraftraum, von dessen innerlicher Konstitution wir in unserem mathematischen Denken ein Abbild haben.

Menschen früherer Bewußtseinsstufen sahen in den Sternbewegungen den Ausdruck des Denkens der mit diesen Sternen verbundenen Geistwesen. Die Bewegungen der Sterne — Astra — waren ihnen das kosmische Vorbild der menschlichen Denkbewegung. Aus dem Erleben solcher Zusammenhänge heraus wurde das Kräftesystem, das im menschlichen (und tierischen) Organismus die Bildekräfte (den Ätherleib) auf die Bildung von Bewußtseins- und Bewegungsorganen hin orientiert und so die äußere und innere Beweglichkeit (Empfindung, Denken) ermöglicht, der „astralische Leib" genannt.

Das Tier wird durch dieses Kräftesystem, das „gegenüber dem von der Erde ausstrahlenden und in sie einstrahlenden unabhängig ist" (Gr. K. 4), dem unmittelbaren Einfluß der auf die Pflanze wirkenden irdischen und kosmischen Kräfte entzogen. Das Tier ist somit ein „dreischichtiges", oder, besser gesagt, dreigliedriges Wesen; es hat außer den Wesensgliedern der Pflanze noch den Empfindungsleib (astralischen Leib), und dieser ist bei ihm gegenüber dem Bildekräfteleib (Ätherleib) „dominant", ausschlaggebend.

Sich unter dem „Astralleib" etwas in irgendeiner Weise Materielles vorzustellen, wäre ebenso unsinnig, wie im Kosmos nach den Stricken zu suchen, mit denen die Planeten in der Kreisbewegung gehalten werden. Wie die Bewegung der Sterne nur gedanklich und nicht materiell erfaßt werden kann, so ist es auch mit dem „Astralleib".

Um uns das Verhältnis von Ätherleib und Astralleib ganz klar zu machen, greifen wir die Betrachtung über die Pflanze (S. 35) wieder auf. — Wenn man sich vergegenwärtigt, wie die Laubblätter in ihrem Grün eigentlich ganz Ausdruck des Ätherischen sind, die Kelchblätter durch ihr stärkeres Geformtsein schon das Eingreifen des Astralischen ankündigen, so kann man in dem Auftreten der Farbe in der Blüte die Überwindung des Ätherischen vom Astralischen erkennen. Der Astralleib wirkt zwar bei der Pflanze nur im oberen Teil, speziell in der Blüte, deren Blätter eben durch dieses Eingreifen des Astralischen stark an Vitalität verlieren.

In anlagoger Art wirkt das Eingreifen des Astralischen auch im Menschen so, daß die biologischen Prozesse so weit zurückgedrängt bzw. metamorphosiert werden, daß die überbiologischen, seelischen Beziehungen in ihm aufleuchten können.

Der primitivste Ausdruck dieser Beziehungen ist die Sinneswahrnehmung, an die sich (je nachdem es sich um Tier oder Mensch handelt) Fühlen und Denken anschließen. Die Durchdringung der (tierischen und menschlichen) Organisation mit dem Astralleib schafft also die Vorbedingungen für die Individualisierung.

Von diesen Gesichtspunkten aus erscheint es beinahe selbstverständlich, daß die mit Sinnesorganen und Bewußtsein begabte höhere tierische Organisation nicht über dieselbe Fülle von organischen Bildekräften verfügen kann wie die Pflanze oder das niedere Tier, da ja ein Teil der Bildekräfte für die Entwicklung des Sinnes-Nerven-Systems beansprucht wird. Wie wir im folgenden sehen werden, nehmen denn auch die in Stoffwechsel, Fortpflanzung und Regeneration sich äußernden Bildekräfte in demselben Maße ab, wie das Bewußtsein sich entwickelt, das heißt die astralische Organisation an Einfluß gewinnt. Und umgekehrt: je weiter wir in der Tierreihe abwärts steigen, desto mehr nimmt die Kraft der Wiederersetzung verlorengegangener Teile zu, eben die sogenannte Regeneration.

Die Formulierung der folgenden Beispiele wurde mir freundlicherweise von Herrn Dr. H. Poppelbaum zur Verfügung gestellt.

In dem bekannten Beispiel der *Eidechse*, die den abgebrochenen Schwanz ersetzt, findet gar nicht einmal eine vollwertige Regeneration statt. Der neugebildete Schwanz ermangelt der Wirbelsäule und hat statt deren nur einen Knorpelstab als Achse. Es handelt sich also um ein Notregenerat.

Ein *Frosch* ist dagegen imstande, die Endglieder der Beine zu ersetzen, wenn er auch nicht wieder ein ganzes Bein bilden kann. Am Stumpf erscheinen zunächst die Endglieder, und dann erst wächst das Glied zur vollen Länge aus. Dies ist überhaupt ein wichtiges Kennzeichen der echten Regeneration; es erscheint zunächst der äußerste Ausläufer des Verlorengegangenen und nicht, wie der Laie meint, das der Wunde zunächst gelegene Zwischenglied.

Insekten und *Krebse* sind durch ihren harten Panzer an der einfachen Wieder-Erzeugung verlorengegangener Teile verhindert. Erst bei der nächsten Häutung erscheint das verlorene Glied in verkleinerter Form und wächst im Laufe der nächsten Häutungen schrittweise heran. Sehr wesentlich ist, daß sich immer das Notwendigste auch am schnellsten bildet. Es wird so bald wie möglich ein *Ganzes* erzeugt. Besonders auffällig ist das Beispiel der *Krabben* mit ungleichen Scheren. Wenn die größere (Knack-Schere) verloren geht, so wächst gelegentlich die kleinere Schere der anderen Seite zu einer Knackschere heran, während die verstümmelte andere Seite nur eine kleine Schere nachbildet. Nach der Heilung hat dann das Tier die große Schere auf der falschen Seite. Der Sinn der Vertauschung ist klar: es wird so schnell wie möglich die zum Zerknacken

der Muschelschalen dienende, also für die Ernährung unentbehrliche Schere wiedergebildet.
Bei den *Weichtieren* findet sich die Fähigkeit, größere Wunden zu schließen, doch kann eine zertretene Schnecke, wie wir sie auf Wegen vielfach finden, sich nicht wiederherstellen, weil die Organisation schon zu weit verfeinert ist. Die Regeneration kann ja nur von noch jungen, unentwickelten Gewebsteilen ausgehen. Merkwürdigerweise verträgt die Schnecke das Abschneiden nicht nur der gestielten Augen, sondern auch des ganzen Kopfes. Man sieht daraus, daß der Kopf gar nicht mit dem der höheren Tiere verglichen werden kann, sondern eigentlich nur ein vorgeschobenes Sinnesorgan ist.
In den *Würmern* erreicht die Fähigkeit, verlorene Teile wiederherzustellen, eine erstaunliche Höhe. Wenn ein Regenwurm in der Mitte quer durchschnitten wird, bildet sich aus beiden Hälften ein neuer ganzer Wurm. Wiederum wird hierbei ein notdürftiges Hinter- bzw. Vorderende gebildet, so daß das Tier möglichst bald wieder eigene Nahrung aufnehmen kann. Bis dahin muß es aus der eigenen Körpersubstanz leben und auch für den Neuaufbau von Organen Gewebe abbauen und an der notwendigen Stelle aufbauen. Es werden dann an der Schnittstelle einige Glieder durch Umbau neu angesetzt. Der Wurm ist also zunächst kürzer, aber doch vollständig. Bei den niederen Würmern (Plattwürmern) hat der Bildkräfteleib noch erstaunlichere Fähigkeiten. Eine *Planarie* kann man durch quergelegte Schnitte in viele Teilstücke zerschneiden und jedes stellt sich wieder zu einem Ganzen her. Hierbei muß das ganze Teilstück vollständig umgebaut werden und die entstehende Ganzbildung ist begreiflicherweise zunächst sehr viel kleiner. Man hat das Experiment bis zur Teilung einer Planarie in 200 Teile getrieben. Wenn keine Infektion hinzukommt, so wird jedes Teilstück zu einer winzigen, aber ganzen Planarie umgeschmolzen. Als erstes erscheint immer das Augenpaar und die Mundöffnung — der Formationsprozeß beginnt also am Sinnes-Nervenpol. Die längliche und flache Grundform des Körpers wird erst nachträglich und allmählich wiedergewonnen.
Bei den *Schwämmen* endlich grenzt die Regenerationsfähigkeit ans Unfaßbare. Man hat Schwamm-Individuen einer mikroskopisch kleinen Art zu einem Brei zerrieben und durch feine Leinengaze durchgepreßt, um jede Gewebestruktur zu zerstören. Trotzdem fanden sich die getrennten Zellen zur Bildung neuer kleiner Schwämmchen wieder zusammen. Das Grundbild des Körpers wurde aus dem zerriebenen Zellmaterial wieder aufgebaut.
Es ist wesentlich, daß die Tiere mit der höchsten Regenerationskraft den Pflanzen am nächsten stehen; sie nehmen den äußersten und untersten Pol des Tierreiches ein. Von da bis zu den Wirbeltieren herauf nimmt, wie die obige Aufzählung zeigt, die Regenerationskraft stufenweise ab.
Wir können somit sagen: die höhere Entwicklung des Tieres beruht darauf, daß die Bewußtseinsorganisation sich immer deutlicher ausprägt, das heißt daß sie von der Bildekräfteorganisation allmählich einen immer größeren Teil für ihre Zwecke, das heißt für die Bildung von Bewußtseins- und Bewegungsorganen, in Anspruch nimmt. Rein biologisch betrachtet, das heißt wenn man nur ihre Vitalität berücksichtigt, würde eine Planarie viel höher stehen als ein Wirbeltier.
Besonders instruktiv ist das angeführte Beispiel der Vertauschung der Knackschere bei der Krabbe. Hier zeigt sich, daß biologische und funktionelle Prozesse

nicht identisch sind und auch nicht unbedingt parallel gehen müssen. Die Regeneration geht von der ätherischen Organisation aus; sie wirkt an dem verlorengegangenen Gliede. Die Funktion aber geht von der astralischen Organisation aus; sie ist der ätherischen Organisation übergeordnet und betätigt sich jetzt durch die noch vorhandene kleinere Schere, die nun durch den Reiz der Funktion auf die ätherische Organisation zur Knackschere heranwächst.

M. *Mühlmann* führt in seinem Aufsatz „Das Altern und der physiologische Tod" (Jena 1910) aus, daß Haut, Darm, Lungen, Herz und Gefäße bis ins Greisenalter wachsen. Die Muskulatur wächst nur bis zum 40.—50. Lebensjahre. Ungefähr im 20. Lebensjahr hört die Gewichtszunahme des Skeletts auf. „Am frühsten schließlich, im zweiten Dezennium absolut, im ersten relativ, stellt das Zentralnervensystem sein Wachstum ein...". Das Nervengewebe entwickelt nach Mühlmann im Laufe seines Lebens vielleicht mehr rückständige Produkte als andere Gewebe, wozu er die Lipoidablagerungen in den Ganglienzellen rechnet. „Die längere Lebensdauer der Zelle ist mit einer länger sich hinziehenden Altersperiode verbunden. Die Reproduktionsfähigkeit der Nervenzellen ist deshalb, wie Merkel vielleicht zuerst zeigte, die geringste. Daher auch ihre minime Regenerationsfähigkeit. Beim Erwachsenen, wo die Nervenzelle in vollem Maße der nekrotisierenden Atrophie sich befindet, fehlt die Regeneration derselben nach Traumen usw. vollständig. — Regeneration, welche am Nervengewebe bekannt ist, betrifft nur die peripheren Nerven. Da geht aber der Prozeß von der Schwannschen Scheide aus, deren Zellen den Blutzellen gleichen."

Die astralische Organisation hat also die Existenz der ätherischen Organisation zur Voraussetzung. Während des embryonalen Lebens wirken ätherische Organisation und astralische Organisation zusammen am Aufbau des Organismus. Und auch im nachgeburtlichen Leben bleibt die ätherische Organisation mit der Leiblichkeit dauernd eng verbunden, wofür der Lebensprozeß der Ausdruck ist. Die astralische Organisation dagegen erlangt vom Moment der Geburt an eine viel größere Selbständigkeit gegenüber der Leiblichkeit. Sie ergreift nämlich jetzt den Atmungsprozeß und durchdringt die Sinnes- und Bewußtseinsorgane *im entgegengesetzten* Sinne wie die ätherische Organisation. Dadurch erst entsteht das *Bewußtsein,* das umso stärker und wacher ist, je stärker die astralische Organisation die Leiblichkeit durchdringt und je besser ausgebildet und je vielseitiger infolgedessen Sinnesorgane und Nervensystem sind.

Wie wir oben sahen, treten die spezifisch biologischen Kräfte (wie sie sich in dem Phänomen der Regeneration äußern) in demselben Maße zurück, in dem das Bewußtsein an Umfang und Bedeutung gewinnt. Bewußtsein wird also phylogenetisch erworben auf Kosten der Vitalität. Es ist aber auch ontogenetisch nachzuweisen, daß der *Bewußtseinsprozeß* nur durch *Abbau der biologischen Prozesse* möglich wird. (Diese Polarität von Leben und Bewußtsein aufgedeckt zu haben, ist ein fundamentales Verdienst Rudolf Steiners.)

Es wäre hier zum Beispiel hinzuweisen auf die merkwürdige Tatsache, daß die Ganglienzellen des Gehirns bereits mit dem Zeitpunkt der Geburt ihre Teilungsfähigkeit verlieren, während alle anderen Zellen diese behalten.

Es ist begreiflich, daß es sich hier nur um feinere Veränderungen handeln kann, und daß eine Zusammenschau aller in Betracht kommenden Phänomene notwendig ist, um die Polarität von Leben und Bewußtsein zu erkennen. — Im einzelnen habe ich dieses Problem in meinem Buch „Vom Bild und Sinn des Todes" erörtert, so daß ich hier nicht näher darauf einzugehen brauche.

Daß Bewußtsein mit organischem Abbau verbunden ist, geht aber schon für die alltägliche Beobachtung aus der Notwendigkeit des *Schlafes* hervor. Das Wachsein halten die bewußten Wesen immer nur eine Zeit lang aus, und ebenfalls um so kürzer, je bewußter sie sind, während bei den Tieren von einem ausgesprochenen Schlaf nur bei den höchst entwickelten gesprochen werden kann. Bei den niederen sieht man dafür vielfach Erscheinungen, die, wie der Winterschlaf, sozusagen Zwischenstufen zwischen Schlaf und Tod sind. Wachsein kommt, wie oben bereits erwähnt, zustande durch das Eindringen des astralischen Leibes in die Nerven-Sinnes-Organisation. Dadurch wird diese aber noch stärker dem Lebensprozeß entfremdet. Wenn sie nicht tiefgehend zerstört werden soll, muß sie nach einiger Zeit aus dem Bewußtseinsprozeß aus- und wieder in den Lebensprozeß eingeschaltet werden. Die Notwendigkeit dazu zeigt sich im Schlafbedürfnis.

So macht das Wachsein durch sich selber den Schlaf notwendig, in dem das embryonale Verhältnis von ätherischer und astralischer Organisation wieder hergestellt wird; im Schlaf wird der ganze Organismus von den Aufbauprozessen des Bildekräfteleibes durchdrungen.

Das Wesen des Menschen

Das Ich als Wesenskern, als Ganzheitsfaktor und Bildgestalter

Fassen wir nunmehr das Wesen des Menschen ins Auge, so können wir zunächst feststellen, daß er mit den Naturreichen verwandte Seiten zeigt. Wachstum und Gestaltung seines Organismus geschehen bei ihm so regelmäßig und vollziehen sich in solcher Unbewußtheit, insbesondere bis zum Zahnwechsel, weil er ein mit dem pflanzlichen Sein verwandtes Wesensglied in sich trägt: den Bildekräfteleib; und sein ganzes Leben hindurch bleiben die Stoffwechsel-Prozesse in diese

Unbewußtheit gehüllt — sollten es wenigstens bleiben. Daß auch die Fortpflanzungsvorgänge, die ja mit den Wachstumsprozessen innig verwandt sind, in dieses pflanzenhafte Gebiet seiner Organisation gehören, deutet schon der sprachliche Ausdruck an.

Die Verwandschaft mit dem Tier andererseits zeigt sich in der Entwicklungsgeschichte seines Organismus: wie der tierische, so entwickelt sich der menschliche Organismus in einer sich abschließenden und einer sich aufschließenden Gebärde, bewirkt durch die astralische Organisation. Alle wesentlichen Organe des menschlichen Organismus werden auch vom höheren tierischen entwickelt, und schon Goethe erkannte, daß der Unterschied zwischen beiden nicht in irgendeiner Einzelheit gesucht werden könne, wie dies die damalige Wissenschaft meinte.*)

Die Biologie der materialistisch eingestellten Epoche wiederum verfiel in den entgegengesetzten Fehler: geblendet von den wunderbaren Parallelen der Phylogenie übersah sie, worin der wesentliche Unterschied zwischen Mensch und Tier besteht. Wir müssen hier natürlich davon absehen, diese Frage im einzelnen zu behandeln und die ungeheure Mannigfaltigkeit der tierischen Formenwelt zu berücksichtigen, wie das für ein vollständiges Durchdringen des Problems „Mensch und Tier" allerdings notwendig ist. — Dies kann aber um so eher hier unterbleiben, als wir bereits die schönen Darstellungen des Problems von H. Poppelbaum besitzen. (Vergl. „Mensch und Tier", sowie „Tierwesenskunde".) An dieser Stelle soll den (von Poppelbaum näher ausgeführten) Hinweisen Rudolf Steiners nur soweit nachgegangen werden, als es im Rahmen unseres Themas notwendig ist.

Da muß vor allem die elementare Tatsache beachtet werden, daß der Mensch, wenn er ins Dasein tritt, von der Natur in jeder Beziehung weniger für seine Erdenaufgaben vorbereitet ist als das Tier, das von Geburt an alle für sein Leben notwendigen Funktionen besitzt. Am wichtigsten in dieser Beziehung ist die Fähigkeit der *Raumesorientierung*, bzw. das Verhalten zur Schwerkraft. Das Tier kann gleich nach seiner Geburt schwimmen, kriechen oder gehen, — wie es seiner Organisation entspricht. Nur der Mensch muß das Sichaufrichten lernen, und in der Art, wie er dies vollbringt, zeigt sich, ob er geschickt oder täppisch, zaghaft oder mutig ist. Mit anderen Worten: das Sichaufrichten des Menschen ist zugleich ein Ausdruck für das Eingreifen seines geistig-seelischen Wesens in die leibliche Organisation. Das Tier findet die Fähigkeit der Raumesorientierung als eine fertige Funktion in seiner Organisation vor. Greifen wir den im vorigen Kapitel entwickelten Gedankengang wieder auf, so können wir sagen: das Tier ist durch seine astralische Organisation nicht nur auf seinen besonderen Lebens-

---

*) Vergl. „Goethe und die Heilkunst" S. 52 ff.

raum hin orientiert, sondern auch in seiner besonderen Art in das Verhältnis zur Schwerkraft hineingestellt. Der Mensch muß sich die Fähigkeit der Raumesorientierung erst erwerben, ja sie seiner Organisation einprägen, wie es auch mit dem Sprechen und allen anderen, nur dem Menschen eigentümlichen Fähigkeiten der Fall ist.

Inwiefern der Mensch dadurch, daß ihn die Natur in dieser Beziehung weniger vollkommen ausgestattet hat, die Möglichkeit findet, selber in die Gestaltung seiner Organisation einzugreifen, daran mitzuarbeiten, daß sie schließlich ihre eigentlich *menschliche Gestalt* erreicht und dadurch zugleich Ausdruck seines individuellen Geistes wird, werden wir noch zu betrachten haben.

Derselbe Gesichtspunkt gilt in bezug auf das *Denken*, das wir in dieser Form nur beim Menschen beobachten können. Der Mensch könnte es nicht erwerben, wenn sein Seelenleben, wie das der Tiere, durch das Wirken kosmischer Kräfte in seinem Astralleib (Triebe und Instinkte) gelenkt wäre.

Denn das Tier ist durch seine astralische Organisation so fest mit dem Organismus der Erde zu einer funktionellen Einheit verbunden, daß es nur in der dieser Funktion entsprechenden Weise sich verhalten kann. Dieses Verhalten ist ihm ebenso angeboren wie sein Verhältnis zum Raum. Das Tier kann infolgedessen auch keine neuen Fähigkeiten erwerben, weil es eigentlich keine Erfahrungen machen kann. Was gelegentlich so erscheint, ist nur Anpassung schon vorhandener Fähigkeiten an ungewohnte Situationen.

Der Mensch dagegen bringt in seiner astralischen Organisation nicht ein fertiges Begriffssystem, sondern nur die *Fähigkeit zum Denken* mit. Vergegenwärtigt man sich, was der Mensch alles im Verlaufe des Lebens lernen kann, während das Tier von der Geburt bis zum Tode mit geringen Modifikationen dieselben Funktionen ausübt, gewissermaßen immer dieselbe Melodie spielt, auf die seine astralische Organisation abgestimmt ist, so ergibt sich die Erkenntnis: das Tier ist in seiner astralischen Organisation schon von Jugend auf erstarrt, beim Menschen bleibt sie das ganze Leben hindurch flüssig-plastisch, elastisch umformbar.

Das Tier erlebt den durch seine astralische Organisation aus dem Weltganzen herausgesonderten Teil; es ist durch sie fest mit dem ihr entsprechenden Weltausschnitt verbunden, und die übrige Welt existiert für es nicht. Der Mensch ist nicht von vornherein und vor allem nicht einseitig mit seiner Umgebung verbunden, deswegen kann er sie als von ihm getrennte „Welt" wahrnehmen und die Verbindung zu ihr im Denken herstellen.

Die Beobachtung des Denkens ergibt, daß wir dabei voraussetzen, die Welt sei ein Ganzes. Der Physiker glaubt nicht, daß die im Experiment gemachte Beobachtung nur ein Einzelfall sei; sie gilt ihm für alle Fälle, und er sieht in ihr das „Naturgesetz", das heißt eine Ganzheitsbeziehung.

Andererseits dient die Sinneswahrnehmung dem Menschen nicht nur dazu, die Welt zu erkennen, sondern er erlebt daran *sich selbst*. Er verbindet die aufeinanderfolgenden Eindrücke in seinem Innern und macht so Erinnerung möglich. Er entwickelt in sich die „Seele".

Zunächst erinnert das Kind nur das an demselben Tag Erlebte, dann überbrückt es im Bewußtsein auch die Schlafperioden, bis es schließlich alles Erlebte als innerlich zusammengehörig und *zu sich* gehörig erkennt. An sich Unzusammenhängendes wird also vom Menschen innerlich zu einer Ganzheit gestaltet; er betrachtet das Erlebte als „seinen Lebenslauf". Und indem er das aussprechen will, was das ganze Leben als das Ganzmachende und sich selber Gleichbleibende durchläuft, sagt er „Ich". — Nur weil er sich im „Ich" als Ganzheit erlebt, kann er auch die Natur als Ganzheit auffassen.

Wir bringen unser inneres Wesen zum Ausdruck, indem wir uns „Ich" nennen. Doch es ist uns klar, daß dies nicht nur ein Name, sondern innerster Wesensausdruck ist. Wir sagen uns: „Ich bin ein Ich" und bleiben dabei im reinen Gedanken; aber wir fühlen uns auch als Ich in Leid und Freude, in Mut und Angst, in Schmerz und Wohlbehagen, in Ruhe und Tätigkeit. Wir spüren das Klopfen des Herzens und das Wogen der Atmung, das Nagen des Hungers und die Wärme des Blutes, und all das gibt uns das Bewußtsein: „Ich bin". Aber immer dumpfer wird dies Erleben, je weiter wir in die Leiblichkeit eintauchen. — Es ist dasselbe Wesen, das nach außen als Individualität erscheint, das im Innern sich als „Ich" erlebt.

Das Ich ist also nicht eine Abstraktion aus dem Inhalt des Lebenslaufes; das zeigt sich auch darin, daß es diesem nicht einfach registrierend zusieht, sondern täglich und stündlich in ihn eingreift*). Das Gedächtnis zum Beispiel zeigt deutlich zwei verschiedene Seiten: eine unwillkürliche — es fällt uns etwas ein — und eine willkürliche: wir rufen etwas in der Erinnerung wach. Und wir üben das Gedächtnis, wenn uns dies nicht in dem notwendigen Maße gelingt. Das unwillkürliche Gedächtnis beruht auf Anlage und scheint in demselben Maße zurückzugehen, als der Mensch seinen Intellekt ausbildet. Mit anderen Worten: das unwillkürlich sich entwickelnde Seelenleben bildet (wenigstens heute) aus seinen eigenen Kräften keine Ganzheit mehr; wir müssen vom „Ich" aus mit dem Willen eingreifen, wenn etwas Rechtes zustande kommen soll.

---

*) Die folgenden Ausführungen (bis Seite 54) sind mit wenig Änderungen meinem Buch „Vom Bild und Sinn des Todes" entnommen.

Dasselbe gilt natürlich für das Denken; das bloße Aneinanderreihen von Einfällen ist noch kein Denken, sondern erst das zielbewußte Verbinden von Begriffen mit den Wahrnehmungen darf so genannt werden. Und ebenso gilt es für das gesamte Seelenleben: alles Unwillkürliche, Unbewußte versagt heute mehr und mehr; das „Ich" muß eingreifen, wenn das Seelenleben zu einer Ganzheit gestaltet werden soll.

Nicht eine Abstraktion ist das „Ich", als welche es so manche Philosophen und Psychologen gern hinstellen wollten, sondern das *Kraftzentrum*, von dem die Gestaltung des Seelenlebens zur Ganzheit ausgeht; ein geistiger Keim, der auf der Grundlage des Organismus zum „geistigen Menschen" heranwächst.

Wie der Bildekräfteleib für den physischen Organismus das Ganzmachende ist, so ist es das „Ich" für die Seele. Ohne das Eingreifen des „Ich" neigt die Seele zum Verfall, wie es der physische Leib tut, wenn der Bildekräfteleib ihn nicht mehr zusammenhält. Nur eine vom „Ich" durchkraftete Seele kann sich Ziele setzen, Energie aufwenden, Lebenserfahrung sammeln, Fähigkeiten entwickeln, und endlich Lebensreife erwerben. Nur eine vom „Ich" durchkraftete Seele kann gesund sein.

Für die zielvolle Entwicklung des Seelenlebens spielt gewiß das Gedächtnis eine große Rolle; eine ebenso große aber spielt das Vergessen. Man bedenke, wie viele Einzelheiten man sich einprägen muß, um Schreiben oder irgendeine andere Fähigkeit zu erlernen. Aber solange man die Einzelheiten im Bewußtsein hat, kann sich die Fähigkeit nicht entwickeln. Dazu ist notwendig, daß die Einzelheiten innerlich verschmelzen, in gewisser Weise eine neue „Ganzheit" bilden — denn durch jede neu erworbene Fähigkeit (Erlernung einer neuen Sprache; technische, künstlerische Fähigkeiten) bildet der Mensch in sich gewissermaßen einen neuen Menschen aus. Was der Protist auf biologischem Gebiete kann: sich vervielfachen, das kann der Mensch im Seelischen.

Dazu bedarf es der bewußten Arbeit als Grundlage, aber die eigentliche Entwicklung der Fähigkeiten vollzieht sich, wie alle Bildeprozesse, ohne das Licht des Bewußtseins: während des Schlafes. In jeder Nacht vergessen wir eine Unmenge von Einzelheiten: sie unterliegen einem Verwandlungsprozeß, der sie zu Fähigkeiten verschmilzt. Alle rein menschlichen Fähigkeiten werden nicht vererbt, sondern müssen vom Menschen durch Übung erworben werden. Sie bilden — der Widerspruch ist nur scheinbar — Teil-Ganzheiten, und was wir „Persönlichkeit" nennen, ist die aus ihnen zusammengesetzte, umfassende Ganzheit. Allerdings: sie bleibt solange nur „persona", „Maske", als wir nicht das in ihr wirksame „Ich" erkennen; der wirkliche Mensch ist die von einem „Ich" erfüllte Persönlichkeit.

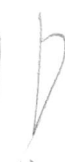

Von dem „Ich" gehen die Kräfte der Verwandlung aus; es ist Ausgangspunkt und Ziel der Entwicklung im Seelenleben.

Dieses metamorphosierende Eingreifen in das Seelenleben kann das „Ich" in vollem Maße erst während des Schlafes ausführen. Dann ist es sich seiner selbst zwar nicht bewußt, weil es sich nicht am Organismus spiegelt, aber eben deswegen kann es die einzelnen Bewußtseinselemente tiefer in die Region des Bildekräfteleibes eintauchen und dadurch in Ganzheiten verwandeln.

Während des Wachens verbindet sich das „Ich" mit den Bewußtseinsorganen; es entwickelt das differenzierende, analytische Bewußtsein. Im Schlaf verbindet es sich mit den aufbauenden, ganzmachenden Kräften des Bildekräfteleibes. Erst durch die Wechselwirkung des „Ich" in beiden Bewußtseinszuständen ist die Entwicklung des Seelenlebens möglich. Das „Ich" gestaltet Wach- und Schlafleben zur Ganzheit der menschlichen Individualität, wie sie im Lebenslauf ihre zeitliche Darstellung findet. Das „Ich" ist der „Architekt" des Seelenlebens, wie der Bildekräfteleib der „Architekt" des physischen Organismus ist. Und wie der Bildekräfteleib einen Organismus derselben Art hervorbringt (der deswegen auch den Gesetzen der Vererbung unterliegt), so bringt das „Ich" einen nur ihm eigentümlichen Seelenorganismus hervor; der Bildekräfteleib wirkt artgemäß, das „Ich" bewirkt Eigenart.

Das „Ich" ist also umfassender als das Ich-Bewußtsein, denn dieses beruht, wie wir noch sehen werden, nur auf den Abbauvorgängen im Organismus. Das „Ich" dagegen umfaßt als der reale Wesenskern des Menschen sowohl Aufbau wie Abbau.

Vom realen Ich als Kraftzentrum gehen also metamorphosierende, plastizierende Kräfte aus. Diese verlaufen aber nicht nur im Innern der Seele, sondern sie äußern sich beim Kind zuerst außer im Sichaufrichten vor allem im *Sprechen*. Im Sprechen greift das Ich vom Geistig-Seelischen aus in den Atemrhythmus ein und produziert Lautgebilde, die zugleich Sinngebilde sind. Das Tier gibt zwar auch Laute von sich, doch sind diese durchweg Äußerungen seiner in der Seele erlebten organischen Zustände: von Hunger, Trieb, Angst, Zorn usw. (Das Tier ist wirklich eine „Leib-Seele-Einheit" — aber auch *nur* das Tier.) Die menschliche Sprache dagegen ist damit nicht zu vergleichen (höchstens insofern sie bloße Affektäußerung ist), denn sie ist nicht mehr unmittelbarer, sondern mittelbarer Ausdruck: sie vermittelt das ganz im Innern der Seele durch das „Ich" hervorgerufene Denken und Fühlen dem anderen Menschen.

Daß die Sprache nicht deswegen dem Menschen eigen ist, weil er einen Kehlkopf hat, braucht kaum erwähnt zu werden. Die höheren Tiere haben einen gut ausgebildeten Kehlkopf; sie sprechen nicht, weil ihr Seelenleben nicht frei, sondern organismusgebunden, man möchte sagen: vom Organismus absorbiert ist. Und andererseits: der Mensch kann sogar nach Verlust des Kehlkopfes wieder sprechen lernen, indem er sich durch Sprechübungen einen Ersatzkehlkopf aus der Schleimhaut der oberen Luftwege herausplastiziert — eines der schönsten Beispiele für die „Autonomie der Funktion"!

Die Fähigkeiten des Sichaufrichtens, Sprechens und Denkens werden zwar dem Menschen nicht von der Natur verliehen, aber seine ganze Organisation ist doch innerlich so gestaltet, daß er sie ihr einprägen und sich dadurch als Ich erleben kann. Ohne eine solche natürliche Gestaltung der ganzen Leiblichkeit im Sinne der „Ichorganisation" könnte das Ich diese Fähigkeiten nicht entwickeln. Die Ichorganisation ist bei allen Menschen gleich, die Betätigung des einzelnen Ich, und was der einzelne Mensch durch diese Betätigung daran erlebt, ist individuell verschieden.

Alle drei Funktionen hängen aber innerlich zusammen: die Aufrichtung des Organismus ist die grundlegende Funktion, auf der sich Sprechen und Denken aufbauen; alle drei gehen von demselben geistigen Zentrum aus, das der Mensch in sich als „Ich" erlebt. Von diesem *Ich* aus wird der Mensch zur Einheit gestaltet.

Das Ich wird also hier als das geistige Zentralwesen aufgefaßt, von dem aus Seele und Leib erst so zu einer Einheit verschmolzen werden, daß wir die Leiblichkeit als das *Bild der Individualität* empfinden. Damit aber erhebt sich die Frage nach dem „Woher?" und „Wohin?" des Ich. Auf diese kann hier begreiflicherweise nicht eingegangen werden; ich verweise dafür auf die Werke Rudolf Steiners und die im Literaturverzeichnis angegebenen Bücher.

Wenn wir nun oben sagten, daß der *Unterschied des Menschen gegenüber dem Tiere* darin bestehe, daß er ein Ich habe und daß dieses der Leiblichkeit menschliche Fähigkeiten einprägen könne, so liegt für das heutige Denken die Auffassung nahe, der menschliche Organismus sei in bezug auf seine übrigen Wesensglieder im wesentlichen gleicher Natur mit denen des Tieres, und das Ich komme bei ihm nur dazu. Das wäre aber ein ebenso verhängnisvolles Mißverständnis wie es das der Philosophie war, wenn sie glaubte, die Erkenntnis der Natur einschließlich des menschlichen Organismus der materialistisch eingestellten Naturwissenschaft überlassen zu können, um von sich aus dann *ihre* Erkenntnisse über die menschliche Seele hinzuzufügen. Eine solche „Anhangs-Philosophie" konnte auf ihrem eigenen Gebiet den Einbruch des materialistischen Denkens nicht verhindern, wie viel weniger das der Naturwissenschaft überwinden.

Es sollte vielmehr die eigentliche Aufgabe dieses Buches sein, zu zeigen, daß und wie der menschliche Organismus sich in allem wesentlichen vom tierischen unterscheidet, und wie er bis in die materiellen Vorgänge hinein Bild und Werkzeug des menschlichen Geistes ist. In der Hauptsache wird dies den folgenden Kapiteln vorbehalten bleiben müssen; hier sei aber der oben eingeschlagene Gedankengang nochmals von einer anderen Seite aufgenommen, eben um ihn „bis auf die Knochen" durchzuführen.

Vergleicht man die Leiblichkeit eines sogenannten Menschenaffen mit der des Menschen, so ergibt sich, daß sie, trotz aller Ähnlichkeit im einzelnen, sich doch in der *Dynamik des Aufbaues* gewaltig unterscheiden. Während das Skelett des Affen plump, schwer und wie in sich zusammengesunken erscheint, macht das des Menschen den Eindruck einer schwebenden Leichtigkeit. Man sieht: auf die tierische Form haben die irdischen Schwerekräfte zu stark eingewirkt, während in der menschlichen ein Gleichgewicht zwischen diesen und den ihnen entgegenwirkenden, nach aufwärts gerichteten, kosmischen Kräften zu bestehen scheint.

Dieser allgemeine Eindruck bestätigt sich im einzelnen: der Kopf des Menschen ist zum größten Teil Hülle für Gehirn und Sinnesorgane; die Organe des Stoffwechselsystems (Zähne, Zunge, Muskulatur, Drüsen) nehmen nur einen verhältnismäßig kleinen Raum ein und erscheinen gegenüber den Organen des Geistes von untergeordneter Bedeutung. Der Kopf des Gorilla ist zwar äußerlich voluminöser; das Gehirn beansprucht darin aber nur einen bescheidenen Platz, während die gewaltige Muskulatur der Kauwerkzeuge von beiden Seiten her den Gehirnraum übergreift.

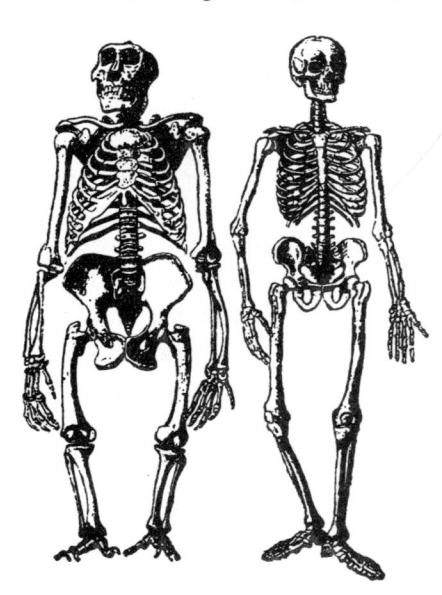

Aus Ranke: Der Mensch.   Bibl. Institut Leipzig

Im Gebiet des mittleren Organismus erscheint der Brustkorb des Affen zusammengedrückt und die Arme verhältnismäßig zu lang, wie von der Schwere herabgezogen; durch die Form der Hände werden sie als Greif- und Kletterorgane charakterisiert. Für diesen Zweck sind sie besonders spezialisiert, während die Hand des Menschen zeitlebens ihre der embryonalen Form ähnlichere Gestaltung behält; sie ist für keinen irdischen Zweck besonders vorgebildet und bedarf zur Bewältigung der äußeren Natur des selbstgeschaffenen Werkzeuges.

Ein merkwürdiger Widerspruch scheint in bezug auf die unteren Extremitäten obzuwalten. Die menschlichen sind von zarten Formen und berühren den Boden nur mit dem Rand des Fußgewölbes; aber ihre Struktur zeigt zweifellos, daß sie für den Gang auf der *Erde* gebaut sind. Die Beine des Affen dagegen sind plump, wie zusammengestaucht; sein Fuß aber ist der Hand sehr ähnlich, so daß man beim Affen eigentlich nicht den für den Menschen charakteristischen Unterschied von Hand und Fuß empfinden kann, sondern von vier Greif- und Kletterorganen sprechen muß.

So ist der Affe, wie alle Tiere, gut an seinen Lebensraum angepaßt; die Elemente dieses Raumes haben stärker in die Bildung seiner Leiblichkeit hineingewirkt, sie ist infolgedessen intensiver mit ihm „verwachsen" als dies beim Menschen der Fall ist.

Der Mensch dagegen steht allen Elementen in einer gewissen Freiheit gegenüber: die Erde berührt er zwar, aber nur so wenig, daß sein Gleichgewicht im Stehen durchaus labil bleibt; im Wasser kann er sich nur verhältnismäßig kurze Zeit schwimmend halten, in der Luft sich nur mit technischen Hilfsmitteln bewegen.

Und doch ist der Lebensraum des Menschen die Erde, der des Affen der Baum! Der Affe ist, obwohl er eigentlich die Erdoberfläche nicht ganz erreicht hat, doch in seiner Organisation stärker von den Schwerekräften durchdrungen als der Mensch — hier liegt der oben erwähnte Widerspruch.

Und während das Skelett des Affen durch die dreifach wirkende Tendenz zur Schwere charakterisiert ist, machen sich im Bau des menschlichen Organismus Auftriebskräfte bemerkbar. Diese greifen aber nicht in die fertige Leiblichkeit ein (etwa wie wenn ein Affe oder ein Bär sich mühsam aufrichtet), sondern *unmittelbar in die* Bildeprozesse: sie lassen im oberen Menschen das gewaltige Gehirn entstehen, das dadurch, daß es im Gehirnwasser schwimmt, dem Einfluß der Schwere fast ganz entzogen ist; sie halten Arm und Bein in ihrem Anpassungsprozeß an die Erde zurück, so daß die Arme das Organ für die Betätigung im Kulturschaffen werden, und andererseits wird dadurch der Mensch das einzige Wesen, dessen Gehen zugleich Ausdruck seiner individuellen Geistigkeit, seines „Ich" ist.

Dadurch, daß diese Auftriebskräfte bereits in die Bildeprozesse des menschlichen Organismus eingreifen, erscheint die Architektur dieses Organismus wie von Weisheit durchzogen und auf die Wirksamkeit eines Ich hingeordnet. Ein menschliches Ich könnte in diesem Organismus sich nicht als geistiges Wesen erleben und betätigen, wenn dieser in dem Grade den Schwerekräften verfallen wäre, wie es der Organismus der Tiere ist.

Das eben ist das Geheimnis der menschlichen Organisation, daß sie *keinem* irdischen Element einseitig angepaßt ist, sondern sie *alle* aufnimmt und sie *dynamisch* so überwindet, daß ein „Ich" darin leben kann. Diese besondere

Struktur des menschlichen Organismus im Sinne der „Ich-Organisation" ergibt sich schon bei einer Betrachtung des Knochensystems.

Der bereits erwähnte Anatom *H. Braus* geht in seinem Lehrbuch der Anatomie ausführlich auf die innere Struktur des Knochensystems ein, das bekanntlich nach dem „Maximum-Minimum-Prinzip" (das heißt mit möglichst wenig Masse eine möglichst große Festigkeit zu erreichen) gebaut ist. Nach diesem Prinzip sind zum Beispiel auch eiserne Träger als Hohlröhren konstruiert. Die langen Knochen sind analog aus „Havers'schen Säulen" mit inneren Hohlräumen in den einzelnen Säulen und einem zentralen Hohlraum (in dem sich das Knochenmark befindet) aufgebaut. Besonders deutlich aber ist dieses Prinzip im Oberschenkelkopf realisiert, indem er, statt aus kompakter Knochenmasse, aus einem Gerüst von Knochenbälkchen besteht. *Braus* sagt dazu: „Die Linien, welchen die Bälkchen folgen, entsprechen aufs genaueste den Kraftlinien oder Trajektorien, welche für das betreffende Skelettstück ausgerechnet werden können. Nirgends ist so deutlich wie hier, daß die Struktur wie bei einem technischen Kunstwerk in die Beanspruchung „hineingerechnet" ist, um mit dem geringsten Materialaufwand die höchste Leistung zu vollziehen. Dasselbe sehen wir vom Techniker etwa bei einer modernen Eisenbahnbrücke oder einem Turm (Eiffelturm) angewandt, bei welchem ein Spinnengewebe von Eisenstreben widerstandsfähiger ist als gröbere und deshalb schwerere Konstruktionen; das Material wird nur verwendet, wo die Beanspruchung es erfordert, und überall sonst gespart.

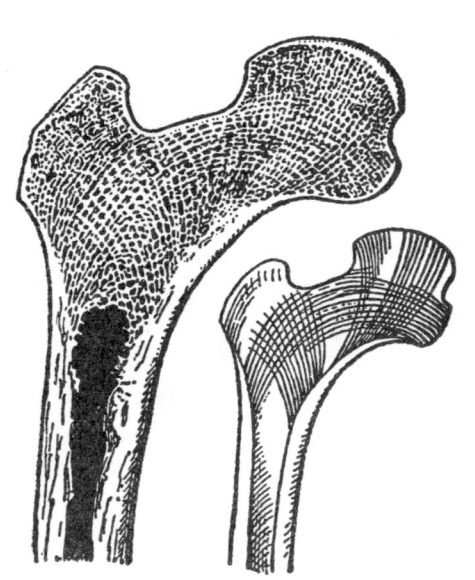

Historisch ist gleich bei der Auffindung der funktionellen Knochenarchitektur (durch G. H. von Meyer in Zürich 1867) die Parallelität zwischen menschlicher Technik und Naturgeschehen sehr anschaulich illustriert worden. Culmann, der Begründer der graphischen Statik und der Lehrer des Erbauers des Eiffelturmes, ließ, sobald er die Befunde v. Meyers kennen lernte, in seinem Büro von ganz unbeteiligter Seite bestimmen, wie rein rechnerisch die Kraftlinien in einem Kranen von der Form des menschlichen Femurhalses verlaufen müssen... Für den Kranen erzielte die rein theoretische Berechnung Culmanns genau den gleichen Verlauf der Zug- und Druckkurven, welche das menschliche Femur

tatsächlich in seiner Spongiosa aufweist. ... Alle Knochen haben mehr oder minder deutliche Spongiosastrukturen, deren Bälkchen jeweils den Beanspruchungen des Knochens entsprechen. — Manchmal laufen die Kurven durch mehrere Knochen, wenn diese durch Bänder zu einer funktionellen Einheit verbunden sind wie beim Fußgewölbe*).
Der Knochen ... ist aber daneben als lebendes Organ imstande, sich ... bei Überbeanspruchung ... durch den Gebrauch zweckmäßig zu verändern und zu verstärken, je mehr er innerhalb gewisser Grenzen benutzt wird, wie alles Organische.
Man hat festgestellt, daß die Festigkeit des Knochens als Material sogar direkt mit derjenigen des Eisens vergleichbar ist (der Festigkeitsmodul bei Zug kommt dem Gußeisen nahe, der Festigkeitsmodul bei Druck ist mehr als halb so groß wie beim Schmiedeeisen). Was dem Knochen gegenüber dem Eisen fehlt, die relative Elastizität, wird ausgeglichen durch die Bandverbindungen und andere Schutzeinrichtungen der Knochen." Braus
Auch im Kniegelenk findet man eine wunderbare Zweckmäßigkeit: Während bei gebeugtem Knie der Unterschenkel um seine Längsachse weit gedreht werden kann, erfolgt bei gestrecktem Knie durch die Kreuzbänder, die im gebeugten Knie schlaff sind, eine völlige Feststellung des Kniegelenkes, wodurch erst ein sicherer Stand ermöglicht wird. Die notwendige Drehung des Unterschenkels erfolgt bei Streckung zusammen mit dem Oberschenkel im Hüftgelenk.
Wenn in der „Architektur des Knochens" (Braus) bereits die Beanspruchung „hineingerechnet" ist, so muß man zu dem Schluß kommen, daß der Organismus entweder von einem Konstrukteur berechnet wurde, oder daß der „Bildekräfteleib" nicht nur blindes, zielloses Leben enthält, sondern von Weisheit durchdrungenes Leben. — Und in der Tat: wo finden wir denn überhaupt das ziellose „Leben", das der Materialismus sich so gern als Ausgangspunkt aller Entwicklung denkt? Es ist nirgends anzutreffen, und gerade die materialistisch eingestellte Forschung hat durch die Fülle ihrer liebevollen Naturbeobachtungen diese Annahme selber gründlich widerlegt. — Vielmehr: überall, wo Leben auftritt, zeigt es sich von Weisheit durchdrungen.
Im unteren Organismus taucht dieses weisheitsvolle Leben (der Bildekräfteleib) in das irdische Kräftefeld (der Schwere) ein; die Knochenbälkchen zeigen die Schnittlinien der beiden Kräftefelder — wie wir es in analoger Weise bei der Pflanze sahen. — Im oberen Organismus wird der Bildekräfteleib (nach der

---

*) Also die mehrere Knochen umfassende funktionelle Einheit ist für die Struktur des Knochens maßgebend, das heißt der Teil kann nur aus dem Ganzen verstanden werden, nicht umgekehrt. — Der Verfasser.

Ausbildung des Organismus) frei von der Gebundenheit an das irdische Kräftefeld und bildet die Grundlage für die geistige Tätigkeit des Ich. Und wenn der Statiker die Struktur eines Eisenträgers berechnet und dasselbe Prinzip im Knochen wiederfindet, so betätigt er bewußt dieselben Kräfte, die, ihm unbewußt, seinen Knochen aufgebaut haben — ja, er könnte sie nicht im Bewußtsein haben, wenn er sie nicht in seinen Knochen hätte!

Aber *Braus* hätte seinen Gedankengang weiterführen können, etwa indem er sagte: Wie in die Organe des unteren Organismus die Beziehung zu den irdischen Kräften der Schwere hineinverwoben ist, so ist von der Struktur der Organe des oberen Menschen die Beziehung zur Welt des Lichtes, der Wärme usw. abzulesen. Das Auge zum Beispiel ist so gebaut, wie der Techniker gemäß den Gesetzmäßigkeiten des Lichtes einen photographischen Apparat konstruiert. In seine Struktur ist die Gesetzmäßigkeit des Lichtes „hineingerechnet".

Wie der Knochen sich bildet durch das Eintauchen des Bildekräfteleibes in das Schwerefeld der Erde, doch so, daß er sich als Ganzheit gegenüber den Erdenkräften und einem zu starken Ausfließen in die Schwere (wie beim Tier) behauptet, so bilden sich die Sinnes- und Bewußtseinsorgane durch das Eintauchen des Bildekräfteleibes in das Kräftefeld des Lichtes*) usw., aber wiederum so, daß diese Kräfte nicht einfach in den Organismus einfließen (wie bei der Pflanze), sondern daß der Bildekräfteleib als Ganzheit mit dem Licht in Verbindung tritt. So bekommt auch das scheinbar so stark isolierte Auge vom Bildekräfteleib den Charakter der Ganzheit aufgeprägt. (Vergleiche das Kapitel „Die Ichorganisation").

Der menschliche Bildekräfteleib unterliegt also in den verschiedenen Regionen der Körperlichkeit durchaus verschiedenen Einflüssen. Im oberen Organismus folgt er ganz den Bildungsimpulsen des Astralleibes und bildet das *Sinnes-Nervensystem* aus; nach der Geburt löst er sich so weit von der physischen Organisation los, daß er zur Grundlage des Bewußtseins, des Gedächtnisses usw. wird. Die Nervensubstanz ist die am meisten entvitalisierte; der Ätherleib hängt nur noch so weit mit ihr zusammen, daß sie nicht geradezu abstirbt; aber sie ist sozusagen dauernd in dieser Gefahr. Der Ätherleib im Gebiet des Sinnesnervensystems ist potentiell schon in einem „nachtodlichen" Zustande**).

Im *Gebiet des mittleren Organismus* werden Bildekräfte vor dem Einströmen in das Physische zurückgehalten, die eigentlich physische Substanz bilden könnten, wie sie das beim Tier tun. Diese Ätherkräfte werden aber nicht in dem hohen Grade frei vom Physischen, wie das für das Nervensystem gilt, sondern

---

*) Vergl. das Kapitel: Das Licht als Vermittler ...
**) Vergl. „Vom Bild und Sinn des Todes".

sie werden von den rhythmischen Prozessen der Atmung und der Herztätigkeit aufgefangen und schwingen in diesen weiter. In jedem Sprechen, am deutlichsten in der rhetorisch gebundenen dichterischen Sprache, geschieht das. Letzten Endes beruht aber jede künstlerische, ja jede eigentlich menschliche Tätigkeit auf einem Gestalten mit den überschüssigen Ätherkräften des „rhythmischen Systems"; auch der Bildhauer, der Maler, der Musiker sind darauf angewiesen.

Im *Gebiet des Stoffwechselsystems* geht die Tätigkeit des Bildekräfteleibes unmittelbar in die physischen Vorgänge dieses Gebietes hinein, in Stoffaufnahme, Verdauung, Überführung in die Eigengesetzlichkeit des Organismus. Hier geht seine Tendenz darauf, das Physische zu ergreifen. — Daß aber auch hier eine gewisse Zurückhaltung der Kräfte stattfindet, die der „Aufrichtung" dient, haben wir oben bereits gesagt.

Das Charakteristische der menschlichen Organisation gegenüber der des Tieres besteht also darin, daß sie in dreifacher Stufenfolge Bildekräfte zurückhält, die zur Grundlage der geistigen Wirksamkeit des Ich werden. H. *Poppelbaum* hat dieses Organisationsgeheimnis des menschlichen Organismus das „Stauungsprinzip" genannt. (Siehe „Mensch und Tier".) Die auf Grund dieser dreifachen „Stauung" frei verfügbar werdenden Bildekräfte werden dann durch das Eingreifen des „Ich" in geistig-seelische Tätigkeiten metamorphosiert: was im äußeren Sinne „Gehen" ist, wird im Innern zum „Gedankengang", das Greifen mit der Hand zum „Begreifen". „Was räumlich orientierte Bewegung war, wird *Raum* der Vorstellungen". In diesem „Raume" bleibt dem Menschen die innere „Orientierung" unbenommen. „Was unten bildlose Realität war, wird oben zum realitätsarmen Bilde" (Rudolf Steiner). Erst im Bereiche der scheingewordenen inneren Bilder kann der Mensch im Gedanken frei schalten und sich entscheiden, weil Bilder nicht zwingen können. Hier sprechen wir berechtigterweise von Ergreifen, Begreifen, Fassen, Richtung nehmen, nun aber im hohen, den Menschen adelnden Sinne. Die Organe der Tiere mit allen ihren Geschicklichkeiten sind dem Menschen versagt, dafür aber sind ihm die entsprechenden Verrichtungen in seelisch-geistiger Metamorphose ausgehändigt und zur Verfügung anheimgegeben. Immer wieder erweist sich, daß der Mensch bereichert wurde, indem die Natur ihn stiefmütterlich zu behandeln schien."

Die gewaltige Polarität im menschlichen Wesen, wie sie zwischen „bildloser Realität" im unteren und „realitätsarmen Bilde" im oberen Organismus besteht, ist ein Ausdruck dafür, daß der untere Mensch überwiegend von Erdenkräften, der obere von kosmischen Kräften gestaltet ist. Zwischen diesen Polaritäten erlebt sich das Ich, insbesondere wenn der Organismus aufgerichtet ist, das heißt wenn er die seiner Polarität entsprechende Stellung zwischen Erde und Kosmos einnimmt. Die Aufrechtheit ist somit die eigentliche Ich-Richtung, die Voraussetzung für ein volles Wach-Sein im äußeren Sinne; aber auch im inneren Sinne gilt das, wie wir ja die aus voller moralischer Wachheit sich ergebende Offenheit als „Aufrichtigkeit" bezeichnen. — Die Aufrechtheit ist die Grundrichtung des menschlichen Leibes; sie ist im vollem Sinne nur dem *Menschen* eigentümlich und von seinem „Bilde" nicht zu trennen.

Der Mensch erscheint uns auch äußerlich als eine einzigartige Ganzheit. Wir benennen ihn deswegen mit einem nur ihm eigentümlichen Namen und meinen damit in erster Linie die geistig-seelische Persönlichkeit; aber wir schließen dabei seine Leiblichkeit nicht aus — sie erscheint uns als Träger und Ausdruck der Persönlichkeit. Im besonderen gilt dies für das Gesicht; es ist für uns geradezu „das Bild" des Menschen. Aber ebenso wie bei einem Bilde ist es hier die Oberfläche, auf die es ankommt. Ob sich darunter Knochen, Muskeln oder Fettpolster befinden, ist dem Beschauer gleichgültig, ja der Gedanke daran würde ihm das Erfassen des Wesentlichen trüben. Nicht das Materielle interessiert uns an einem Gesicht, sondern wir suchen in ihm den Ausdruck der Seele, dieser ganz bestimmten Seele, dieser Individualität. Diese ist es, die an der Physiognomie wie der Plastiker am Ton arbeitet; sie gestaltet die Oberfläche, und das Resultat, die Physiognomie, ist der bildhafte Abdruck der Individualität.

Es wäre ebenso sinnlos, das Wesen der Individualität aus den Stoffen verstehen zu wollen, wie es sinnlos wäre, wenn man das Wesen eines Kunstwerkes aus dem Material, etwa die Plastik aus der Analyse des Marmors, das Gemälde aus der Chemie der Farben ableiten wollte. Das Wesen der Individualität kann vielmehr nur durch eine künstlerisch-intuitive Betrachtung erfaßt werden; wir müssen die Linien eines Gesichtes lesen, die Form seiner Plastik abtasten, den Ausdruck der Züge empfinden, das in den Einzelheiten sich offenbarende Ganze erleben lernen. Und letzten Endes erscheint uns die *ganze Gestalt* mit dem besonderen Gesicht als eine Einheit, wenn auch die übrige Leiblichkeit nicht ein so deutlicher Ausdruck der Individualität ist wie das Gesicht. Das Individuelle verliert sich nach unten hin im Allgemein-Menschlichen — wenigstens gilt dies für den äußeren Anblick. — Der Mensch als Bildgestalt hat seinen Mittelpunkt im Haupt. Das hängt insbesondere damit zusammen, daß am Kopf die wesentlichsten Sinnesorgane konzentriert sind. Ja, ein lebendiges, metamorphosiertes Abbild des *ganzen* Organismus stellt das Haupt dar: Augen und Stirn als Repräsentanten des Sinnes-Nervensystems; die Nase und ihre Umgebung (mit den dahinter befindlichen lufthaltigen Oberkieferknochen) die Gesetzmäßigkeiten des mittleren Organismus fortsetzend; die Mundpartie, als rezeptives Organ den Beginn des Stoffwechselsystems darstellend, als Sprachorgan das Endglied des produktiven Prozesses und damit zugleich den Anteil des Willens im Seelenleben durch die Plastik und Motorik der Lippen zum Ausdruck bringend.

Dem Haupte prägt das Ich sein Bild auf, und dieses ist, wie jedes Bild, insofern realitätsarm, als es in der Außenwelt nicht unmittelbar eingreifen kann; nur auf solche Wesen kann es wirken, die dieses Bild deuten, verstehen und es als Motiv in ihre eigenen Willensimpulse aufnehmen können, das heißt eben nur auf Menschen.
Damit aber das Ich als Ganzheit den ganzen Organismus willensmäßig durchdringen, das heißt ihn bewegen und so direkt auf die Außenwelt wirken kann, muß es ein Organ haben, das als ein gleichförmiges, zugleich lebendiges und bewegliches Element den ganzen Organismus durchdringt; dies ist das Blut. (Hier wird sich der Einwand erheben: daß wir die Bedeutung der motorischen Nerven übersehen; diese Frage soll noch erörtert werden.)
Die Leiblichkeit ist zwar nicht ausschließlich, aber doch unter Einwirkung des Ich gestaltet; das Ich baut aus dem Blute heraus die ganze Gestalt auf und offenbart sich nach außen in Geste, Wort und Tat.
Im Gesicht wird das Ich äußerlich wahrnehmbares Bild; im Blut erlebt es sich als bildloses Subjekt. Hier kommt das Ich nicht zu einer eigenen Form; das Blut bleibt flüssig, aber es hat bei jedem Menschen ganz individuelle Qualitäten. So ist der menschliche Leib nicht nur äußerlich Bild eines „Ich", sondern er ist innerlich von diesem Ich durchseelt, durchpulst, durchwärmt.
Und wenn wir uns fragen, wie es kommt, daß der Mensch, wie er uns lebendig gegenübertritt, uns als eine Einheit erscheint, so können wir jetzt sagen: dadurch, daß er von dem lebendigen Ich durchdrungen ist und daß dieses lebendige Ich ihm sein Bild aufgeprägt hat. Das „Ich" ist nicht nur ein Innenerlebnis, es ist vielmehr ein lebendiges Wesen, und es hat eine *„ganzmachende Funktion"*. Der menschliche Leib mit seinen vielfachen Gliedern und Organen wird innerlich und äußerlich eine „Ganzheit" durch das „Ich".
Und der Arzt kann deswegen auch den einzelnen Organismus nur verstehen, wenn er ihn als Ausdruck eines individuellen Ich begreift.
Wiederum ist der Einwand naheliegend und berechtigt, daß doch die Leiblichkeit aller Menschen eine gewisse Grundstruktur zeige. Das ist natürlich richtig — es wäre ja sonst nicht möglich, Anatomie, Physiologie usw. als Wissenschaft zu treiben. Aber schon diese müßten so aufgebaut sein, daß ersichtlich würde, wie der menschliche Organismus innerlich so strukturiert ist, daß darin ein Ich sich erleben kann. Diese Struktur kann natürlich nicht von dem einzelnen Ich bewirkt werden; sie ist über-individueller Art und wird in dem Kapitel „Ich-Organisation" näher zu behandeln sein. — Innerhalb der Ich-Organisation aber lebt das individuelle Ich, der geistige Wesenskern des Menschen. Je nachdem es auf die Ich-Organisation fördernd oder zerstörend wirkt, wird davon Gesundheit oder Krankheit abhängen.

2. KAPITEL

MENSCH UND KOSMOS

Der menschliche Leib und sein vierfacher Zusammenhang mit der irdischen Welt

Eine funktionelle Betrachtungsweise, die ja heute vielfach gefordert wird, läßt sich in Wirklichkeit nicht durchführen ohne eine grundlegende Änderung in der Auffassung des menschlichen Organismus. Wer die sichtbare physische Leiblichkeit als das im Grunde genommen einzig Wirkliche ansieht, muß notwendigerweise die an ihr beobachteten Funktionen als sekundär betrachten. Man kann dann allenfalls eine Rückwirkung der Funktion auf das Organ (zum Beispiel durch Übung) oder Einwirkungen durch Milieuänderung und ähnliches zugeben — um die feste Vorstellung vom physischen Organ werden sich doch immer wieder feste Vorstellungen ankristallisieren. Und doch drängen eigentlich alle Erkenntnisse, die im Verlauf der letzten Jahrzehnte in Klinik und Laboratorium errungen wurden — ich erwähne nur die Probleme der Nierenfunktion, der Hormone und Vitamine — über die frühere Auffassung von begrenzten, nur an ihrer Stelle wirksamen Organen hinaus.

So kommt *G. v. Bergmann* in seiner „Funktionellen Pathologie" auf Grund seiner Beobachtungen bei der Obstipation zu dem Begriff der *Dyskinesie*, worin er die Störung der normalen Koordination der verschiedenen großen und kleinen Darmbewegungen und der tonischen Zustände am Darm zusammenfaßt. Im Verlauf dieser Beobachtungen ergab sich, daß zum Beispiel die Haustren des Querkolons, die man bis dahin als feste anatomische Gebilde ansah, in Form und Lage durchaus wechseln, also von der Funktion abhängige Gebilde sind. Und schließlich zeigte sich, daß der dauernd im Sinn der Dyskinesie „irritierte" Darm („Pilocarpindarm ohne Pilocarpin") zur Divertikelbildung neigt, und daß Stauung und Disposition zu Entzündungen, sogar zur Appendizitis, nur Ausdruck und letzte Folge einer so gestörten Funktion sind.

Wenn ferner die ebenfalls in den Rahmen der „Irritation" gehörende Colitis mucosa als Ausdruck eines „allergischen Reizzustandes" und in Analogie zu dem Asthma bronchiale als „Asthma des Dickdarmes" aufgefaßt wird, und endlich der Begriff der Dyskinesie von v. Bergmann auch auf die Störungen der Gallenblasenfunktion, von der Stauung bis zur Entzündung und Steinbildung angewandt wird, so haben wir an dieser Entwicklung und Erweiterung des Begriffes der Dyskinesie geradezu ein Musterbeispiel dafür, wie eine klinisch exakte Forschung von der Beobachtung des einzelnen Organes über sich selbst hinausführt zur Einbeziehung des ganzen Organismus, damit aber gleichzeitig zur Loslösung des Begriffes der Funktion von einer bloß anatomischen Betrachtungsweise des einzelnen Organs. Denn es ist wohl keine Frage, daß v. Bergmann bei der Dyskinesie ein intaktes Nervensystem voraussetzt. Würde man etwa eine Reizung des Parasympathicus als die primäre Ursache der Dyskinesie ansehen, so wäre u. a. nicht einzusehen, wie dieselbe durch die von v. Bergmann empfohlenen therapeutischen Maßnahmen behoben werden sollte, denn diese greifen nicht am Zentralnervensystem an, sondern am peripheren Organ. — Wenn nun v. Bergmann in der „Dyskinesie" einen „übergeordneten Begriff" für die genannten Erscheinungen sieht, so hat diese Begriffsbildung ja nur dann einen Sinn, wenn sie nicht nur zur Bezeichnung eines Symptomenzusammenhanges dient, sondern mit ihrem Gegenteil, der Eukinesie zusammen, über die Symptome hinaus wirklich auf das übergeordnete *Prinzip der Bewegung und Tonisierung* hindeuten soll, von dessen Eingreifen oder Nicht-Eingreifen in die Organe der Zustand der Eukinesie oder Dyskinesie abhängt*).

Unzählige Beobachtungen dieser Art drängen zu der Annahme von labilen, autonomen Funktionszusammenhängen, die den Übergang zwischen Leib und Seele bilden, und von beiden Seiten her in ihrem Funktionieren beeinflußt werden können, ohne daß deswegen schon eine organische Störung in einem Organ oder im Nervensystem zu bestehen brauchte.

Das letzte Ziel einer „funktionellen" Anatomie und Physiologie aber müßte sein, den ganzen Organismus als „gestaltete Funktion" zu erkennen, das heißt als Ausdruck eines „Systems autonomer Funktionen". — Nichts anderes aber ist zum Beispiel mit dem Begriff des „Bildekräfteleibes" gemeint. Allerdings dürfen wir *diesem* nur die Plastik und Lebensfunktion eines Organismus zuschreiben, wie wir sie in urbildlicher Einfachheit nur bei der Pflanze sehen.

Beim Tier beobachten wir bereits die Einwirkung eines weiteren Funktionssystems in der Formung des Organismus (Nerven-Sinnessystem, Atmungssystem, Bewegungssystem), das im nachembryonalen Leben in Sinneswahrnehmung, Atmung und Bewegung funktionell eingreift, — wir haben es den „Empfindungsleib" (Astralleib) genannt. Die relative Unabhängigkeit dieses Systems

---

*) Im übrigen können diese Bemerkungen nicht die Absicht haben, der Bedeutung dieses Buches gerecht zu werden. Es scheint mir aber u. a. wichtig, daß v. Bergmann mit diesen Beobachtungen des Überganges von der gestörten Funktion zur organischen Erkrankung seinen früheren Darstellungen dieser Zusammenhänge eine wesentliche Erweiterung hinzugefügt hat. (Vergleiche G. v. Bergmann: „Leib und Seele in der inneren Medizin".)

vom Organismus beim Menschen bietet die Möglichkeit zu Störungen im Sinne der Hypotonie (wenn es zu schwach in den Organismus eingreift), wie zur Hypertonie (wenn es zu stark eingreift), und v. Bergmanns Begriff der Dyskinesie fällt durchaus in diesen Bereich.

Wir haben im ersten Kapitel den menschlichen Organismus als ein vierfaches Kräftesystem betrachtet, in dem die Eigenwirksamkeiten der einzelnen Glieder auf das vierte, das Ich hin orientiert sind. Doch jedes der drei übersinnlichen Wesensglieder ergreift in seiner besonderen Art die Stoffe der irdischen Welt, und das Ergebnis dieser komplizierten Wirksamkeit ist die sichtbare Leiblichkeit. Der Mensch ist insofern der größte Widerspruch in sich selbst, als sein Ich, das geistiger Natur ist, in einer Leiblichkeit lebt, die der physischen Umwelt entnommen ist.

In der wissenschaftlichen Betrachtung des Verhältnisses von Leib und Umwelt steht die chemische Analyse heute im Vordergrund. In früheren Zeiten war dies nicht der Fall. Die Griechen zum Beispiel betrachteten die Natur als gegliedert in Erde, Wasser, Luft und Wärme („Feuer"), und für die hippokratische Medizin war diese Gliederung bekanntlich von grundlegender Bedeutung. Man mißversteht aber ihren Sinn, wenn man in ihr nur das sieht, was wir heute zunächst darunter verstehen; „Erde" war vielmehr Repräsentant für alles Feste, „Wasser" für alles Flüssige usw. So war im Organismus das Knochensystem „Erde", alles Gasförmige „Luft".

Wir würden heute sagen: Die Griechen gliederten die Natur nach physikalischen Aggregatzuständen, während uns die chemische Analyse wichtiger erscheint*). Der Grieche ging zweifellos vom Erleben der Natur durch den menschlichen Organismus aus, während das wissenschaftliche Ideal der Gegenwart eigentlich in der möglichst weitgehenden Ablösung aller Naturerkenntnis vom unmittelbaren menschlichen Erleben und in der Übertragung des Erkenntnisvorganges auf physikalische und chemische Versuche besteht. Wieweit in dieser scheinbaren Verobjektivierung der Erkenntnis trotzdem (zum Beispiel in der Art der Versuchsanordnung) ein subjektives Element verborgen liegt, steht hier nicht zu erörtern; jedenfalls aber hat diese Methode an und für sich durchaus ihre Berechtigung.

Wenn es sich aber um den Zusammenhang des menschlichen Organismus mit der äußeren Natur handelt, können wir dabei die Struktur des Organismus nicht unberücksichtigt lassen, und diese erfordert deutlich außer der anatomischen, histologischen, entwicklungsgeschichtlichen, chemischen und physiologischen Betrachtung eine solche nach den Aggregatzuständen: das Knochensystem ist fest,

---

*) Vgl. Dr. H. v. Baravalle: „Physik", 3 Bde, Bern 1951 — 55.

der Stoffwechsel vollzieht sich im Flüssigen, die Atmung im Zusammenhang mit der Luft, und die Regulation der Eigenwärme muß dauernd die der Außenwelt berücksichtigen. Zweifellos stehen also die biologisch wichtigsten Prozesse des Organismus in engstem Zusammenhang mit den vier Aggregatzuständen. Die Berücksichtigung der Aggregatzustände ist deswegen auch von grundlegender Bedeutung für das Verständnis der Organstruktur. Mit Bezug auf den Knochen haben wir bereits gesehen, daß seine anatomische Struktur nur verständlich wird, wenn wir seine Bestimmung als Stützgerät, das heißt für den festen Aggregatzustand kennen. In analoger Art ist die Struktur der Stoffwechselorgane für die Aufnahme und Zubereitung flüssiger Stoffe gedacht, und der Prozeß der Lungenbildung geschieht so, als wenn in der Luft selber die Kräfte wirksam wären, von denen die Ausstülpung der Lungenbläschen ausgeht. Eine funktionelle Anatomie und Physiologie, die den Organismus als Gestaltung aus einem System autonomer Funktionen zu verstehen sucht, muß also zweifellos dabei auf die Aggregatzustände der Außenwelt Rücksicht nehmen. In den Aggregatzuständen tritt uns eigentlich eine physikalische „Schichtung" der Außenwelt entgegen, die alle die chemisch verschiedenartigen Substanzen gewissen gemeinsamen Gesetzmäßigkeiten unterwirft. Die Struktur des menschlichen Organismus zeigt deutlich, daß die Korrespondenz mit dieser physikalischen Schichtung der Außenwelt steht; es wird später zu untersuchen sein, inwiefern damit auch die Schichtung des menschlichen Bewußtseins zusammenhängt. Die Außenwelt erscheint uns trotz ihres unübersehbar komplizierten Aufbaues aus den chemischen Grundstoffen unmittelbar verständlich gegliedert durch die Korrespondenz ihrer Schichtung mit der unserer Leiblichkeit, und sie bekommt durch den Übergang eines Aggregatzustandes in den anderen für uns den Charakter einer einheitlichen Gesetzmäßigkeit, wie andererseits unser Organismus seine einheitliche Struktur durch die Beziehung auf das Ich, das heißt durch seine Ich-Organisation bekommt. Das Ich könnte sich als solches nicht in dieser Leiblichkeit erleben, wenn sie nicht auf die differenzierte Erfassung der vier Aggregatzustände hin organisiert wäre. Das Ich-Bewußtsein hängt also engstens mit dieser besonderen Struktur der physischen Leiblichkeit zusammen (vergl. „Die Ichorganisation").

Das Wasser und der Wasserorganismus

Die großen Weltmeere machen etwas mehr als zwei Drittel der Erdoberfläche aus, und fast genau dieselbe Zahl ergibt sich für den menschlichen Organismus, wenn man das Verhältnis von festen Substanzen und Wasser untersucht.

Für unser alltägliches Bewußtsein gilt es zwar als eine selbstverständliche Voraussetzung unseres Daseins, daß wir auf der *festen Erde* wohnen, und daß wir diese am nächsten Morgen so wieder vorfinden werden, wie wir sie abends verlassen haben. Die Gewißheit der Konstanz aller Verhältnisse, das natürliche Gefühl der Sicherheit und Dauer unserer Existenz auf der Erde beruhen zweifellos irgendwie auf der Vorstellung, daß die Erde „fest" sei.

Man macht sich dabei aber nicht klar, daß diese „Festigkeit" nur das Ergebnis einer Verschiebung in den Substanz- und Dichteverhältnissen ist. Denn: wenn man sich die feste Masse der Erde durch Abtragen der Berge und Festländer zu einer vollkommenen Kugel geformt denkt, dann würde das trockene Land überhaupt verschwinden, und eine Wasserhülle von eineinhalb Kilometer Tiefe den ganzen Erdball bedecken. — Angesichts dieser Perspektive meint der amerikanische Tiefseeforscher Beebe, den sein Interesse für die Tiefsee zu solchen Betrachtungen veranlaßte: „Eine solche Überlegung dürfte ein Ruderboot ein klein wenig sicherer erscheinen lassen als den Mount Everest".

Entspringt die scherzhafte Einkleidung dieses Gedankens auch mehr der Lieblingsbeschäftigung dieses Forschers als einer ernsthaften Sorge, so liegt ihr doch die Empfindung von der überragenden Bedeutung des Wassers für die Erhaltung des Lebens auf der Erde zugrunde. Und wenn es sich darum handeln würde, daß das Leben selber vor einem bisher unbelebten Kosmos stände und vor die Wahl käme, sich entweder auf dem Festen oder im Wasser anzusiedeln — keine Frage, daß das Meer für das Leben ein besserer Ausgangs- und Aufenthaltsort wäre als die feste Erde! Alles Leben ist einmal aus dem Wasser hervorgegangen, und für ungezählte Wesen ist es noch heute die zeugende und erhaltende Mutter. Meerwasser strömt durch ihren Organismus, sie ernährend und reinigend, Darm, Lunge, Nieren, Blut und Hülle zugleich bedeutend. Und überall, wo Lebewesen auf der festen Erde zu finden sind, da tragen sie in ihrem Organismus die lebendige Erinnerung an die Zeit, da das Meer die Wiege alles Lebendigen war.

Denn: so verschieden auch die *organischen* Bestandteile in den Zellen und Körperflüssigkeiten der verschiedenen Lebewesen sind — Gehalt und Verhältnis der *Salze* sind in der Körperflüssigkeit der verschiedensten Tierarten auffallend gleichmäßig. Sie entsprechen entwicklungsgeschichtlich „der Salzmischung des Milieus, in dem die Zellart sich erstmals entwickelte. Für das Zellinnere ist dies die Salzmischung des aus Wassern des Urgesteins gespeisten Urmeeres mit seinem Reichtum an Ca, Mg und K, mit seiner Armut an Na und Cl. Die Zusammensetzung der ‚physiologischen Salzlösung' der Körperflüssigkeiten ist ein Vermächtnis der in den Ozeanen der Cambriumzeit lebenden Organismen. Damals war das Meerwasser verdünnter und ärmer an Mg als heute. Erst die Entwicklung von Tieren, die eine dem Meerwasser der Cambriumzeit entsprechende Leibesflüssigkeit in ihre Körperhöhlen eingeschlossen hatten, ermöglichte den Übergang zum Landleben. Bei der Höherentwicklung der Tierwelt ist dieses anorganische Salzmilieu beibehalten, die organische Zusammensetzung aber umgebildet und dem jeweiligen Bedarf angepaßt worden".*)

Noch heute zeigen die im Meere lebenden wirbellosen Tiere in ihrem Lebensinneren bzw. in ihrem Blut annähernd denselben osmotischen Druck (vgl. S. 71) wie das Meerwasser, so die Coelenteraten, Echinodermen, Würmer, Crustaceen und Kephalopoden; von den Wirbeltieren trifft dies nur für die Selachier zu. Dies bedeutet aber nicht, daß zwischen Körperflüssigkeit und Medium ein freier Austausch der Substanzen besteht; durch die Leibeswände wird vielmehr nur Wasser ausgetauscht, was aber zur Aufrechterhaltung des osmotischen Gleichgewichtes genügt.

Höchst auffallend ist aber, daß das Blut der Knochenfische einen bedeutend niedrigeren osmotischen Druck hat, und daß die Reptilien in die Größenordnung der Süßwassertiere und Säuger gehören. (Der osmotische Druck wird indirekt durch die Gefrierpunktserniedrigung gemessen; diese beträgt bei Meerestieren ca. 2,3°, bei Knochenfischen ca. 1,0°, bei Reptilien, Säugetieren und beim Menschen um 0,6°). *Rudolf Höber***) bemerkt zu diesem Phänomen: „Warum ... die Tiere des Meeres die osmotische Konzentration ihres Innenmediums unter die der Umgebung herunterschrauben und dabei offenbar allmählich auf den von den Säugern und Vögeln eingehaltenen △ -Wert von etwa 0,6 hintendieren, ist schwer zu sagen."

Man muß zugeben: dies Phänomen ist in der Tat nicht zu erklären, wenn man die Lebewesen aus der Anpassung an die Bedingungen ihrer Umgebung erklären will; dann hätte die Entwicklung über die niederen Meerestiere nicht hinausgehen können, denn diese sind an ihr Milieu bestens angepaßt. Aber gerade die Tatsache, daß sich in demselben Milieu neben den „angepaßten" Organismen neue Arten entwickeln, deren Inneres weniger Salze enthält als die Umgebung, deren Organismus also einen lebendigen Widerspruch zu dem physikalisch-chemischen Gesetz der Osmose darstellt, ist eigentlich einer von den vielen Beweisen, daß die Gesetze des Lebens umfassender und mächtiger sind als die physikalischen und chemischen Gesetzmäßigkeiten.

Schon bei den Meerestieren macht sich also eine Tendenz zur *Verselbständigung* des *Organismus* bemerkbar, wie wir sie dann in höchster Vollendung beim Menschen entwickelt sehen; während die niederen Meerestiere noch abhängig vom osmotischen Druck ihrer Umgebung („poikilosmotisch") sind, beruht die höhere Entwicklung in der Erreichung der osmotischen Selbständigkeit, bis dann bei den höchsten Organismen auch die Selbständigkeit des Wärmeorganismus (Homoiothermie) erreicht wird. Ein Verständnis für das Auftreten der osmotischen Selbständigkeit ergibt sich aber, wenn man sie in Zusammenhang mit der Tendenz zur Verknöcherung des Skeletts (und dem Auftreten einer funktionierenden Lunge) sieht: die mineralische Masse wird im Skelett konzentriert, der Wasserorganismus wird entsprechend entlastet.

---

*) H. Straub in „Lehrbuch der Inneren Medizin". Springer, Berlin 1936.
**) Handbuch der Biochemie, Jena 1909.

Das auf morphologischem Gebiet geltende „Gesetz der Korrelation" gilt also in entsprechender Weise auch auf diesem Gebiet.

Der lebendige Organismus bedarf in erster Linie des Wassers. Und so verschiedenartig auch die Stoffe sind, die er außerdem benötigt: sie müssen alle in den Zustand der Löslichkeit gebracht, das heißt sie müssen vom *Wasser* aufgenommen werden, wenn sie in die Ganzheit des Organismus übergehen sollen.

Wasser hat keine feste, ihm eigentümliche Form; es nimmt jede Form an, die ihm dargeboten wird. Und geben wir ihm kein Gefäß, so verbindet es sich sofort mit der nächsten Umgebung, es dringt in den Erdboden ein, es fließt zu Tale, vereinigt sich zu Rinnsalen und Flüssen, bis es schließlich im Ozean endigt: es verbindet sich mit der Erde zu einem Ganzen. Doch alsbald wird es durch Luft und Sonnenwärme wieder dem unmittelbaren Bereich der Schwere entrissen, es steigt als Dunst auf, verdichtet sich zu Wolken, um als Tau, Regen oder Schnee sich wieder zur Erde herunterzusenken.

Unmittelbar wird so am Wasser anschaulich, daß es, auf eine eigene Form verzichtend, in seinem Dasein abwechselnd durch irdische und kosmische Einflüsse bestimmt wird. Kein anderes Element ist wie das Wasser imstande, durch seine physikalischen Eigenschaften Erde und Kosmos zu verbinden.

Wasser fügt sich immer der Gesamterscheinung der Erde ein; die Kugelgestalt der Erde wird ja in idealer Form nur vom Wasser gebildet. Aber auch jeder Teich und jedes Glas Wasser bildet mit seiner Oberfläche eine zur Kugelgestalt der Erde konzentrische Fläche. Und dasselbe gilt von den Wolken: sie begleiten und wiederholen in einigem Abstand die Kugelgestalt der Erde. — Damit haben wir etwas für das Wasser sehr Charakteristisches gefunden: es hebt sich aus der Isoliertheit der Mineralien heraus, es bildet mit der Gestalt der Erde ein Ganzes. Und selbst wenn wir versuchen, das Wasser zu isolieren, indem wir ein kleinstes Quantum herausgeben: auch der Tropfen nimmt die kosmische Form der Erde an. Und alles, was Tropfenform annimmt, hat mehr oder weniger an diesem Gesamtwirken teil.

Nur durch das Wasser wird die Erde mit ihren mannigfaltigen mineralischen Stoffen und Formen ein Ganzes; nur durch das Wasser bekommt die Erde ihre Kugelgestalt; nur durch das Wasser hat die Erde die Möglichkeit, das Leben zur Erscheinung zu bringen. Denn nur das Wasser ist imstande, einerseits die irdischen Substanzen soweit aufzulösen, daß sie in den Lebenszusammenhang aufgenommen werden können, andererseits die kosmischen Kräfte so in sich aufzunehmen, daß sie sich mit der Erde verbinden.

Deshalb ist die Gestalt der Kugel im Makrokosmos wie im Mikrokosmos die Urform des Lebendigen.

Die physikalischen Eigenschaften des Wassers in ihrer Beziehung zum Lebensprozeß

Wasser kommt im Organismus in dreierlei Formen vor:
1. als Lösungswasser für die molekular gelösten Salze, hauptsächlich im Blut,
2. als an Kolloide gebundenes reversibles Wasser, hauptsächlich in der Gewebsflüssigkeit,
3. als biologisch festgelegtes Wasser, hauptsächlich intrazellular.

Die genannten drei Formen bilden eine innere, polarisch geordnete Einheit: das Lösungswasser zirkuliert frei, das in den Zellen gebundene dagegen kommt für den Wasserhaushalt nicht unmittelbar in Betracht, da es sich gewissermaßen im „festen" Zustand befindet; das kolloidal gebundene steht in der Mitte, es kann nach Bedarf freigemacht oder wieder gebunden werden.

Diese große innere Beweglichkeit des Wassers macht es wie keinen anderen Stoff geeignet zum Träger des Lebensprozesses. Dazu kommt, daß Wasser die größte Wärmekapazität unter allen flüssigen Körpern hat. Es bewahrt deswegen sowohl bei Abkühlung wie auch bei Steigen der Außentemperatur in weiten Grenzen seinen flüssigen Zustand und eine mittlere Temperatur, was für den Lebensprozeß von grundlegender Bedeutung ist. Da es ferner schon bei gewöhnlicher Temperatur mit Leichtigkeit verdunstet, eignet es sich besonders für die Wärmeregulation des Organismus, wofür es ja auch verwendet wird.

In derselben Linie liegt die Bedeutung der Wärmeleitfähigkeit des Wassers, die es möglich macht, daß im Organismus trotz der großen Verschiedenheiten von Wärmeproduktion und Wärmeverbrauch in den einzelnen Organen im wesentlichen ein gleichmäßiges Wärmeniveau gehalten wird. (Vgl. das Kapitel Wärme-Organismus.)

Wasser ist ferner ein ideales Lösungsmittel, denn keine andere Flüssigkeit kann so viel Substanzen auf einmal lösen. Blut und Harn enthalten bis zu 56 Prozent gelöste Stoffe, unter pathologischen Verhältnissen sogar noch mehr. Von besonderer Wichtigkeit ist aber, daß das Wasser die gelösten Stoffe nicht verändert, so daß sie nach Verdunstung aus ihm wieder zurückgewonnen werden können. — Außer den Salzen kann Wasser schließlich auch Gase in gelöster Form aufnehmen.

Die im Wasser gelösten Stoffe zeigen den sogenannten „osmotischen Druck", der bei Anelektrolyten der Konzentration des Stoffes proportional ist. Wird also die doppelte Menge Stoff gelöst, so verdoppelt sich auch der osmotische Druck. — Man könnte vielleicht sagen: Der osmotische Druck kommt dadurch zustande, daß das Feste sich im Wasser lösen will. Das Feste wird, sobald es in das Wasser kommt, von der Ganzheitstendenz des Wassers ergriffen.

Schließlich spielt auch die Fähigkeit des Wassers zur elektrolytischen Dissoziation für die Lebensvorgänge eine äußerst wichtige Rolle. Auf diese und die dabei zu beobachtenden Veränderungen des osmotischen Druckes wird im folgenden Kapitel noch einzugehen sein.

Der Wasserorganismus

Der Organismus des Menschen besteht zu 60—65 Prozent aus Wasser. Auch die „festen" Organe werden ursprünglich aus dem Flüssigen abgeschieden, und so kommt es, daß der Wassergehalt des Organismus während des Wachstums abnimmt.

Der menschliche Fötus besteht im dritten Monat noch zu 97,5 Prozent aus Wasser; der Körper des Neugeborenen noch zu 66—75 Prozent, während es beim Erwachsenen nur noch 58—65 Prozent sind. Diese Verschiebung in den Wasserverhältnissen entsteht insbesondere durch die Ausbildung des Knochensystems, das verhältnismäßig wenig Wasser (27 Prozent) enthält. Aus dem fließenden Lebensprozeß wird das feste Gerüst abgesetzt. Wachstum ist zugleich immer ein Mineralisierungsprozeß.

Die Gesamtheit des Flüssigen im Organismus erhält sich gegenüber wechselnden äußeren Einflüssen auf einer ihr eigentümlichen konstanten Höhe und zeigt in dieser Autonomie das Hauptmerkmal alles Lebendigen. Schon aus diesem Grunde dürfen wir darum von einem „Wasserorganismus" sprechen.

Doch diese Stabilität des Wasserorganismus besteht nicht von Geburt an. Es scheint, daß das Kind erst vom zweiten Tag an Wasser retinieren kann. Aber auch dann noch unterliegt sein Wasserorganismus großen Schwankungen, die dadurch zustande kommen, daß der kindliche Organismus in allen Regulationen noch nicht so stabil ist. Durch Perspiration gibt er verhältnismäßig viel mehr Wasser ab als der Erwachsene, und andererseits ist der Darm des Säuglings noch durchlässiger für Wasser als der des Erwachsenen. Weil also schon physiologisch bei ihm eine „dauernde Oedembereitschaft" besteht, können leichte Stoffwechselstörungen zu unerwartet großen Gewichtsschwankungen führen. Aber auch auf diesem Gebiet zeigt sich, daß trotz ungünstiger äußerer Umstände gewisse Kinder ihr Gleichgewicht im Wasserhaushalt aufrecht erhalten (Homoiosmotiker), während andere zu unerklärlichen Schwankungen neigen (Poikilosmotiker).

Ein „konstitutionelles Moment" zeigt sich hier den äußeren Einwirkungen überlegen.

Bei ungenügender oder völlig fehlender Zufuhr von Wasser gibt der Organismus davon viel weniger als sonst nach außen ab. Er ist bestrebt, insbesondere die normale Zusammensetzung des *Blutes* dadurch zu erhalten, daß er den Geweben Wasser entzieht. — Diese Tatsache zeigt deutlich, daß das Blut der lebendige Mittelpunkt des Wasserorganismus ist, dem die ganze übrige Flüssigkeit unterstellt ist. (Die Untersuchungen an Hungernden haben die analoge Tatsache ergeben, daß das Herz von allen Organen am wenigsten durch den Hunger an Substanzen verliert; der ganze übrige Organismus dient ihm zur Nahrung.)

Wasseraufnahme und -abgabe. Die Aufnahme des Wassers in den Organismus ist ein komplizierter Vorgang, dessen volles Verständnis sich den physikalischen und chemischen Vorstellungen entzieht. Wir wissen heute, daß nach reichlicher Flüssigkeitszufuhr ein Teil des Wassers zunächst in den Muskeln, im Unterhautzellgewebe und in der Leber gespeichert wird. Das Bindegewebe besitzt von allen Organen die größte Quellbarkeit, weswegen Haut und Muskulatur besonders zur Wasserspeicherung geeignet sind. Einen Überblick über die Verteilung des Wassers und den Wassergehalt der verschiedenen Organsysteme ergibt folgende Tabelle:

Von der Gesamtmenge des Wassers enthält		Diese Organe bestehen aus Wasser zu
die Muskulatur	56,8 %	73,55%
die Haut	6,66%	63,86%
das Blut	4,7 %	77,98%
die Leber	2,8 %	70,79%
	Liquor:	90,0%
	Speichel:	99,5%

Zwar ist kurze Zeit nach Wasseraufnahme eine Anhäufung von Wasser im Blut (Hydraemie) zu beobachten, aber nach neueren Forschungen scheint es, daß das ins Blut eindringende Wasser nicht das eben aufgenommene ist, sondern aus den Geweben stammt. Das würde wieder ein neues Licht auf die Sonderstellung des Blutes werfen: Das aufgenommene „anorganische" Wasser wird in den Geweben zunächst belebt und dann erst in die Blutbahn hereingelassen.

Jedenfalls hängt die Diurese nicht vom Blut-Wasserwechsel, sondern vom Gewebe-Wasserwechsel ab, und nach *Siebeck* kann dabei nicht „von einer einfachen Absorption und Entleerung die Rede sein, sondern hier wirkt der ganze Organismus mit". — Die Diurese ist nicht eine Folge der Hydraemie, sondern ein rhythmischer Vorgang zwischen Gewebe und Niere.

Der Wasserorganismus als Träger des Lebensprozesses

Wir sehen: man kann den Wasserorganismus nicht denken ohne jene Fülle von Regulationen, die der Selbsterhaltung dienen, und die charakteristisch für das Leben sind. Es ist darum eigentlich eine unberechtigte Abstraktion, wenn man das Wasser zu den „anorganischen" Bestandteilen des Körpers rechnet. In Wirklichkeit gibt es im Organismus keinen Tropfen Wasser, der nicht „organisiert" wäre, das heißt entweder den Zellen oder den belebten Körperflüssigkeiten angehörte. Der ganze Flüssigkeitsorganismus ist vom Leben durchdrungen, und nur im wässerigen Element kann sich das Leben manifestieren. Gegen nichts ist der lebende Organismus so empfindlich wie gegen die Entziehung von Wasser, während er die Entziehung von Nahrung viel leichter ertragen kann. Wir müssen darum, wenn wir uns von dem Wasserorganismus eine zutreffende Vorstellung bilden wollen, ihn uns *durch und durch belebt* vorstellen.

Die äußere Gestalt des Menschen ist einem solchen Versuch aber hinderlich: ihr Aussehen läßt uns unwillkürlich auf eine gewisse Festigkeit schließen. Wir berücksichtigen dabei nicht, daß diese relative Festigkeit nur dadurch zustande kommt, daß das Wasser der Körperlichkeit zum größten Teil in kompliziertester Weise in Zellen, Organen und Gewebe eingeschlossen oder an dieselben gebunden ist. (Man bedenke, daß zum Beispiel die Muskulatur nur 4—5 Prozent mehr Substanz enthält als Blut!) Und schließlich: In und zwischen den Organen, in den Lymphräumen, in den Blutbahnen strömt und fließt mit sehr verschiedenen Geschwindigkeiten ein unaufhörlicher Strom belebter Flüssigkeit.

Vergegenwärtigen wir uns einmal, welche Mengen da in Betracht kommen. Der Erwachsene nimmt täglich etwa 35 g Wasser pro Kilogramm Körpergewicht auf und gibt rund 40 g ab, während der Säugling etwa 140 g (pro Kilogramm Körpergewicht) aufnimmt und 148 g wieder absondert. Die Wasseraufnahme des Säuglings ist also etwa viermal so groß wie die des Erwachsenen; sein Organismus wird geradezu von Wasser durchspült. (Die größere Menge des abgeschiedenen Wassers beruht darauf, daß der Organismus durch die Verbrennung der Kohlehydrate Wasser bildet.)*)

---

*) Der ganze Aufbau geschieht überhaupt durch primäre Wasseranlagerung. Zunächst wird ein Quantum Wasser in ein Gewebe oder Organ eingelagert und dieses dann später erst durch das entsprechende Organgewebe, Eiweiß oder Fett ersetzt. Daher besteht der Satz zu Recht: „Jedes Wachstum geht über das Wasser". In den Hungerzeiten, vor allem nach dem zweiten Weltkrieg, konnte beobachtet werden, daß die Reaktion der Menschen auf die ungenügende Nahrungszufuhr ganz verschieden war. Manche Menschen nahmen nach einer gewissen Abmagerung wieder zu. Dieser Aufbau bestand jedoch nur in einer Anlagerung von Wasser. Da Gewebebausteine, die das

Die Ausscheidung des Wassers erfolgt zum Teil durch die *Hautatmung* (Perspiratio insensibilis), wobei im Durchschnitt etwa 700 g abgegeben werden; bei Schweißbildung kann diese Menge aber auf das 4—5fache vergrößert werden — wobei natürlich auch entsprechend mehr Flüssigkeit aufgenommen werden muß. — Mit dem *Atemstrom* gibt der Organismus täglich etwa einen halben Liter Wasser ab, durch die *Nieren* bis zu zwei Litern, wozu noch je nach der Kost mehrere hundert Gramm mit dem Kot entleerten Wassers kommen; das ergibt (je nach der Größe der Schweißbildung) eine Menge von 3,5—7 Liter Wasser, die täglich durch den Organismus durchgehen und durch rein physikalische Bedingungen oder Organtätigkeiten abgesondert werden.

Zu diesem von innen nach außen gehenden Wasserstrom kommt aber noch der innere Wasser-Kreislauf. Von den Speicheldrüsen, dem Magen, der Bauchspeicheldrüse, der Gallenblase und den Darmdrüsen werden täglich etwa 5 bis 10 Liter Flüssigkeit, das heißt zum größten Teil Wasser, in den Darm abgesondert; der größte Teil derselben wird aber im Dickdarm zurückresorbiert und geht auf dem Venen- und Lymphstrom wieder in den Organismus hinein. — Alle diese enormen Flüssigkeitsströmungen geschehen ohne direkten Antrieb seitens des Blutes, wie man sich ja überhaupt darüber klar sein muß, daß der innerste Teil des Stoffwechsels sich zwischen den Organen und der langsam strömenden *Lymphe* vollzieht. — In diesem Lymphstrom haben wir den ältesten, gewissermaßen auf der frühesten Stufe der Lebewesen (er enthält nur weiße Blutkörperchen) stehengebliebenen Teil des Wasserorganismus zu sehen. Er wird vom Blutsystem umschlossen und fast völlig durchdrungen; nur die gesonderte Funktion der Chylusgefäße, die die Fette aus dem Darm aufnehmen und an der Leber vorbei direkt dem Blut zuführen, weist darauf hin, daß ihnen auch beim Menschen noch eine eigene Bedeutung zukommt. In diesem von den Verdauungs- und Lymphdrüsen umschlossenen Gebiet mit seinem Säfte- und Lymphstrom haben wir im Menschen das der pflanzlichen Stufe entsprechende, im engeren Sinne der Wirksamkeit des Ätherleibes unterliegende Gebiet zu sehen. Der in ihm fließende belebte Säftestrom hat keinen mechanischen Antrieb, sondern strömt wie der Saft der Pflanze, bewegt sich wie das Heer der Amöben und der weißen Blutkörperchen: weil er eine lebende Ganzheit ist.

Wasser dann ersetzen sollten, fehlten, wurde das Wasser an deren Stelle gespeichert. Dabei zeigte sich, daß Frauen die Hungerzeiten besser überstanden haben als Männer. Ebenso kamen die rundlichen pyknischen Typen besser über die Notzeiten als die schmächtigen leptosomen Typen. Es sind also die Menschen, die von Natur aus einen gut ausgeprägten Ätherleib haben (Frauen, Pykniker) in diesen Fällen besser dran als diejenigen Menschen, bei denen allgemein der Astralleib überwiegt (Männer, Leptosome).

Ernährungsprozeß und Bildekräfteleib

Der Wasserorganismus ist ganz und gar vom Lebensprozeß durchdrungen. Das ergibt sich schon aus dem Umstande, daß die größte Menge des Wassers sich in Zellen eingeschlossen findet, zum Beispiel etwa die Hälfte in den Muskeln. Da wird das Wasser in die betreffenden Organprozesse aufgenommen und bildet eine unzertrennliche Einheit mit den verschiedenen Organsubstanzen. Der übrige Teil des Wassers zirkuliert als Blut und Lymphe, nimmt aus allen Organen die Stoffwechselprodukte auf und bringt die Nahrungsstoffe zu ihnen hin. Und gerade am Ernährungsprozeß zeigt sich deutlich, daß die physikalisch-chemischen Begriffe zum Verständnis des Lebensvorganges nicht ausreichen, was ja heute schon allgemein anerkannt ist. So wird z. B. vom Darm aus hypotonischen Kochsalzlösungen noch Kochsalz resorbiert, also entgegen den physikalisch-osmotischen Wirkungen. (Die Resorption ist also ein aktiver Vorgang.) Zu dem Problem der Resorption der Nahrungsstoffe und dem Versuch, sie unter Berücksichtigung der neuen physikalischen Forschung als Diffusion durch eine Membran zu erklären, sagt *Lehnartz:* „Aber nicht alle Geheimnisse weder der Permeabilität noch des Sonderfalles ‚Resorption‘ sind damit aufgeklärt. Hier setzen offenbar die ‚vitalen‘ Kräfte ein." — Die Wirksamkeit der Fermente und die aktive Tätigkeit der Darmzotten sind für Lehnartz ein Ausdruck dieser Kräfte; sie sind ja aber nur Teilfunktionen der biologischen Kräfte-Ganzheit, die wir hier Bildekräfteleib nennen.

Es wirken also schon bei der Resorption der Nahrungsstoffe Kräfte, die sich den physikalisch-chemischen gegenüber als übergeordnet erweisen. Der Flüssigkeitsorganismus ist ganz von den ätherischen Bildekräften durchdrungen, durch die er sich auch feste Stoffe assimiliert und so dem ganzen Organismus den Bestand ermöglicht. Vor allem aber bedenken wir, daß der Organismus die mit der Nahrung aufgenommenen Eiweißstoffe und Kohlehydrate bis in ihre elementaren „niedermolekularen" Bausteine zerlegt, und erst dann wieder zu den verschiedenen „hochmolekularen" Organstoffen aufbaut. Da zeigt der Organismus deutlich, daß er nicht ein aus den einzelnen Bestandteilen zusammengesetztes Vielfaches ist, sondern die höhere Einheit gegenüber der Vielheit der Nahrungsstoffe. — Der Ätherleib stellt im Wasserorganismus aktiv diese Einheit aus der mannigfaltigen Nahrung her, indem er sie zunächst ihrer Eigenart beraubt, sie einem Entvitalisierungsprozeß unterwirft, und sie dann von neuem belebt. Die Nahrung geht also durch ein Stadium durch, wo sie nicht mehr organisiert und vitalisiert, sondern geradezu tot ist. Und alle Substanzen, die der Organismus nicht in dieser Weise entvitalisieren kann, sind für ihn Gifte.

Wenn man in dieser Weise das Wirken der Bildekräfte im Wasser erkennt, wird eine Tatsache durchsichtig, die oft beobachtet, aber von anderen Gesichtspunkten aus nicht verständlich ist: Die Neigung mancher Organismen, bei Ernährung mit Kohlehydraten Wasser zu speichern. Gewiß ist zu berücksichtigen, daß die Kohlehydrate bei der Verbrennung in Kohlensäure und Wasser gespalten werden, also dem Organismus dadurch fortwährend Wasser zuführen; darauf beruht, wie oben erwähnt, die größere Menge des abgeschiedenen Wassers gegenüber dem aufgenommenen. Aber es besteht ja an und für sich kein Grund, daß die Niere nicht dieses Wasser ebenso abscheiden würde, wie das äußerlich zugeführte.

Vergegenwärtigt man sich aber, daß der Lebensprozeß der Pflanze in einem fortwährenden Aufsaugen und Durchorganisieren von Wasser besteht, so erscheint es begreiflich, daß bei Organismen, die eine Schwäche der Kohlehydratverarbeitung zeigen (Neigung zu Diabetes), dies auch in einer Wasserspeicherung zum Ausdruck kommt. Denn auch die Kohlehydrate müssen entvitalisiert werden. Erhält der Organismus aber so viel Kohlehydrate auf einmal, daß er mit dem Entvitalisierungsprozeß nicht nachkommt, so verhalten sich die nicht entvitalisierten Kohlehydrate so wie im Pflanzenprozeß: sie ziehen Wasser an, wie das bei der v. Noordenschen Haferkur öfter beobachtet wird. Erst in der Nachperiode wird dann das Wasser schnell ausgeschieden.

Diese Prozesse sind zum großen Teil in der *Lebertätigkeit* zentralisiert. In der Leber werden die aufgenommenen „niedermolekularen" Nahrungsstoffe zu „hochmolekularen", körpereigenen gemacht und die für den betreffenden Organismus spezifischen Blutplasmastoffe aufgebaut. In ihr wird Glykogen gebildet — (wobei erhebliche Mengen von Wasser gebunden werden), und es wird wieder mobilisiert. — Die Leber ist ferner das Zentrum des Salzstoffwechsels und hat dadurch großen Einfluß auf den Wasserhaushalt. Leberfermente verwandeln das in der Niere gebildete Erythropoetinogen in Erythropoetin, das die Mauserung der Erythrocyten bewirkt; gleichsam eine Erinnerung an die hepatitische Phase der Blutbildung. — Die Leber ist insofern das Zentralorgan des Aufbaustoffwechsels und hat auch für den gesamten Wasserhaushalt eine umfassende Bedeutung.*)

---

*) Durch die Isotopenforschung soll es amerikanischen Forschern gelungen sein, in der Leber Glycogenaufbau aus Kohlensäure nachzuweisen. Damit wäre die Leber sogar einer „pflanzlichen" Funktion fähig.

Die Regulation des Wasserorganismus

Wir haben schon erwähnt, daß die höheren Lebewesen von Urzeiten her Kalzium, Magnesium, Kalium und Natrium in ihrer Körperflüssigkeit tragen. Jeder dieser Bausteine aber hat im Organismus ganz bestimmten Funktionen zu dienen. Sie können dies aber nicht isoliert, sondern nur, wenn sie gemeinsam mit den anderen im richtigen Mengenverhältnis zueinander vorhanden sind. Der normale Ablauf aller Lebensfunktionen hängt davon ab. Dieses Mengenverhältnis ist ungefähr:

Natrium	100	Kalzium	1,1
Kalium	1,7	Magnesium	0,5

Trotz der relativ kleinen Menge hat das *Kalzium* im Organismus ungeheuer wichtige und sehr vielseitige Aufgaben zu erfüllen. Es findet sich zu 99% im Knochensystem und hat hier (aber auch sonst im Organismus) die Aufgabe, der Wassersäule des Organismus ein festes Stützgerüst einzugliedern. Da aber ist der Kalk sozusagen am andern Pol seiner Wanderschaft angekommen. Denn ursprünglich befindet er sich in gelöster Form in den Gewebsflüssigkeiten, wie es in ähnlicher Weise auch für das Urmeer galt. In der äußeren Natur hat der Kalk im Durchgang durch die Tierwelt die Kalkgebirge gebildet, die großenteils aus *kohlensaurem* Kalk bestehen. Im Menschen dagegen findet der Kalk den Weg ins Knochengerüst unter der Führung des *Phosphors,* der ja an der Bildung der Knochensalze in überwiegendem Maße beteiligt ist (80% phosphorsaurer Kalk gegenüber 6,6% kohlensaurem Kalk). Für den Stoffwechsel ist aber der im Knochensystem angekommene Kalk nur dann von Bedeutung, wenn zum Beispiel Kalkmangel (etwa infolge Schwangerschaft) oder ein Zustand von Übersäuerung besteht; dann wird aus dem Kalkdepot der Knochen soviel Kalk mobilisiert, als zum Ausgleich des Mangels notwendig ist.

Trotzdem erfüllt der Kalk für den Gesamthaushalt umfassende Aufgaben, und zwar kommt hierfür das restliche 1% in Betracht, das sich in den Gewebsflüssigkeiten des Körpers findet. Nur wenig mehr als ein Zehntel davon, nämlich 11 mg%, findet sich im Blutplasma, wovon etwa 5 mg% kolloidal gebunden, 2 mg% in ionisierter Form, der Rest als nicht dissoziiertes Salz vorkommt. Aber dieses sowohl wie das kolloidal gebundene können je nach Bedürfnis (das heißt dem Säuregrad des Blutes entsprechend) in die ionisierte Form übergehen und sich an der Aufrechterhaltung des Ionen-Gleichgewichtes beteiligen.

Offenbar kann das Kalzium nur in ionisierter Form seine aktiven Aufgaben im Haushalt erfüllen. Diese hängen wesentlich mit seiner Eigenschaft zusammen, schwer lösliche Salze zu bilden und „entquellend" auf die Gewebe zu wirken.

Dadurch ist es geeignet, die Oberflächen der Zellen abzudichten, die Form der Organe zu sichern und dem Wasserorganismus Struktur zu geben, wie dies besonders anschaulich beim Vorgang der Blutgerinnung zu sehen ist, die nur durch Mitwirkung des Kalziums zustande kommen kann.

Das Kalzium ist durch diese Eigenschaften besonders geeignet, der quellenden, auflösenden Tendenz von Kalium und Natrium des Gleichgewicht zu halten. Seine antagonistische Rolle gegenüber diesen Elementen zeigt sich schließlich auch in der Wirkung auf das Nervensystem: es setzt die durch Kaliumüberschuß bewirkte Übererregbarkeit (die schließlich in Lähmung übergeht) herab; ohne Kalzium würden sich die Skelettmuskeln in dauernder rhythmischer Bewegung befinden. Die durch Kalium bewirkte Lähmung wird andererseits durch Kalzium wieder aufgehoben. — Das Herz reagiert auf Kalziumvermehrung mit stärkerer Kontraktion und schließlich Stillstand in Systole, während der Stillstand durch Kalium in Diastole erfolgt.

Der Kalk ist also das Element, mit Hilfe dessen aus dem im Wasserorganismus sich abspielenden Lebensprozeß allmählich der feste *physische Leib* abgeschieden wird. Ihm fällt in dem mit dem Wachstum parallel gehenden Mineralisierungsprozeß die Hauptrolle zu. Wenn dabei auch noch andere Elemente beteiligt sind, so ist es doch in erster Linie der Kalk, der uns zu „irdischen" Wesen macht. — Wir werden im Kapitel „Die Ich-Organisation" noch weiter darauf einzugehen haben.

Eine gewisse Mittelstellung zwischen den Erdalkalien und den Alkalien nimmt in seinem Vorkommen sowohl auf der Erde wie auch im Organismus das *Magnesium* ein. Es kommt im Serum zu 2—4 mg% vor, also in erheblich geringerer Menge als das Kalzium. Trotzdem gehört es, wie Experimente ergeben haben, zu den lebenswichtigsten Bausteinen des Organismus.

Zum Kalzium steht es in einem gewissen Gegensatz, insofern es wie die Alkalien eine quellende Wirkung zeigt und in toxischen Dosen das Herz (wie Kalium) in Diastole zum Stillstand bringt; diese Wirkung kann durch Kalzium wieder rückgängig gemacht werden, ebenso wie die durch Magnesium bewirkte Narkose und Lähmung des Nervensystems.

Das alles besagt aber nichts über die eigentliche Bedeutung, die dem Magnesium im Lebensprozeß zukommt. Ein Ausgangspunkt für die Erkenntnis derselben kann die Tatsache sein, daß dem Magnesium im Chlorophyll der Pflanze für die Assimilation der Kohlensäure die analoge Funktion zukommt wie dem Eisen im Hämoglobin für die Bindung des Sauerstoffs. Es ist also wohl anzunehmen, daß es auch bei der Aufnahme des *Lichts* eine vermittelnde Rolle spielt. — Andererseits hat sich ergeben, daß im tierischen und menschlichen

Organismus die Fermente zur intermediären Phosphorylierung des Zuckers nur bei Gegenwart von Magnesium wirksam sind.

Es liegt nahe, dem im Serum wie in allen Zellen, besonders reichlich aber im Muskel- und Nervengewebe und im Liquor cerebrospinalis vorhandenen Magnesium eine ähnliche „Schlüsselstellung" zuzuschreiben: daß es dem Phosphor, der als solcher „nicht an das Wasser herankann", den Weg zum Eingreifen in den Wasserorganismus bahnt. — Die fundamentale Bedeutung dieses Zusammenhanges zwischen Magnesium und Phosphor wird sich im Kapitel „Die Ich-Organisation" ergeben. —

Für die Regulation des Wasserhaushaltes stehen *Natrium* (als Kochsalz) und *Kalium* (ebenfalls als Chlorid) an erster Stelle. Sie stehen in einem gewissen Gegensatz zueinander.

Innerhalb der Zellen, somit auch in den Blutzellen, findet sich überwiegend *Kalium,* nur in den Nervenzellen fehlt es völlig. Dagegen überwiegt das *Natrium* im Blutplasma, in der Lymphe und im Liquor cerebrospinalis; im Kammerwasser des Auges findet es sich fast ausschließlich.

Kalium ist also mehr dem Lebensprozeß (der immer an die Zelle gebunden ist) zugeordnet, Natrium mehr dem Bewußtseinsprozeß. Der Verbrauch an Kalium ist deswegen um so größer, je intensiver der Stoffwechsel und das Wachstum eines Gewebes ist: Der Säugling braucht viel Kalium, und entsprechend ist die Muttermilch reich daran (die Asche der Muttermilch enthält 32,04% K_2O, gegenüber 13,9% CaO, 13,1% Na_2O und 1,9% MgO).

Für die Pflanze trifft Analoges zu: in Blättern, Sproß und Blüten findet sich mehr Kalium als in den Wurzeln und im Holz.

In Tumoren (die nur wachsen und nicht atmen) findet sich, ebenso wie im Blut der Krebskranken, ein erhöhter Kaliumgehalt (bei vermindertem Natrium)*), ferner bei Asthma bronchiale, Niereninsuffizienz, Herzinsuffizienz, essentieller Hypertonie, Ulcus duodeni, und im anaphylaktischen Schock.

Das Verhältnis von Natrium und Kalium ist für jedes Organ ein ganz bestimmtes und wird vom Organismus sorgfältig aufrecht erhalten (Isoionie); das harmonische Zusammenspiel der einzelnen Organe hängt davon ab.

„Für den Organismus ist das *gleichzeitige* Vorhandensein von K und Na überaus wichtig, da jedes von ihnen bei Abwesenheit des andern in gewissem Sinne giftig ist." — Kalium und Natrium sind, ebenso wie Kalzium und Magnesium, in die den menschlichen Organismus beherrschende Polarität des Stoffwechsel- und des Nerven-(Gestaltungs-)prozesses eingeschaltet.

---

*) Vgl. die Arbeiten von G. Suchantke und Diefenbach in der Zeitschrift „Natura", 4. Jahrgang 4/5, sowie die von Mezger in „Hippokrates", 7. Jahrgang, 552. O. Leeser, Lehrbuch der Homöopathie. E. Lehnartz, Chemische Physiologie.

So ist die Erregbarkeit der Nerven und Muskeln an die Anwesenheit von Natrium gebunden, während eine Vermehrung des Kaliums Unempfindlichkeit der Nerven hervorruft, sowie schwere Herzstörungen und schließlich den Tod.
Natrium ist das spezifisch dem tierischen und menschlichen Organismus zugeordnete Element, während es der Pflanze, die im Kaliumprozeß lebt, relativ fremd und in größerer Menge feindlich ist.
Diese Tatsachen besagen aber nichts anderes als: das Natrium gibt dem Astralleib erst die Möglichkeit, in den vom Ätherleib beherrschten (und vom Kalium durchsetzten) Wasserorganismus einzugreifen. Die Durchatmung und die Durchdringung des Organismus mit Beweglichkeit und Nerven-Sinnes-Tätigkeit ist vom Natrium abhängig. — Im Natrium des Plasmas stellt sich der Astralleib dem im Kalium wirkenden Zellbildungsprozeß (Ätherleib) als übergeordnete Ganzheit entgegen. Überall, wo sich im Organismus Natrium befindet, ist er von Astralität, von Bewußtseinsfähigkeit durchdrungen. Unter diesem Gesichtspunkte ist es interessant, daß der Mensch in seinen roten Blutkörperchen nur 0,9⁰/₀₀ Na hat, das Rind dagegen 2,2⁰/₀₀ und der Hund sogar 2,8⁰/₀₀. Auch im Blut-Plasma von Rind und Hund ist der Natriumgehalt höher (4,3⁰/₀₀) als im Plasma des menschlichen Blutes (3,3⁰/₀₀). Die stärkere Durchdringung des tierischen Organismus mit Astralität kommt darin zum Ausdruck; beim Menschen wird sie durch die Ich-Wirksamkeit zurückgedrängt.
Während im allgemeinen das Kochsalz zur Aufrechterhaltung des osmotischen Gleichgewichtes stets mit der entsprechenden Menge Wasser verbunden vorkommt, kann es offenbar auch, besonders in der Haut und vielleicht im Bindegewebe, in Form einer trockenen Salzretention gestapelt werden; auch Lunge und Darm sind kochsalzreich, der Skelettmuskel dagegen kochsalzarm. Kochsalz ist für den Organismus *das* „Salz".
Da Natrium in der Pflanze sich nur in geringer Menge findet, sind die Pflanzenesser auf Zufuhr von Kochsalz angewiesen. Der Kochsalzhunger der Tiere hängt damit zusammen und das Salzbedürfnis der vom Landbau lebenden Völker.
Denn Salzgenuß macht den Menschen wacher, regt den Bewußtseinsprozeß an. In dieser Beziehung muß das Salz für die Menschen früherer Zeiten eine noch stärkere Wirkung gehabt haben, als für uns der Kaffee (den wir ja zur Not entbehren können), insbesondere für die Völker, bei denen noch Reste atavistischer Bewußtseinszustände zu überwinden waren. So wird die geradezu religiöse Verehrung des Salzes in Gebräuchen und Sprichwörtern begreiflich.*)

---

*) Das Märchen „Die Gänsehirtin am Brunnen" schildert diese Zusammenhänge wunderbar anschaulich. — Vergleiche auch: V. Hehn, Das Salz (Inselbücherei).

Der Wasserhaushalt hängt also aufs engste mit dem Salzhaushalt zusammen. Wie der Organismus seinen Wasserhaushalt konstant erhält, so bewahrt er auch gegenüber der mit der Nahrung wechselnden Salzzufuhr, und sogar wenn diese völlig fehlt, das ihm eigentümliche Verhältnis von Wasser zu Salz, wodurch die Konstanz des osmotischen Druckes gewährleistet ist. Wird also viel, aber salzarmes Wasser aufgenommen, so sondert *die Niere* (entgegen dem osmotischen Druckgefälle!) einen aus fast reinem Wasser mit wenig Salzen bestehenden Urin ab, sie leistet „Verdünnungsarbeit". Andererseits kann sie bei wenig Wasserzufuhr auch „Konzentrationsarbeit" verrichten, indem sie einzelne Stoffe in viel konzentrierterer Lösung absondert als sie im Blut sind. Im extremen Fall wird die Kraft, mit der das Körperwasser gegenüber einem höchst konzentrierten Urin zurückgehalten wird, auf 50—60 Atmosphären Druck (bei der Katze) geschätzt, und beim Menschen soll sie nicht viel kleiner sein.

Insbesondere die Endprodukte des Eiweißstoffwechsels werden dabei um ein Vielfaches (bis zum 60—100fachen) konzentriert. Im übrigen bestehen in dieser Beziehung für die verschiedenen Stoffe große Unterschiede, so daß eine „selektive" Konzentrationsarbeit der Niere angenommen werden muß. Diese Vorgänge der Konzentrations- und Verdünnungsarbeit können aber je nach den wechselnden Bedingungen auch nebeneinander bestehen. Die Niere ist also durch ihre Rolle im Wasserorganismus ein für den Gesamtorganismus unentbehrliches Organ, dessen Funktionen von keinem andern übernommen werden können. Dies gilt vor allem in bezug auf die Entfernung von Stoffwechselendprodukten (wie Harnstoff, Harnsäure usw.) aus dem Blut, die bei völligem Ausfall der Nierenfunktion den Organismus in kurzer Zeit vergiften würden.

Die Niere ist aber außerdem ein Organ für die Regulierung des osmotischen Gleichgewichtes, und offenbar das wichtigste. Doch schon bevor die Niere in dieser Beziehung wirksam wird, greift der Gesamtorganismus regulierend ein, indem er im Übermaß aufgenommenes Wasser oder Salz vorläufig in den Geweben deponiert, und sie erst allmählich durch die Nieren ausscheidet. Diese Regulationsvorgänge werden von *Volhard* als „Vorniere", von *Noeggerath* als „Vorflutniere" bezeichnet. Auch in dieser Beziehung weist die neuere Forschung über die Niere hinaus auf ihren Zusammenhang mit dem Gesamt-Organismus. Wir werden im nächsten Kapitel darauf zurückkommen.

Die *Regulierung des Wasserorganismus* im weitesten Sinne müßte im Sinne unserer obigen Darstellungen im ätherischen Organismus gesucht werden. Dieser durchdringt den ganzen physischen Organismus, aber durchaus nicht in gleichmäßiger Art. Die Höherentwicklung eines Organismus besteht vielmehr darin, daß Zentralisierung und Polarität auftritt. So sehen wir alle Nerven-

und Sinnestätigkeit im oberen Menschen zentralisiert, die Stoffwechselvorgänge im unteren, die Zirkulationstätigkeit im Herzen; und es stehen sich Nervensystem und Stoffwechselsystem in ihren Funktionen polarisch gegenüber. Eine entsprechende Differenzierung findet sich nach Rudolf Steiners Darstellung auch im ätherischen Organismus.

Die Hypophyse

Die Intensität der Verbindung des ätherischen mit dem physischen Organismus ist je nach den Organen sehr verschieden. In bezug auf das Nervensystem im allgemeinen ist sie, wie schon früher angedeutet, sehr labil; hier findet ja eigentlich zu einem großen Teil nur eine „Spiegelung" der Außenwelt, sei es in der Sinneswahrnehmung, sei es im Denken, statt. Im Stoffwechselsystem dagegen hat der Ätherleib eine gewaltige, ins Physische gehende Arbeit zu verrichten, und dementsprechend ist seine Verbindung zur physischen Organisation fester als im Nervensystem. Dieser Verbindung mit dem Physischen entspricht nun im Nervensystem die *Hypophyse* und ihre Umgebung, deren zentrale Bedeutung für den Lebensprozeß in den letzten Jahrzehnten immer mehr erkannt wurde. So wissen wir heute, daß die sogenannte Wasserharnruhr (Diabetes insipidus), bei der enorme Mengen eines dünnen, unkonzentrierten Urins ausgeschieden werden, auf Ausfall der Hypophysenfunktion beruht. Das Wasser wird in diesem Fall wie ein Fremdkörper behandelt, es kann nicht „assimiliert" werden, und die Konzentrationstätigkeit der Niere versagt. Injektion von Adiuretin der Hypophyse hemmt die Harnflut und steigert die Konzentrationsfähigkeit der Niere.

Die Hypophyse ist also geradezu als das physische Zentralorgan des Ätherleibes im Gebiet des Nervensystems zu betrachten. Eine anschauliche Illustration dieser Auffassung bietet die Beobachtung, daß Überfunktion der Hypophyse im Wachstumsalter zu Riesenwuchs, Unterfunktion zu Zwergwuchs führt. Tritt die Überfunktion erst nach Vollendung des Wachstums ein, so führt sie zu nachträglichem abnormem „Spitzenwachstum" der Hände, Füße, Lippen, Nase usw., der sogenannten Akromegalie. In diesem Fall handelt es sich um eine Funktion des *Vorderlappens*, der entwicklungsgeschichtlich wie funktionell von dem Hinterlappen verschieden ist. Während der Vorderlappen sich aus einer Ausstülpung des Mundbuchtdaches nach oben bildet und drüsigen Bau zeigt, entsteht der *Hinterlappen* aus einer Ausstülpung des Zwischenhirnbodens nach unten, zeigt aber große, plasmareiche Zellen, die zu sekretorischen Funktionen durchaus geeignet erscheinen.

Der Vorderlappen wird also zum Gebiet des Nervensystems heraufgehoben, der Hinterlappen steigt herunter. Beide vereinigen sich und bilden die Hypophyse, deren Gewicht übrigens nur etwa ½ g beträgt. Der Ursprung des Vorderlappens aus dem Gebiet des Rachens und seine drüsige Struktur weisen auf seinen Zusammenhang mit dem Stoffwechselsystem und dem Lebensprozeß (Ätherleib) hin; der nervöse Ursprung des Hinterlappens dagegen läßt die Beteiligung der astralischen Organisation erkennen. Die Kräfte der ätherischen und der astralischen Organisation treten in der Hypophyse während der embryonalen Entwicklung so weit zueinander in Beziehung, werden so weit zu einer Einheit verschmolzen, daß diese in der „Konstitution" des physischen Organismus zum Ausdruck kommt. Denn: ob wir groß oder klein sind, ob wir zu Magerkeit oder Fettsucht neigen, das hängt davon ab, in welcher Art die Impulse der ätherischen und astralischen Organisation während der Embryonalzeit zusammenwirken und damit die Konstitution des Organismus und die Struktur der Hypophyse bestimmt haben.

Diese Entstehung der Hypophyse macht auch ihre „Schlüsselstellung" im Gebiet der „inneren Sekretion" verständlich. Denn der Hinterlappen steht sekretorisch wie funktionell mit dem Zwischenhirn und seinen Zentren für die Steuerung des Stoffwechsels (Wärme, Wasser, Zucker, Fett) in engster Verbindung (Zwischenhirnhypophysensystem). Die Hypophyse sezerniert ferner offenbar zum Teil ins Blut, zum Teil in den Liquor des dritten Ventrikels. Die ins Blut sezernierten Stoffe greifen anscheinend in der Peripherie an, die in den Liquor abgesonderten von den nervösen Zentren aus. Beide Wirkungsweisen stehen aber in Wechselwirkung miteinander. Wir haben also in der Hypophyse ein Organ vor uns, das die beiden großen Zentralsysteme: Blut und Nervensystem zu einer funktionellen Einheit zusammenschließt.

Die Schlüsselstellung der Hypophyse kommt auch darin zum Ausdruck, daß der *Vorderlappen* fast allen anderen Hormondrüsen funktionell übergeordnet ist, so der Schilddrüse, der Nebennierenrinde, dem Pankreas, den Sexualorganen. Alle diese Drüsen entwickeln sich nur genügend unter Einfluß der Hypophyse und degenerieren beim hypophyselosen Tier. Für jede einzelne sezerniert der Vorderlappen besondere, die Funktion anregende Substanzen, und reguliert so das harmonische Zusammenspiel all dieser für die normale Funktion des Organismus notwendigen Organe. Wie die Aufzählung zeigt, handelt es sich dabei um Grundfunktionen des Organismus, die wir oben bereits dem Bildekräfteleib zugeschrieben haben: Wachstum, Fortpflanzung und Stoffwechsel (in diesem Fall der Kohlehydrate und Fette).

Vom *Hinterlappen* dagegen gehen, wie gesagt, regulierende Einflüsse für den Wasserhaushalt und die Konzentrationsfähigkeit der Niere aus. Es wird ferner durch dieses Sekret der Blutdruck gesteigert, und die glatte Muskulatur des Darmes, der Blase und des Uterus erregt (weswegen es auch zur Anregung der Wehentätigkeit verwendet wird). — Man kann all diese Wirkungen unter dem Begriff der „Tonisierung" zusammenfassen, worunter hier auch die Wirkung auf den Wasserhaushalt verstanden sein soll, mit dem ja Darm und Blase in engem Zusammenhang stehen. Tonisierung ist ja das Vorstadium der Bewegung, und beide sind charakteristische Wirkungen der astralischen Organisation; jede Muskelbewegung beruht ja auf einem Eingreifen derselben in das Physisch-Ätherische. Es schließt sich also die entwicklungsgeschichtliche Betrachtung durchaus mit der funktionellen zusammen.

Auch für das Seelenleben hat die Hypophyse eine große Bedeutung; sie bildet in einer Hinsicht eine Art Barriere, hinter der sich die ätherischen Vorgänge des Organismus für das Bewußtsein verbergen. Wird diese Barriere (wie zum Beispiel durch eine Geschwulst) zerstört, so dringen die ätherischen Strömungen aus dem Organismus in das Bewußtsein ein und werden dort als Halluzinationen erlebt. —

Die Hypophyse steht schließlich in einem deutlichen Zusammenhang mit der *Epiphyse,* der Zirbeldrüse. Bei übermäßiger Zufuhr des Hypophysenwachstumshormons entfaltet sie einen hemmenden Einfluß und übt überhaupt einen regulierenden Einfluß auf das Wachstum aus.*) Andererseits besteht ein Antagonismus zwischen Epiphyse und Keimdrüsen. Wird die Zirbeldrüse in jugendlichem Alter, zum Beispiel durch eine Geschwulst zerstört, so tritt vorzeitige Entwicklung der Geschlechtsorgane und vorzeitige Geschlechtsreife ein. Deutlich tritt in diesem Antagonismus die Polarität zwischen Nervensystem und Stoffwechselsystem zutage, und sie findet noch einen materiellen Ausdruck darin, daß in der Epiphyse Kalk- und Magnesiumsalze abgelagert werden, also ein starker Mineralisierungsprozeß (im Gegensatz zu dem Lebensprozeß in der Keimdrüse) stattfindet.

Normalerweise hält also die Epiphyse das Eindringen der astralischen Kräfte, die die Geschlechtsreife herbeiführen, solange ab, bis der Organismus seine „Erdenreife" (wie Rudolf Steiner es nannte) erlangt hat. Zwischen Epiphyse und Hypophyse konzentriert sich (nach Rudolf Steiners Darstellung) das Zusammenwirken des Seelischen mit dem Leiblichen: von der Epiphyse aus wirkt das Ich in Zusammenhang mit dem Astralleib, von der Hypophyse strömen die

---

*) P. Engel, Über die hormonalen Eigenschaften der Zirbeldrüse. Wiener klinische Wochenschrift 1935, I, 481. Siehe auch D. Boie, Das erste Auge. Stuttgart 1968.

aus dem Organismus freiwerdenden ätherischen Kräfte dem Ich entgegen. In diesem Zusammenhang ist von Wichtigkeit, daß die Epiphyse in enger Verbindung mit dem Vierhügelgebiet steht, in dem sowohl der Opticus wie der Acusticus, also die für die Entwicklung des Seelenlebens wichtigsten Sinnesnerven, Zwischenzentren haben.

In dem Zusammenwirken von Epiphyse und Hypophyse werden aus den ätherischen Kräften zum Beispiel die Gedächtnisvorstellungen gebildet. Aber die Möglichkeit der Entwicklung des Seelenlebens überhaupt hat die zwischen diesen beiden Organen sich abspielende Metamorphose des Ätherischen zur Grundlage. (Vgl. „Vom Bild und den Sinn des Todes".)

Die Luft und der Luftorganismus

Man kann die Rolle des Wassers auf der Erde nicht darstellen, ohne auf die der Luft und der Wärme einzugehen, von deren tiefeingreifenden Wirkungen der Zustand des Wassers fortwährend bestimmt wird. Hier aber sehen wir im Gebiet der Natur neue Phänomene. Während das Wasser sich unter den Bedingungen des Laboratoriums so verhält, daß wir seine Zustände mit den Begriffen der exakten Naturwissenschaft erfassen können, sehen wir in der freien Natur unter der Einwirkung von Luft und Wärme Bildungen auftreten, die sich einer solchen wissenschaftlichen Erfassung weitgehend entziehen: Es ist das Gebiet der Wolken- und Wetterbildung. Nur unter den extremen Bedingungen der Pole und des Äquators können wir mit einiger Sicherheit auf die Wiederkehr der gleichen Erscheinungen rechnen; in den gemäßigten Zonen kann unser Denken immer erst nach Eintritt gewisser Vorbedingungen einigermaßen den weiteren Ablauf voraussehen. Wir sind deswegen in der Meteorologie weit mehr auf das bloße Beschreiben angewiesen, als auf den anderen Gebieten der Naturwissenschaft. Das hängt damit zusammen, daß es auf diesem Gebiet zu Differenzierungen der allgemeinen atmosphärischen Bedingungen kommt, die wir als Hoch- oder Tiefdruckgebiete bezeichnen und die innerhalb der atmosphärischen Gegebenheiten gewisse, wenn auch sehr vergängliche „Ganzheiten" darstellen. Diese atmosphärischen Ganzheiten bilden sich, — auf die Ursachen kann hier nicht eingegangen werden, — haben einen atmosphärischen Kern und eine Hülle (zeigen also auch darin Analogien zum Lebendigen), treten „Wanderungen" über weite Gebiete an und lösen sich wieder auf. In kleinerem Maßstab stellt sogar jede Wolke eine solche atmosphärische Ganzheit dar.

Aber so vergänglich diese Erscheinungen auch sind, sie üben doch auf die Erdenzustände wie auf den Menschen die allergrößten Wirkungen aus. Die Gebirge verfallen unter ihrer Einwirkung der Verwitterung, die ganze Pflanzenwelt kann ohne sie nicht gedeihen, die Tierwelt ist dadurch indirekt von ihr abhängig, und der Mensch hat sie von alters her seinen Zwecken dienstbar gemacht, indem er den Strom als Reiseweg, den Bach als Antriebskraft benutzte und vom Wind seine Schiffe treiben ließ. All diese unendlich fruchtbaren Berührungen mit der Natur verdankt der Mensch nur der Wirkung von Luft und Wärme auf das Wasser und den dadurch bedingten Niederschlägen.

Aber andererseits: welche eingreifenden Wirkungen gehen Jahr um Jahr von den atmosphärischen Erscheinungen aus, die der Mensch keineswegs wünscht: die Zerstörung durch Wolkenbrüche, Sturzbäche, Gewitter, Hagel, Windbruch! Und endlich: wie mannigfaltig sind die unmittelbaren Wirkungen des Wetters auf sein Befinden, seine Gesundheit, seine Lebensrhythmen!

Die moderne Meteorobiologie hat nachgewiesen, daß es nicht die einzelnen Faktoren des Wetters, wie Luftdruck, Temperatur oder Feuchtigkeit sind, die krankhafte Veränderungen im menschlichen Organismus bewirken, sondern daß die „Wetterlage" im ganzen, und der „Luftkörperwechsel", der durch das Zusammentreffen verschiedener Luftarten entsteht, alle Lebensvorgänge tiefgehend beeinflußt und krankheitsauslösende Wirkungen hat. Die Atmosphäre wirkt als „Ganzheit" auf den menschlichen Organismus als Ganzheit, und zwar sind diese Wirkungen oft schon für manche Menschen zu spüren, ehe mit physikalischen Instrumenten eine Veränderung in der Atmosphäre nachweisbar ist. Die diesbezüglichen Angaben der Rheumatiker, Narbenträger und anderer „Wetterfühliger", die bis vor kurzem entweder als „Einbildung" abgetan oder physikalisch zu erklären versucht wurden, sind von der Meteorobiologie heute als durchaus zutreffend anerkannt. Wie allerdings dieses Vorherwissen bzw. Fernfühlen zustandekommt, darüber gibt es wohl verschiedene Theorien, die aber alle nicht befriedigen, weil sie das Grundphänomen unerklärt lassen.

Von ungeheurem praktischem Wert sind die Ergebnisse der meteorobiologischen Forschung, daß insbesondere Erkrankungen der Atmungsorgane, wie Kehlkopfcroup, Lungenentzündung und Diphtherie, ferner Schlaganfälle, Blutstürze usw. in gehäuftem Maße bei plötzlichen Wetterveränderungen oder Schwankungen des Luftdruckes auftreten.

Besonders aufschlußreich sind hier die Beobachtungen von *de Rudder* über das gehäufte Vorkommen von *Kehlkopfcroup* bei verschiedenen Grundkrankheiten (Diphtherie, Masern, Grippe, Scharlach) unter Einwirkung von Zyklonen. Es ergibt sich daraus, daß in diesen Fällen nicht die Grundkrankheit, sondern das klinische Syndron, das heißt die Lokalisierung der verschiedenen Grundkrankheiten in einem Organe, dem Kehlkopf, das gruppenbildende Moment ist.

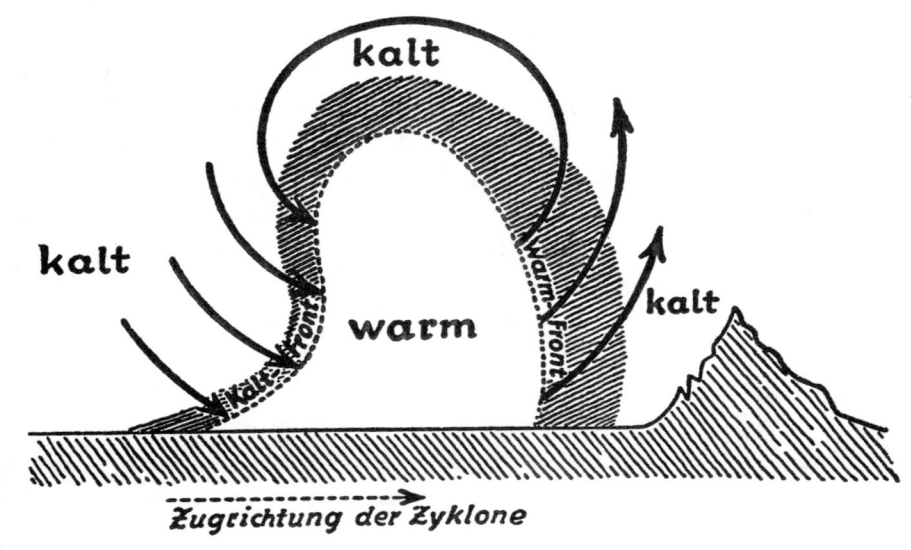

Schema einer Zyklone mit beginnender Okklusion, vereinfacht nach einer Abbildung in „Grundriß einer Meteorobiologie des Menschen" von Prof. Dr. B. de Rudder, Berlin 1938.

De Rudder kommt zu dem Schluß, „daß Wettervorgänge offenbar nicht zu ‚bestimmten Krankheiten' disponieren, sondern daß sie in sehr allgemeiner Weise in das Geschehen der Gesamtkörpers eingreifen und, wenn dort sich Krankheitsvorgänge abspielen, diese modifizieren".

Wenn zum Beispiel Tropikluft mit Gewalt in ein mit Polarluft angefülltes Gebiet hineinstößt, gerät die Polarluft in eine wellenförmige Bewegung nach oben, in dem Sinne wie die Pfeile es darstellen: sie überschlägt sich schließlich nach hinten und kann so die Tropikluft „unterpflügen". Dadurch wird dann die Warmluft vom Erdboden wie eine Schale abgehoben. Dieser Vorgang wird von den Meteorologen als „Okklusion" bezeichnet.

Gerade bei Entstehung solcher Okklusionserscheinungen kommt es leicht, wie oben gesagt, zu Kehlkopfcroup, das heißt die betreffenden Kinder erleben in ihrem Luftorganismus denselben Vorgang im Kleinen, der sich draußen im Großen abspielt.

Mit anderen Worten: Die „Gruppenbildung" beruht darauf, daß bei allen durch Krankheit sensibel gewordenen Kindern Krankheitsprozesse verschiedener Art dieselbe „Struktur" annehmen, indem sie auf dasselbe Organ hingelenkt werden. Es besteht also offenbar ein *Strukturzusammenhang* zwischen Atmosphäre und menschlichem Organismus.

All diese Beobachtungen zeigen, daß es im menschlichen Organismus ein Wesensglied gibt, das die Vorgänge in der Atmosphäre miterlebt. Dieses Wesensglied haben wir oben aus anderen Zusammenhängen heraus als den „Astralleib" bezeichnet. Er bewirkt im menschlichen Organismus eine Art Spiegelung der atmosphärischen Erscheinungen, weil er selber im menschlichen Organismus alle Luft- und Gas-Prozesse zu einer Ganzheit zusammenfaßt. Wir nennen sie nach dem Vorgang Rudolf Steiners den „Luftorganismus".

Aber wie es schwieriger ist, die atmosphärischen Erscheinungen wissenschaftlich zu erfassen, als die im Gebiete des Flüssigen und Festen, so ist es auch mit den Prozessen im menschlichen Luftorganismus; sie sind labiler und flüchtiger als die anderen Prozesse.

Der Luftorganismus

Bestände die menschliche Leiblichkeit nur aus der wässerig-belebten Organisation, so bliebe sie auf der Stufe des Pflanzenseins und wäre nicht zur Entfaltung von Bewußtsein im heutigen Sinne geeignet. Denn dieses Bewußtsein kann immer nur da auftreten, wo Abbauprozesse den Aufbauprozessen entgegengesetzt werden. Dies geschieht im menschlichen (und dem höheren tierischen) Organismus zunächst durch die Einorganisierung des Atmungsprozesses. Dadurch verinnerlicht der Organismus einen Prozeß, der bei der Pflanze noch ganz äußerlich und von kosmischen Bedingungen abhängig ist. Die Atmung der Pflanze hängt zum Beispiel vom Kohlensäuregehalt der Luft, von der Temperatur, von der Intensität des Lichtes usw. ab; sie verläuft ganz an der Peripherie, ja der ganze Organismus der Pflanze ist eigentlich nichts anderes als ein Atmungsorgan. Atmungsprozeß und Lebensprozeß verlaufen bei ihr parallel; denn beide sind weitgehend identisch. Sie nimmt von außen Kohlensäure in sich auf, lagert den Kohlenstoff in chemischer Verbindung mit Wasserstoff in sich ab, während Mensch und Tier diese Kohlenwasserstoffverbindungen als Nahrung benutzen, sie in ihrem Stoffwechsel durch Zufuhr von Sauerstoff verbrennen und mit der Atmung als Kohlensäure wieder nach außen abgeben. Die Existenz des menschlichen Organismus (und dies gilt im allgemeinen auch für die der Tiere) beruht also, rein chemisch gesprochen, auf der Umkehr des Pflanzenprozesses: die Pflanze führt mit Hilfe der Sonnenkräfte die Kohlensäure in den festen Zustand; sie macht „Luft" zu „Erde"; der Mensch hebt diesen Prozeß auf: er macht aus Erde wieder Luft und gewinnt dabei das, was die Pflanze aufgenommen hatte: die ätherische Sonnenkraft.

Doch der menschliche Organismus hat auch den Pflanzenprozeß in gewisser Weise in sich: im Leberprozeß haben wir einen dem Pflanzenprozeß analogen Vorgang; denn die Leber bildet zum Beispiel aus einfachen Kohlehydraten (Zucker) und unter Umständen sogar aus kohlehydratfreier Nahrung durch Reduktion (wie die Pflanze) ein Polysaccharid, die Leberstärke (Glykogen), die das Analogon der pflanzlichen Stärke im tierischen Organismus darstellt. Außerdem vollziehen sich ja alle höheren Synthesen in der Leber. Dieser im Innern des Menschen verlaufende Pflanzenbildeprozeß (Kohlenstoffprozeß) ist aber innigst verbunden mit dem Oxydationsprozeß, und damit ist der Abbauprozeß ganz in die innere Dynamik des Organismus aufgenommen.

Dem in Kohlehydrat- und Eiweißbildung verlaufenden Aufbauprozeß wird durch den Sauerstoff-Oxydationsprozeß fortwährend die Waage gehalten. Unser Bewußtsein basiert auf diesem Gleichgewicht; sobald es verschoben wird, wird das Bewußtsein erschwert. Man braucht sich nur das Unbehagen und die Dumpfheit nach einer reichlichen Mahlzeit zu vergegenwärtigen, um sich klar zu sein: könnten wir nicht den Sauerstoff aufnehmen, so wäre unser heutiges waches Bewußtsein unmöglich — wir müßten ein ganz vom Stoffwechsel abhängiges, triebhaft-dumpfes Innenleben führen.

Die Pflanze verbraucht bekanntlich auch in geringem Maße Sauerstoff, ja in der Blütenbildung und bei Nacht kann man sogar die Anfänge einer Umschaltung des Atemprozesses beobachten, insofern hier der Sauerstoffverbrauch größer ist als die Sauerstoffproduktion. Die Pflanze umgibt sich in der Blüte auch mit einer Dufthülle, und sogar Wärme wird mehr oder weniger produziert; doch beide kann die Pflanze nicht festhalten, sie verlieren sich in der Atmosphäre.

Bei niederen Tieren (auch Würmern) geschieht die Atmung ebenfalls noch peripher, durch die Haut, oder sie ist engstens mit dem Stoffwechsel verbunden. So gibt es Fische, die Luft verschlucken und im Darm daraus den Sauerstoff entnehmen. Oder wir sehen (bei Seewalzen) sich aus dem Darm eine Ausstülpung bilden, mit der das Tier aus der im Wasser suspendierten Luft Sauerstoff aufnimmt. — Es folgt dann bei höheren Tieren die Bildung der Kiemen, durch die aber auch noch ohne Mitwirkung einer Eigenbewegung Sauerstoff aufgenommen wird; die Kiemen sind eigentlich mehr „Stoffwechsel"- als „Atmungsorgan". — Ähnliches gilt für die bei Insekten vorkommenden Tracheen, deren Funktion aber schon in engster Beziehung mit der Bewegung der Gliedmaßen steht.

Erst die Lunge der Säuger ist im eigentlichen Sinne Atmungsorgan. Sie ist mit dem Blutsystem zu einer funktionellen Einheit verbunden. — Die oben dargestellte Polarität der Prozesse kommt auch in der Organisation des Blutsystems zum Ausdruck. Das venöse, kohlensäurehaltige Blut strömt von der Peripherie zum Herzen; das sauerstoffreiche vom Herzen zur Peripherie. Im kohlensäurehaltigen Blut, das auch den Nahrungsstrom aufnimmt, haben wir das Gebiet des Aufbauprozesses zu sehen, in dem der Mensch seine pflanzliche Natur in sich trägt; durch das sauerstoffreiche Blut setzt er dem Pflanzewerden den Abbauprozeß entgegen. Dieses innige Sich-gegenseitig-Durchdringen von Prozeß und Gegenprozeß ist typisch für den höheren Organismus. Beim Menschen bildet es im Gebiet des Stoffwechsels die physiologische Grundlage des Selbstbewußtseins.

Bewußtsein kann immer nur dadurch entstehen, daß ein Subjekt sich eines Objektes bewußt wird. Ein Selbstbewußtsein muß also sein Objekt in sich haben. Indem im menschlichen Organismus sich das arterielle und venöse Blutsystem gegenüberstehen, bietet er die Möglichkeit zur Entstehung eines Selbstbewußtseins.

Dazu kommt aber, daß die Zufuhr des Sauerstoffs nur durch eine *Tätigkeit* des Organismus, die Atembewegung möglich ist. Wenn diese auch fast unbewußt verläuft, so ist sie immerhin mit einem gewissen Grad von Bewußtsein verbunden, insbesondere beim Menschen, der die rhythmisch verlaufende Atmung in der mannigfaltigsten Weise unterbricht (vgl. das Kapitel „Dreigliederung").

Man muß sich, wenn man den menschlichen Organismus verstehen will, ganz klar machen, daß eine *physiologische* Notwendigkeit zur Ausbildung der Lunge nicht besteht; es wäre durchaus denkbar, daß auch der höhere Organismus eine mit dem Stoffwechselsystem verbundene Sauerstoffversorgung hätte, oder daß die Haut in stärkerem Maße, als sie es tut, dieser Funktion dienen würde. — Alle derartigen Atmungsorgane könnten den Bedarf an Sauerstoff decken, aber ein menschliches *Bewußtsein* könnte sich an ihnen nicht entfalten. Erst durch die Differenzierung von Nahrungs- und Luftaufnahme, dann durch die Ausbildung der *rhythmischen*, vom Menschen modifizierbaren Atemfunktion, wird die menschliche Organisation zum Träger des Selbstbewußtseins herangebildet. — *Die Entwicklung der Lunge hat, m. a. W., ihren Sinn nicht in der biologischen, sondern in der psychischen Funktion.*

Das Bewußtsein beruht aber andererseits auf der Funktion der Sinnesorgane und des Nervensystems. Beide sind phylogenetisch viel älter als das Atmungssystem. Ihre Bedeutung als Bewußtseinsorgane ist aber völlig verschieden von der Lungenatmung: Gehirn und Sinne vermitteln dem Ich Bilder von der

Außenwelt; die Atmung läßt das Ich im Organismus sich *selbst* erleben. Beide Prozesse gehören aber zusammen; sie bilden gemeinsam den Gegenprozeß gegen die bloß vitalen Prozesse des unteren Organismus. Das, was sich so in Atmung und Sinnestätigkeit gliedert und den menschlichen Organismus mit Bewußtsein durchströmt, haben wir oben den *astralischen Leib* genannt.

Die begriffliche Erfassung dieses Kräftesystems bietet, wie man sieht, erheblich größere Schwierigkeiten, als die des Ätherleibes. Das hängt damit zusammen, daß die Wirksamkeit des Ätherleibes sozusagen völlig in der wässerig-belebten Organisation sichtbar wird, während der Astralleib in den verschiedenen Organen in verschiedener Art wirksam ist.

Wenn man aber die feineren Vorgänge der Sinneswahrnehmung beachtet, kann man sagen, daß diese in einer äußerst differenzierten Durchatmung bestehen. Auge, Ohr usw. sondern aus dem allgemeinen Atmungsprozeß einzelne, feinere Wirkungen heraus. Wenn wir Luft einatmen, so ist es für die Wirkung auf den Körper nicht gleichgültig, ob diese durchsonnt, von Tannen- oder Blumenduft erfüllt, vom Meere mit Wasser- und Salzgehalt oder von der Heide mit Erdgeruch gesättigt ist. All diese feinkörperlichen oder (wie das Licht) ganz immateriellen Inhalte der Luft wirken auf den Organismus durch die Atmung, auch wenn sie nicht gesondert wahrgenommen werden.

Daß wir solche Vorstellungen als schwierig empfinden, liegt nur daran, daß wir uns allzusehr daran gewöhnt haben, die Atmung als rein physiologisch-materiellen Vorgang zu betrachten. Schon die Betrachtung der oben skizzierten Entwicklung des Atmungssystems könnte aber den vorurteilsfreien Beobachter zu der Erkenntnis führen: hier haben Kräfte, die zunächst in der Umgebung des Organismus waren, die Luft ergriffen und sie in den Organismus hineinorganisiert. Wie das Auge (nach Goethes Wort) aus den Kräften des Lichts gestaltet ist, so die Lunge aus den Kräften der Luft.

Und so bedeutet jeder Atemzug nicht nur eine Versorgung mit Frischluft (das könnte, wie gesagt, auch auf andere Art geschehen), sondern eigentlich in erster Linie ein Hereinnehmen der Kräfte, die mit der Luft verbunden den Organismus durchatmend durchgestalten, ihn mit Bewußtsein durchhellen. Alle früheren Kulturen haben das gewußt. Von der indischen ist es uns am geläufigsten; für sie heißt der Mensch als geistiges Wesen: Atman. — Aber auch die Edda kennt die geistige Bedeutung des Atemvorganges und stellt sie im Wirken Wotans dar.

Mit der Atmung nimmt der Mensch die (astralen) Kräfte auf, die seinen Organismus zu einem Instrument der Seele machen. Daher die ungeheure, geradezu schicksalhafte Bedeutung einer harmonischen, rhythmischen Atmung in der

Jugend. Der Atemrhythmus unterliegt auch charakteristischen Veränderungen im Wachen und Schlafen. Während im Wachzustand sich Ein- und Ausatmungszeit annähernd die Waage halten, ist im Schlaf und bei starker Ermüdung, d. h. bei herabgedämpftem Bewußtsein die Ausatmung betont, d. h. der Körper verharrt einen größeren Teil der Zeit im Zustand der Ausatmung. — Aber auch im Tier- und Pflanzenreich (Blüte) sehen wir höhere Differenzierung verbunden mit einem intensiveren Atmungsprozeß.

Mit anderen Worten: mit jedem Atemzug atmet der Mensch seinen Astralleib tiefer ein, er verkörpert sich etwas mehr, mit jeder Ausatmung macht er, wenn auch in geringem Grade, den Beginn eines Entkörperungsprozesses durch.

Wir sehen: während wir im Gebiet der ätherisch-flüssigen Organisation ein ruhiges, gleichmäßiges Strömen haben, kommt mit der Atmung ein eigentlich dynamisches Prinzip im Organismus zur Wirksamkeit: die Dynamik von Wachen und Schlafen, von Freude und Schmerz beginnt. Haben wir im Gebiet des Ätherischen *Leben*, so bekommen wir durch den Astralleib das *Erleben des Lebens*.

Luftorganismus und Atmungsprozeß

Die menschliche Lunge ermöglicht eine bedeutend intensivere Atmung, als normalerweise von ihr gefordert wird. Die „Vital-Kapazität", das heißt dasjenige Volumen, das bei stärkster Ein- und Ausatmung geatmet werden kann, beträgt im Mittel etwa 3200 bis 3800 ccm. Da normalerweise aber nur etwa 500 ccm aufgenommen werden, ergibt sich daraus, daß bei einem gewöhnlichen Atemzug nur etwa ein Sechstel bis ein Siebentel der Lungenluft gewechselt wird und daß nach jeder gewöhnlichen Ein- oder Ausatmung noch das zwei- bis dreifache Volumen dazu ein- oder ausgeatmet werden könnte.

Wir sehen also, daß die menschliche Atmungsorganisation eine große Spielbreite hat. Diese hat nach unten hin eine Grenze: der Mensch kann nicht auf einmal die ganze, in seinen Lungen vorhandene Luft ausatmen; die anatomische Struktur der Lunge hindert ihn daran, und so bleibt auch bei angestrengtester Ausatmung immer noch ein großer Teil von Luft (etwa 1200 ccm) in den Lungen zurück. Das ist also das Luftvolumen, das nach physischer Gesetzmäßigkeit im Körper bleiben muß; es entspricht insofern den Lufträumen, die in Stirn- und Oberkieferhöhlen der Architektonik des Kopfes bleibend eingegliedert sind, und die zweifellos ihre Bedeutung für die innere Atmung der Kopforgane und besonders für den Bewußtseinsprozeß haben.

Wir sehen: Die Atemorganisation geht in ihren Möglichkeiten weit über das Physisch-Notwendige hinaus; sie schwingt um eine Mitte, die nicht physisch, sondern funktionell gegeben ist.

Man hat versucht, die Vital-Kapazität in Beziehung zur Körpergröße, zum Gewicht usw. zu setzen. Alle diese Versuche haben aber Widersprüche ergeben, und es scheint, daß nur die Beziehung zur Körperoberfläche einigermaßen konstant ist. So beträgt die Vital-Kapazität pro Quadratmeter Körperoberfläche

bei Männern etwa 2500 ccm,
bei Frauen etwa 2000 ccm.

Wir können also die Vital-Kapazität nur verstehen, wenn wir sie als eine Funktion der Oberfläche auffassen.

Bei gleicher Körpergröße und gleichem Brustumfang verhält sich die Vital-Kapazität des Mannes zu der der Frau etwa wie 10 zu 7. Darin würde, im Sinne unserer obigen Ausführungen, zum Ausdruck kommen, daß der Mann mit seinem Atemorganismus stärker das Physische ergreift als die Frau; oder mit anderen Worten: daß er mit seinem Astralleibe stärker verkörpert ist. — Doch das gilt natürlich nur für Mann und Frau als Typus; im individuellen Falle scheinen sich viele Verschiedenheiten zu ergeben.

Auch der Unterschied des Atemtypus bei Mann und Frau ist unter diesem Gesichtspunkt zu verstehen. Bei beiden geschieht die Atmung durch ein Zusammenwirken von Bewegungen des Brustkorbes und des Zwerchfelles, doch überwiegt beim Mann die Zwerchfellatmung, bei der Frau die Brustatmung. Der Mann stößt also mit seinem Atmungsstrom stärker gegen das Stoffwechselsystem vor, er dringt tiefer in den physischen Organismus ein als die Frau. Die Atmung des Mannes bekommt dadurch etwas mehr Willenshaftes, die der Frau bleibt mehr in der Region des Fühlens (vgl. das Kapitel „Dreigliederung".) *)

Die Vital-Kapazität steigt in der Jugend entsprechend der Körpergröße an, nimmt aber dann weiter bis zum 35. Jahre zu, wo sie ihr Maximum erreicht. Von diesem Zeitpunkt an nimmt sie allmählich wieder ab. Sie geht also dem Verkörperungs- und Entkörperungsprozeß durchaus parallel.

---

*) Nebenbei sei erwähnt, daß das Volumen des Rumpfes das Siebenfache der Vital-Kapazität betragen soll.
Während also der Organismus zu zwei Dritteln aus Wasser, zu einem Drittel aus festen Bestandteilen besteht, würde der Rumpf, wenn die Einatmung stattgefunden hat, zu einem Siebentel aus Luft bestehen (abgesehen natürlich von den in den Eingeweiden und im Blut befindlichen gasigen Bestandteilen).

Luftorganismus und Bergkrankheit

Daß die gasigen beziehungsweise luftartigen Bestandteile des Organismus eine relative Ganzheit bilden, geht auch aus den Beobachtungen bei der Bergkrankheit und an Fliegern hervor.

Die Sauerstoffversorgung des Blutes hängt in gewissem Grade von dem Sauerstoffgehalt der Luft ab. Wird dieser beim Erreichen großer Höhen zu gering, so kann das Blut nicht mehr genügend Sauerstoff aufnehmen: der „Sauerstoffdruck" der Luft ist zu gering. Unter solchen Umständen kommt es zu Beschwerden: Pulsbeschleunigung, verstärkte Atmung, Kopfschmerzen, Müdigkeit, Erbrechen usw.; schließlich treten ausgesprochen psychische Störungen auf: Kritiklosigkeit, Ungeschicklichkeit, Entschlußlosigkeit, Unfähigkeit zur Konzentration. In diesem Zustande durchgeführte Schriftproben (in pneumatischer Kammer) ergaben sinnlose Vervielfachung einzelner Buchstaben und Silben. Die Kritiklosigkeit zeigt sich darin, daß die Versuchspersonen trotz des Versagens das beglückende Gefühl gesteigerter Leistungsfähigkeit haben.

Man sollte nun gemäß den heutigen Anschauungen annehmen, daß die „Zone der absoluten Gefahr" für alle Menschen (vorausgesetzt, daß sie denselben Hämoglobingehalt haben und daß keine Erkrankungen des Kreislaufs und der Atmung vorliegen) bei derselben Höhe beginnen würde. Das ist aber durchaus nicht der Fall. Vielmehr zeigte es sich, daß die Widerstandsfähigkeit der Menschen gegen Höhenluft, d. h. Luft mit geringerem Sauerstoffgehalt, sehr verschieden ist. Während es empfindliche Menschen gibt, die schon in relativ geringer Höhe der Bergkrankheit unterliegen, haben andere eine größere Widerstandskraft, die aber nicht nur mit dem Hämoglobingehalt des Blutes zusammenhängt. Es spielt demnach einerseits die Konstitution eine Rolle, andererseits die Trainierung und auch psychische Momente. — Es gibt also Menschen, bei denen der Luftorganismus stärker zusammenhält, und die deswegen auch ungefährdet Höhen aushalten können, die für andere sichere Lebensgefahr bedeuten. In diesem konstitutionellen Moment kommt die stärkere oder geringere Bindung des Luftorganismus mit dem Astralleibe zum Ausdruck, womit übrigens auch die geringere oder stärkere Neigung zum Ohnmächtigwerden beim Aufenthalt in schlechter Luft zusammenhängt. —

Es liegt hier also ein besserer oder schlechterer „Tonus" des Luftorganismus vor, der gegenüber den äußeren Bedingungen in gewissen (weiteren oder engeren) Grenzen (analog der „Pufferung" im Wasserorganismus) ausgleichend wirken kann. So wird auch begreiflich, daß bei der Höhenkrankheit der Übergang zu Bewußtlosigkeit ganz plötzlich erfolgen kann, ohne daß subjektive Störungen des Wohlbefindens warnend vorausgingen; bei allzugroßer Anforderung an das Tonisierungsvermögen, der der Astralleib nicht mehr nachkommen kann, löst sich der Luftorganismus plötzlich auf: er „zerplatzt".

Luftorganismus und Nervensystem

Die besondere Stellung des Luftorganismus im Ganzen der Leiblichkeit zeigt sich auch in seiner Beziehung zum Nervensystem. Denn während zum Beispiel das Herz in seiner Funktion vom Nervensystem aus zwar beeinflußt wird, letzten Endes aber auch nach Durchtrennung seines Zusammenhanges mit ihm funktionieren kann, ist die Atmung ohne den Zusammenhang mit dem Nervensystem nicht möglich. So bewirkt eine sehr tiefe Einatmung automatisch die Ausatmung und umgekehrt; dieser (Häring-Breuersche) Reflex kommt durch die Vermittlung des Nervus vagus zustande. Für die normale Atmung aber kommt diese Steuerung nicht in Betracht, sondern diese ist in ihrer Funktion engstens an den Kohlensäuregehalt des Blutes gebunden. Steigt dieser zum Beispiel durch vermehrte Muskeltätigkeit, so wird durch Vermittlung des Atemzentrums (im Rautenhirn) eine vermehrte bzw. vertiefte Atmung und damit verstärkte Abscheidung von Kohlensäure und vermehrte Sauerstoffaufnahme bewirkt. Das Atemzentrum ist, wie Experimente ergeben haben, äußerst empfindlich auf den normalen Kohlensäuregehalt des Blutes eingestellt. Es „wacht" darüber, daß der Kohlensäuregehalt des Blutes nicht zu stark ansteigt, bzw. nicht zu gering wird; das Verhältnis von Sauerstoff und Kohlensäure bleibt daher immer im Gleichgewicht.

Die Funktion des Atemzentrums beruht also darauf, daß an dieser Stelle die auf das Gleichgewicht zwischen Kohlensäure und Sauerstoff im Blut gerichtete Wahrnehmungstätigkeit des Organismus unmittelbar mit der Atmungstätigkeit gekoppelt ist; insofern handelt es sich hier um einen „Reflex", der auf der unbewußten Wahrnehmung eines chemischen Zustandes beruht. Diese Wahrnehmung kann man sich analog dem Geschmacksvorgang vorstellen, nur daß sie viel tiefer im Unbewußten bleibt als das Schmecken. Immerhin kommt beim Menschen so viel dabei zum Bewußtsein, daß wir in unserem Lebensgefühl über die Gesamtlage unserer Sauerstoffversorgung orientiert sind. Wir erleben den Mangel an Sauerstoff zwar normalerweise nicht als Luftmangel, aber wir atmen unwillkürlich tiefer, bis das Gleichgewicht wieder hergestellt ist. Sauerstoff- und Kohlensäureprozeß werden also am Luftorganismus zu einer im labilen Gleichgewicht befindlichen Ganzheit zusammengeschlossen; hier greift der Astralleib in den Luftorganismus ganzheitsbildend ein, und die Lungenatmung unterliegt der Steuerung durch diese Ganzheit, die im Atemzentrum ihr nervöses Zentralorgan hat. Das Atemzentrum ist das „Gehirn" des Luftorganismus.

Die Vorgänge im Luftorganismus stehen also unserem Bewußtsein näher als die des Wasserorganismus. Auch in diesem finden dauernd Regulationsvorgänge zur Herstellung des Gleichgewichtes statt. Wir erleben davon aber im allgemeinen nur die Übersättigung des Blutes mit Salzen als „Durst". Sobald der Durst gestillt ist, verlaufen alle Vorgänge wieder im Unbewußten. — In der Atmung dagegen nehmen wir seelisch an den Vorgängen der Leiblichkeit unmittelbar teil. Auf dem Verhältnis der Atmung zu den mehr vegetativen Vorgängen des Wasserorganismus beruht ein wesentlicher Teil unseres körperlichen Befindens (vergl. „Lebenssinn").

Das Säure-Basen-Gleichgewicht

Die vom Ätherleib beherrschten Lebensvorgänge im Wasserorganismus zeigen chemisch eine leicht alkalische Reaktion. Es handelt sich dabei aber um eine so geringe Verschiebung von der neutralen Reaktion nach der alkalischen Seite, daß diese sehr leicht durch die im Stoffwechsel fortwährend entstehenden Säuren nach der sauren Seite verschoben werden kann. Tatsächlich kommt es aber unter normalen Verhältnissen nie zu einer wirklich sauren Reaktion der Gewebe und insbesondere nicht des Blutes, weil hier sofort die verschiedenen Möglichkeiten der Neutralisierung in Kraft treten, über die der Organismus verfügt.

Man kann also sagen: die Aufbauvorgänge des Lebensprozesses verlaufen im alkalischen Milieu; durch die Bewußtseins-, Bewegungs-, kurz: durch alle Abbauvorgänge wird dieses mehr zur sauren Seite hin verschoben. — Während in dem Gebiet, wo der Ätherleib vorherrscht, die alkalische Reaktion überwiegt, wird diese durch das stärkere Eingreifen des Astralischen vorübergehend nach dem Sauren hin verschoben.*)

---

*) Andererseits wirkt die Aufnahme von Säuren per os in dem Sinne, daß der Astralleib sich stärker mit dem physischen Organismus verbindet. Damit hängt die instinktive Neigung blutarmer Mädchen zum Sauren zusammen.

Man hat demnach an der mehr alkalischen oder mehr sauren Reaktion der Gewebe einen Hinweis auf das Vorherrschen des Äther- oder des Astralleibes, bzw. auf das Verhältnis von Aufbau- zu Abbauprozeß. Es ist ohne weiteres einleuchtend, daß dieses Verhältnis insbesondere im Gebiet des Stoffwechselsystems für die Gesundheit, ja für den Bestand des Lebens von grundlegender Bedeutung ist. Es wird deswegen vom Organismus mit großer Genauigkeit aufrechterhalten, wie sich dies im „Säure-Basen-Gleichgewicht" des Blutes zeigt. Dieses läßt sich nicht als Funktion eines einzelnen Organs begreifen, sondern nur, wenn wir es als Ausdruck von Ganzheitsbeziehungen auffassen. Die im Wasserorganismus und Luftorganismus wirksamen Ganzheiten Ätherleib und Astralleib bedingen durch ihr Verhältnis zueinander das Säure-Basen-Gleichgewicht.

Man muß sich ja darüber klar sein, daß der Luftorganismus den Wasserorganismus vollkommen durchdringt. Und wie der Astralleib im Luftorganismus das Gleichgewicht zwischen Sauerstoff- und Kohlensäureprozeß aufrechterhält, so beruht auf der gleichmäßigen Einwirkung des Astralleibes in den Wasserorganismus das „Säure-Basen-Gleichgewicht".

In besonders deutlicher Art läßt sich das am Blut beobachten. In diesem Zentralorgan des Wasserorganismus wird das Gleichgewicht zwischen Säuren und Basen mit nur ganz geringen Schwankungen um die neutrale Lage dauernd aufrechterhalten („Konstanterhaltung der absoluten Reaktion"). Dies ist um so erstaunlicher, als ja fortlaufend saure Stoffwechsel-Endprodukte: Kohlensäure, Schwefelsäure, Milchsäure, Phosphorsäure usw. in das Blut hinein abgegeben werden. Trotz dieser dauernd wechselnden Bedingungen bleibt die Reaktion des Blutes konstant, und zwar leicht alkalisch. Das wird einerseits durch die mit der *Atmung* regulierte Abscheidung der Kohlensäure bewirkt, andererseits dadurch, daß das Blut in den *Eiweißkörpern* des Blutplasmas und des Hämoglobins, im Bikarbonat und den Alkalichloriden eine große Reserve an Alkali hat, durch die es bei Bedarf die Wirkung der ins Blut gelangten Säuren abschwächen („puffern") kann.

Die Eiweißkörper sind zu dieser ausgleichenden Funktion geradezu prädestiniert, weil sie zu den Ampholyten gehören, das heißt sich in saurer Lösung wie eine Base, in alkalischer wie eine Säure verhalten. Auch an dieser Eigenschaft der Eiweißkörper sieht man, wie ihre hochmolekulare Struktur dazu führt, daß die chemischen Eigenkräfte sich gegenseitig aufheben und in ein labiles Gleichgewicht kommen, von dem aus sie die den biologischen Notwendigkeiten entsprechende, ausgleichende chemische Reaktion annehmen. Der biologische Prozeß ist dem chemischen Verhalten als Ganzheit übergeordnet. — In anderer Art zeigt sich dies, wenn der Organismus sein osmotisches Gleichgewicht dadurch wahrt, daß er mit der Nahrung aufgenommene niedermolekulare, osmotisch stark wirksame Substanzen in hochmolekulare, osmotisch schwach wirksame umwandelt. — Im übrigen kann hier auf diese Zusammenhänge nur in dieser allgemeinen Art eingegangen werden; sie soll nur ein erster Hinweis auf eine ganzheitliche Betrachtung dieser verwickelten Vorgänge sein. — Mir scheint aber, daß die chemische Forschung auch zu einer Schichtung in analoger Art kommt, wie sie hier über das Verhältnis von Wasserorganismus und Luftorganismus vertreten wird, wenn sie zum Beispiel konstatiert, daß die Salze im Blutserum zum Teil in ionisierter, zum Teil in nicht-ionisierter Form vorkommen, und daß nur die ionisierten biologisch aktiv sind. — Ionisierte Lösungen zeigen in bezug auf den osmotischen Druck überhaupt eine weitgehend ähnliche Gesetzmäßigkeit wie die Gase; man könnte sagen: sie spiegeln im Wässerigen die Gesetzmäßigkeit des Luftartigen, bzw. im Wasserorganismus die des Luftorganismus. Eben deswegen können auch die ionisierten Substanzen biologisch aktiv sein, weil sie durch die Ionisierung den Impulsen des im Wasserorganismus wirksamen Astralleibes zugänglich werden.

An der Konstanterhaltung der absoluten Reaktion des Blutes beteiligt sich die Atmung also durch die Regulation des Kohlensäureprozesses, und insofern nehmen wir an dieser Regulation mit unserem Bewußtsein traumhaft teil.

Das Atemzentrum reagiert aber nur auf den Kohlensäuregehalt des Blutes, dagegen nicht auf die durch die anderen Säuren bedingte Veränderung der Reaktion. Diese werden durch die obengenannten Vorgänge der Alkali-Mobilisation, sowie durch die Funktion der *Niere* geregelt, die einerseits die Stoffwechsel-Endprodukte ausscheidet und außerdem je nach der chemischen Situation im Blut einen mehr sauren oder alkalischen Harn abgeben kann. Die Niere bildet also durch ihre Beteiligung an der Konstanterhaltung der absoluten Reaktion im Blute von der Seite des Stoffwechsels her mit der Lunge zusammen eine funktionelle Einheit.

Es wäre aber unnötig, diese allgemein bekannten Dinge hier zu besprechen, wenn sie nicht erwähnt werden müßten, um jetzt auf die eigentliche Problematik der Niere eingehen zu können.

Das Problem der Nierenfunktion

Betrachtet man nämlich die Ergebnisse der Nierenforschung, so kann man sich des Eindrucks nicht erwehren, daß die Niere zu den heute noch am meisten problematischen Organen gehört. Dies liegt offenbar daran, daß sie sich mehr als andere Organe einem Verstehen durch die physikalisch-chemischen Vorstellungen entzieht. Man hat zum Beispiel berechnet, daß im Laufe von 24 Stunden etwa 1500 l Blut die Nieren passieren. Durch einen Vergleich des Sauerstoffgehaltes des arteriellen und venösen Nierenblutes läßt sich nun feststellen, daß der Sauerstoffverbrauch der Nieren ungeheuer groß ist; er entspricht $1/12$ des Gesamt-Ruhe-Umsatzes des ganzen Organismus, während ihr Gewicht nur 0,4% des Körpergewichtes beträgt. Der Sauerstoffverbrauch der Nieren ist damit etwa siebenmal so groß wie der des Skelettmuskels und steht an der Spitze aller Organe überhaupt.

Berechnet man nun andererseits aus einem Vergleich der osmotischen Eigenschaften des Blutes und des daraus abgesonderten Harns die Konzentrationsleistung der Niere, die sogenannte „äußere Nierenarbeit", so ergibt sich, daß diese nur etwa 0,3—1% der von der Niere verbrauchten Energie darstellt. — Nun ist aber das Venenblut der Niere um 0,05 bis 0,1° C wärmer als das Arterienblut, so daß bei der großen Menge des durchfließenden Blutes immerhin von der Niere eine beträchtliche Wärme produziert wird. Wenn man nun auch berücksichtigt, daß die Abscheidung des Harns nicht lediglich durch Filtration zustande kommt, sondern daß dazu eine erhebliche Eigenleistung der Nieren notwendig ist, so bleibt doch auch nach Abzug der dafür gerechneten Wärmemenge offenbar noch ein großer Rest von verbrauchter Energie, über deren Verbleib man bis heute nichts weiß.

Bezeichnend für die Schwierigkeiten, die diese Seite des Problems der Nierenfunktion dem wissenschaftlichen Denken bietet, ist die Tatsache, daß ein Autor die große Wärmeproduktion der Niere als Ausdruck einer „nicht sehr ökonomischen" Art ihrer Arbeit beurteilt — der „Nutzeffekt" der Niere würde nämlich nach obiger Berechnung nur 0,3—1% betragen, während der des Muskels auf 25—30% berechnet wird.

Es ist aber zweifellos unbiologisch gedacht, wenn man die Leistung eines so komplizierten und mit anderen lebenswichtigen Organsystemen innig verbundenen Organs nur aus dem Grunde als unökonomisch betrachtet, weil die energetische Betrachtungsweise nicht ausreicht, die Funktion dieses Organs voll zu erfassen. Was bisher für die Erforschung der Nierenfunktion an exakter Arbeit geleistet wurde, ist in höchstem Maße bewundernswert; wenn es noch nicht zu einem völligen Durchschauen des Problems genügt, so liegt das vielleicht nur an einer Einseitigkeit der Blickrichtung.

Unter diesem Gesichtspunkt scheint es mir wichtig, wenn *Rein* darauf aufmerksam macht, daß die Berechnung der Nierenarbeit auf Grund der durchfließenden Blutmenge insofern eine Willkür sei, als ja der Harn in Wirklichkeit aus der *gesamten Wassermasse* des Körpers abgepreßt werden müsse. Legt man aber diese Annahme zugrunde, so bleibt nichts anderes übrig, als die Nierenfunktion über das Organ hinaus als den ganzen Organismus durchdringend zu denken.

So wird hier die Physiologie durch die Widersprüche der äußeren Beobachtung zu einer Vorstellung gedrängt, die in ihrer Konsequenz doch der ganz andersartigen (weil auf anderer Forschungsart beruhenden) Darstellung Rudolf Steiners entgegenkommt. Denn dies ist ein wesentlicher Punkt in der Darstellung Steiners, daß die Niere nur das äußere Organ einer den ganzen Organismus durchdringenden *Funktion* ist. Indem diese aber von Steiner nicht nur in der Absonderung, sondern ebenso wesentlich auch in ihrer Beteiligung am *Aufbauprozeß* gesehen wird, würde der hohe Sauerstoffverbrauch und die damit zusammenhängende Wärmeproduktion nicht mehr als „unökonomisch", sondern als ein äußerst wichtiger Prozeß in der Ökonomie des Organismus erscheinen: sie hätte ihren Sinn in der Verwandlung der aufgenommenen Nahrungsstoffe zu „empfindungsfähiger Substanz" und in der Durchdringung derselben mit der *Eigenwärme* des Organismus; wir werden auf beides noch zurückkommen.

Mit der Bedeutung der Niere als Wärmeorgan hängt auch ihre ungeheuer große Empfindlichkeit gegen äußere Kälte zusammen — ein Umstand, der in der ärztlichen Praxis allzuhäufig übersehen wird. Eine vorübergehende Durchkältung durch Sitzen auf der kalten Erde (was im übrigen noch nicht einmal zu einer „Erkältung" zu führen braucht) kann unter Umständen schon eine paroxysmale Hämaturie herbeiführen, und ein Glas zu schnell getrunkenen kalten Wassers kann (ohne Vorhandensein eines Steines) bei empfindlichen Menschen eine Nierenkolik auslösen. Daß auch bei sonstigen Nierenerkrankungen häufig Erkältungen als mitwirkende Ursache in Betracht kommen, ist allgemein bekannt.

Rein kommt in seiner Erörterung des Nierenproblems zu dem Schluß: „Weniger als andere Organe läßt sich die Niere als ein isolierter Apparat betrachten. Wie die Lunge mit dem Blute und Kreislauf, so bildet die Niere mit diesen beiden ein unbedingtes Funktionsganzes".

Der Zusammenhang mit dem Blutgefäßsystem ist auch darin gegeben, daß die Nierensekretion bei Erhöhung des *Blutdruckes* steigt und bei Erniedrigung desselben sinkt; von der *Menge* des durch die Nieren fließenden Blutes dagegen ist sie unabhängig. — Auch hierin zeigt sich wieder: die Funktion der Niere entzieht sich jeder quantitativen Betrachtung; sie hängt nicht von dem ab, was unmittelbar materiell mit ihr in Beziehung tritt, sondern von der Dynamik der Prozesse im Organismus als Ganzheit — wie sie sich zum Beispiel im Blutdruck äußert.

Ebenso hängt aber die Größe der Nierensekretion vom äußeren *Luftdruck* ab, der andererseits so auffällig auf unser Bewußtsein wirkt, wie die Störungen desselben in großen Höhen beweisen (Bergkrankheit). Die Niere zeigt sich dadurch als ein stark mit den meteorologischen Prozessen zusammenhängendes Organ, wie wir es oben für den Luftorganismus des Kindes gesehen haben. Und das ist, wie es ja auch für das Kind zutrifft, dadurch möglich, daß die Niere ein stark von dem astralischen Organismus beeinflußtes Organ ist; der Astralleib ist ja das Kräftesystem, das unseren Organismus mit der meteorologischen Umgebung in Verbindung bringt.

Der Zusammenhang der Niere mit dem Astralleib macht auch den Einfluß der Hypophyse auf die Niere verständlich. Das Hormon des Hinterlappens wirkt in dem Sinne auf die Niere, daß der Gesamtenergieumsatz *gesenkt* wird, während gleichzeitig die Konzentration des Harns *ansteigt* und die Harnmenge abnimmt; es wird also dabei die „äußere Nierenarbeit" größer, der Energieverbrauch dagegen kleiner.

Auch nach Infusion von Ringerscher Lösung in die Blutbahn kommt eine Steigerung der Diurese *ohne* Erhöhung des Sauerstoffverbrauchs zustande, während bei Verwendung von Natriumsulfat Steigerung der Diurese und des Sauerstoffverbrauchs parallel gehen.

Diese Beispiele zeigen deutlich, daß die Bedeutung der Niere für den Organismus mit dem Energiebegriff nicht erfaßt werden kann. Wie die Nierenfunktion sich unabhängig von dem osmotischen Druck vollzieht, also den rein physikalischen Bedingungen übergeordnet ist, so wird sie durch die Wirkung, die durch das Hormon des Hypophysen-Hinterlappens ausgeübt wird, in verstärktem Maße in ein neues (das astralische) Kräftefeld eingeschaltet, in welchem die Bedingungen der Gleichung: „Arbeit = Stoffverbrauch" nicht gelten; es geschehen Wirkungen durch übergeordnete Faktoren, die in *diesem* Sinne keine Energie verbrauchen, wie wir es etwa auch beobachten, wenn die Diurese durch psychische Faktoren, durch Steigerung des Luftdrucks oder des Blutdrucks vermehrt wird.

Es würden demnach die drei Organsysteme: Nervensystem, Lunge und Niere in den Wirkungsbereich des Astralleibes fallen. Dies kann natürlich nur insofern gemeint sein, als es sich dabei um drei besonders prägnante, in einer engeren Beziehung zueinander stehende Organe handelt. Eine solche besteht außer in bezug auf das Säure-Basen-Gleichgewicht in ihrem Verhältnis zum Bewußtseinsprozeß.

Durch die Wirkung des Astralleibes auf die Sinnesorgane und das Nervensystem kommt das Bewußtsein von der äußeren Welt zustande; das Empfinden der eigenen Persönlichkeit tritt demgegenüber ganz zurück.

In der Lungenatmung liegt in bezug auf das Verhältnis von Subjekt und Welt ein gewisser Gleichgewichtszustand vor: wir erleben in der Atmung die Luft, und in dem gleichen Maße fühlen wir unser Dasein.

Bevor aber dieses Sich-Selbst-Erleben der Seele durch den Organismus überhaupt zustande kommen kann, muß dieser auch in bezug auf seine Stofflichkeit dafür vorbereitet werden; die aufgenommenen Nahrungsstoffe müssen nicht nur vom Ätherleib belebt, sie müssen auch auf die Stufe der empfindungsfähigen Substanz erhoben, mit anderen Worten vom Astralleib durchorganisiert werden. Denn wenn der Organismus eine leiblich-seelische Ganzheit sein soll, muß der Astralleib auch die ganze Leiblichkeit durchdringen, er muß ganz in die ätherisch-physischen Vorgänge eintauchen; die Stoffe werden durch diese „Durchastralisierung" um eine weitere Stufe verwandelt.

Es handelt sich hier um eine Art der Wirksamkeit des Astralleibes, die derjenigen im Nerven-Sinnes-System vollkommen entgegengesetzt ist. Vom Nerven-Sinnes-System aus wirkt der Astralleib formend und wachmachend; deswegen überwiegen im Gebiete des Nervensystems die abbauenden Wirkungen, und wir werden durch Wachsein müde. Würde der Astralleib in derselben Art im Gebiet des Stoffwechselsystems wirken, wie er es im Nerven-Sinnes-System tut, so müßte auch hier bewußte Wahrnehmung und Abbau die Folge sein. Das ist zum Beispiel der Fall, wenn Schmerzen in diesem Gebiet auftreten. Dann aber handelt es sich um ein abnormes Eingreifen des Astralleibes infolge Erkrankung, das wir möglichst bald zu beheben suchen.

Das hier vorliegende Problem: auch das Stoffwechselsystem mit (unbewußter) Seelenhaftigkeit zu durchdringen, ohne dadurch den Abbauprozeß hineinzutragen, ist im Organismus durch die Funktion der Niere gelöst. Diese wird ja allgemein nur für ein Ausscheidungsorgan gehalten. *Rudolf Steiner* wies aber die Ärzte immer wieder darauf hin, daß dies nur die äußere Seite der Nierenfunktion sei, daß ihr eine andere, allerdings für die heutigen Methoden zunächst schwer erkennbare, „höhere Nierenfunktion" entspreche. Diese sah er darin, daß die Niere die (vom Nervensystem aus formend und abbauend wirkenden) astralischen Strömungen auffängt und sie so umschaltet, daß sie jetzt vom Stoffwechselsystem aus aufbauend wirken. Die Niere ist „in ihrer gasigen Grundlage das Ausstrahlungsorgan für den astralischen Organismus, der nur das Gasige durchsetzt und von da aus mittelbar das Flüssige und Feste im menschlichen Organismus. So daß wir im Nierensystem dasjenige haben, was uns von der organischen Grundlage aus durchsetzt mit Empfindungsfähigkeit, mit Beseeltheit usw., was uns also durchsetzt mit einem astralischen Organismus". (Rudolf Steiner.)

Vom Nierensystem gehen nach Rudolf Steiners Darstellung „radiale Strahlen" aus, von denen die von den Stoffwechselorganen schon vorbereiteten Stoffe ergriffen und dem Nerven-Sinnes-System entgegengetragen werden, von dem die „gestaltenden, formgebenden Prozesse" ausgehen. Durch das Zusammenwirken dieser beiden (übersinnlichen) Prozesse entsteht der physische Organismus.

Eine solche Betrachtung der Nierenfunktion wird dem heutigen Denken wahrscheinlich zunächst phantastisch erscheinen. Das liegt aber nur daran, daß wir uns gewöhnt haben, die physiologischen Vorgänge ausschließlich mit den aus Chemie und Physik geläufigen Begriffen verstehen zu wollen. Alle physiologischen Vorgänge sind jedoch autonome Ganzheitsprozesse, denen sich die chemischen Prozesse unterordnen. Hat man einmal die Autonomie der Ganzheitsprozesse erkannt, so besteht eigentlich kein Grund, angesichts der angeführten Befunde aus der heutigen Nierenforschung eine Nachprüfung der Angaben Rudolf Steiners über die Aufgabe der Niere im Aufbauprozeß abzulehnen. — Daß zum Beispiel die Niere Synthesen vollziehen kann, hat die neuere Forschung über die Bildung der Harnsäure bei den Vögeln gezeigt. „Die Harnsäuresynthese im Vogelorganismus ist nach Schuler und Reindel eigentlich eine Purinsynthese, und erst die Niere wandelt das Purin oxydativ in Harnsäure um" (Lehnartz). Die Niere kann unter Umständen aber auch das Purin synthetisieren. — Im allgemeinen wird indes die Harnsäure durch das Zusammenwirken von *Leber* und *Niere* gebildet*).

Nun ist dies zwar — äußerlich gesehen — eine Synthese im Interesse der Entgiftung der Schlacken des Eiweißstoffwechsels; sie zeigt aber doch, daß die Niere nicht *nur* Ausscheidungsorgan ist, sondern daß sie an den auszuscheidenden Stoffen vorher synthetische Prozesse vollzieht. — Wäre es nicht denkbar, daß die Bildung und Abscheidung der Harnsäure bzw. des Harnstoffs (also für den Organismus unbrauchbarer Substanzen) nur das Negativ des von Rudolf Steiner gemeinten Aufbauprozesses sind? Denn warum sollte zum Beispiel der Vogelorganismus noch eine komplizierte Synthese an einem Stoff vollziehen, wenn dieser nur abgeschieden werden soll?

Der Hinweis Rudolf Steiners, daß die „höhere Nierenfunktion" dazu diene, die Stoffe und den Organismus mit Empfindungsfähigkeit zu durchdringen, läßt daran denken, daß die Niere in Zusammenhang mit der Leber an der Synthese der für den höheren Organismus spezifischen Substanzen beteiligt sei, wie des *Cholesterins,* das im Körper der Tiere und des Menschen allgemein verbreitet

---

*) Die entnervte Niere sondert 4—5mal soviel Harn ab wie die normale, aber einen sehr verdünnten. Sie verhält sich also so, als ob sie ein selbständiges Organ wäre, und berücksichtigt nicht den Zusammenhang mit dem ganzen Organismus, weil sie ihn nicht „wahrnimmt". Dieser Zusammenhang wird ihr durch das Nervensystem, bzw. den von ihm aus wirkenden Astralleib vermittelt. — Auch in der Niere wirkt der Astralleib, wie im Gebiet des Zentralnervensystems, „konzentrierend".

ist. Dieses ist zum Beispiel für die Abdichtung der Zellwände, also für die Heraussonderung der Zelle aus dem Flüssigen, vor allem aber für den Aufbau des Gehirns und Nervensystems, von größter Wichtigkeit. — In diesen Zusammenhängen zeigt sich die Beziehung dieser Substanz zu der Funktion des Astralleibes.

Cholesterin findet sich im Blut in konstanter Menge. (Cholesterin-Spiegel.) Besonders reichlich ist es in der Nebenniere, im Gehirn, in der Haut und im Ovar enthalten. Durch seine chemische Struktur zeigt es Beziehungen zu den Sexualhormonen, sowie zu den Gallensäuren und zum Vitamin D, womit sein Vorkommen in der Haut zusammenhängen dürfte. Es scheint die gemeinsame Ausgangssubstanz für verschiedenste organische Substanzen von höchster biologischer Wichtigkeit zu sein. — Durch alle diese Beziehungen wird man dazu geführt, das Cholesterin und die verwandten Stoffe in Zusammenhang zu sehen mit der oben besprochenen „höheren Nierenfunktion".

Vermutlich wird die Einbeziehung pathologischer Vorgänge die Rolle der Nierenfunktion in dem oben dargelegten Sinne weiter klären. Ich erinnere hier an die sogenannte „Renale Rachitis", die gelegentlich bei Kindern, die an Schrumpfniere leiden, beobachtet wird. Dabei treten Knochenveränderungen auf, die im Röntgenbild wie auch histologisch von der echten Rachitis nicht zu unterscheiden sind. Mangel an Vitamin D wie an Phosphor liegt nicht vor; darauf hinzielende Therapie versagt. — Der Organismus kann also den Knochenaufbau nicht vollziehen, obwohl die Bausteine vorhanden sind. Aber auch der Aufbau des Gesamtorganismus versagt; die Kinder bleiben Zwerge und gehen schließlich an Uraemie zugrunde. — Dies wäre also ein Beispiel für eine Störung des *gesamten Aufbauprozesses* infolge *Versagens der Niere.* — Auch die Störungen im Cholesterin-Stoffwechsel (insbesondere bei Nieren- und Lebererkrankungen) wären hier zu beachten.

Die Tatsache, daß die Nebennieren den höchsten Gehalt an Cholesterin (wie auch an anderen Lipoiden) aufweisen, scheint mir in dieselbe Richtung zu deuten. Denn die anatomische Lage der Nebennieren unmittelbar am oberen Pol der Nieren sollte an einen inneren Zusammenhang dieser beiden Organe denken lassen. Die Vermutung liegt nahe, daß die Nebenniere die Aufgabe hat, die oben geschilderte „höhere Nierenfunktion" in das Blut überzuführen, mit anderen Worten, die astralische Strahlung der Niere in den Bereich der Ich-Organisation hereinzuholen. —

Jedenfalls ist in diesem Zusammenhang bemerkenswert, daß der tierische wie der menschliche Organismus nicht auf die Zufuhr von Cholesterin mit der Nahrung angewiesen sind, sondern es selber synthetisieren können.

Die Nebenniere

Der Bau der Nebenniere ist insofern auffallend, als ihre Rinde aus dem mittleren Keimblatt (Mesoderm) abstammt; das Mark dagegen hat den gleichen Ursprung wie der Sympathikus und stammt vom äußeren Keimblatt. Aus dieser umgekehrten Schichtung kann man den vor sich gegangenen Prozeß der Umschaltung der Wirkung ablesen: sie wird dadurch aus einer (dem Ektoderm entsprechenden) peripher-abbauenden in eine zentral-aufbauende verwandelt.

Die Nebenniere gehört zu den für den Warmblüter unbedingt lebenswichtigen Organen; ihre operative Entfernung zieht unter rapidem Verfall der Muskelkraft, Abnahme aller geistigen Funktionen und Darniederliegen der Verdauungstätigkeit den baldigen Tod nach sich. Aber auch das allmähliche Versagen der Nebenniere bei Addisonscher Erkrankung mit den Symptomen der gesteigerten körperlichen wie geistigen Ermüdbarkeit, zunehmender Energielosigkeit und vielseitigen Störungen des Stoffwechsels (neben der bekannten Bronzefärbung der Haut) weist auf die umfassende Bedeutung dieser Drüse für den ganzen Organismus hin. —

Wir wollen zunächst auf die von der *Nebennieren-Rinde* ausgehenden Wirkungen eingehen. Ihre Steroide sind es, die der Ermüdung (insbesondere der Muskulatur) entgegenwirken und beim Streß den Körper schützen. In beiden Fällen handelt es sich darum, den Organismus vor zu stark abbauenden Wirkungen zu schützen bzw. diese wieder auszugleichen. Wie wir oben sahen, entsteht Ermüdung durch das Eingreifen des Astralleibes auf dem Wege des Sinnes-Nerven-Systems. Hier zeigt sich, daß die Nebennieren-Rinde diesem abbauenden Eingreifen auf dem Wege des Stoffwechsels entgegenwirkt.

Adrenalin, das Sekret der *Marksubstanz*, erhöht bekanntlich in größeren Dosen den Blutdruck, indem es die Blutgefäße zu stärkerer Kontraktion bringt; es wirkt in mancher Beziehung ähnlich wie Reizung des Sympathikus. Außerdem veranlaßt es die Leber zur Ausschüttung von Zucker in die Blutbahn und reguliert so zusammen mit dem Insulin, seinem Antagonisten, den Blutzuckerspiegel. — Nun besteht aber die interessante Tatsache, daß ein tätiger Muskel auf die unter physiologischen Bedingungen von der Nebenniere abgegebenen Mengen von Adrenalin nicht mit Gefäßverengerung reagiert, während dies in *ruhenden* Gebieten geschieht.

Das Nebennieren-Mark wirkt also in dem Sinne, daß es durch seine Absonderung den Zustrom des Blutes in *die* Gebiete fördert, die durch stärkere Inanspruchnahme seiner am meisten bedürfen, während die ruhenden Gebiete entsprechend weniger erhalten. Adrenalin macht also durch die regulierende Funktion

eine intensivere willkürliche Muskelanstrengung überhaupt erst möglich. Diese Wirkung geht nicht über nervöse Zentralstellen, sie ist rein peripher. —
Wir haben in der Nebenniere also ein Organ, das sozusagen von der Stoffwechselseite her die willkürliche Tätigkeit des Menschen „spiegelt", allerdings nicht bildlich, sondern stofflich. Im Kopf entwickelt der Mensch Willens*vorstellungen*, die Nebenniere erfüllt diese gewissermaßen mit Willens*substanz*; der Kopf stellt in der Vorstellung eine Art Negativ der Bewegung her, die Nebenniere ermöglicht die Umwandlung desselben zu einer positiven Realität. — Vermutlich steht auch die Wirkung auf den Zuckerspiegel des Blutes mit der eben geschilderten Bedeutung der Nebenniere in Zusammenhang.
Andererseits finden alle diese Prozesse des Stoffwechselsystems ihre Ergänzung und ihr Gegenspiel in der zwischen oberem und mittlerem Organismus gelagerten Schilddrüse.

Die Schilddrüse

Daß die Thyreoidea die Durchatmung des Organismus auf dem Wege des Stoffwechsels bewirkt, geht aus den Erscheinungen hervor, die man bei Ausfall der Drüse (nach Operation oder bei angeborenem Mangel) beobachten kann. — Zunächst fällt auf, daß der Organismus Wasser speichert und es nur träge ausscheidet. Der Wasserorganismus macht sich also zu selbständig: der Ätherleib zieht Wasser an und hält es energisch fest. Und weil der Luftorganismus nicht richtig in den Wasserorganismus hineinorganisiert wird, staut er sich in Form von Blähungen im Bauch. Der Gesamt-Stoffwechsel erscheint vermindert, der Sauerstoffverbrauch ist reduziert. Gerade daran sieht man, daß die Versorgung des Organismus mit Sauerstoff durch die Lunge allein nicht genügt, um einen genügenden Stoffwechsel im Organismus herbeizuführen; der Organismus muß von der stofflichen Seite her für das Eingreifen des Sauerstoffes vorbereitet werden, und das tut das Sekret der Schilddrüse.
Die Herabsetzung des Stoffwechsels bei Schilddrüsenmangel zeigt sich auch darin, daß die Stickstoffausscheidung ungenügend ist und daß Kohlehydrate gespeichert werden. Schließlich leidet der Stoffwechsel so stark, daß die Temperatur herabgesetzt und mangelhaft reguliert wird, und daß infolge mangelhafter Blutbildung Anaemie eintritt. Im heranwachsenden Alter befindliche Organismen bleiben im Wachstum stark zurück, und der Verknöcherungsprozeß ist mangelhaft. Die Keimdrüsen bleiben klein, Impotenz und Unfruchtbarkeit sind die Begleiterscheinungen; der Thymus dagegen, das Organ des Jugend-

alters, bleibt groß. Beim Menschen fällt besonders auf, daß die Intelligenz sich nur äußerst mangelhaft entwickelt — alles Erscheinungen, wie wir sie unter dem Bilde des Kretins zusammengefaßt in Erinnerung haben.

Alle diese Symptome aber verschwinden in kurzer Zeit, wenn der Patient Schilddrüsen-Substanz zu sich nimmt: aus dem häßlichen, idiotischen Kretin wird ein vernünftiger, wohlgeformter Mensch. Gerade an diesem Phänomen kann man sehen, daß „Atmung" mehr bedeutet als „Sauerstoff aufnehmen", daß wir uns auf dem Wege der Atmung mit Kräften durchdringen, die aus dem unförmlichen Klumpen erst die menschliche Gestalt herausplastizieren. Eben diese Kräfte meinen wir, wenn wir von Astralleib oder Seelenleib sprechen. — Die Schilddrüse ist das Organ, das die Verbindung der astralischen Kräfte mit dem Stoffwechselsystem regelt. Auch hier muß ein Gleichgewichtszustand hergestellt werden. Schießen die astralischen Kräfte (zum Beispiel infolge von Aufregungen) zu stark und zu plötzlich in den Organismus hinein, wird die Thyreoidea gewissermaßen von ihnen überrannt, so treten die krankhaften Erscheinungen und Zerstörungen auf, wie wir sie bei der Basedow-Erkrankung sehen.

Von einer solchen Auffassung der Nierenfunktion aus, die sie in Parallele setzt zu der des Nervensystems und der Atmung, durch die sie geradezu als Atmungs- und „Bewußtseins"-Organ für den Stoffwechselorganismus erscheint, bekommt ein Blick auf die *Entwicklungsgeschichte der Niere* erhöhtes Interesse.
Die Entwicklung der Niere während der Embryonalzeit vollzieht sich in drei Epochen, die jeweils, wie *Clara* sagt, einen anderen „Baustil" zeigen. — Bei den niedersten Wirbeltieren bildet sich nur die „Vorniere", ein im Verhältnis zu den späteren Formen nur sehr wenig umfangreiches und leistungsfähiges Organ. Bei Fischen und Amphibien wird zuerst auch die Vorniere angelegt, die dann aber von der „Urniere" abgelöst wird. — Bei den Amnioten (Reptilien, Vögeln und Säugetieren) werden Vorniere und Urniere nur in der Embryonalzeit angelegt, an deren Stelle dann als endgültiges Ausscheidungsorgan die bleibende, eigentliche Niere tritt.
Während der Entwicklung derselben vollziehen sich nun drei bedeutsame Änderungen im „Baustil":
1. wird die Zahl der Ausscheidungsorgane (Nephrone) ins Ungeheure vermehrt; während es deren in der Vorniere auf jeder Seite höchstens 40 gibt, sind in einer bleibenden Niere etwa eine Million vorhanden.
2. Während Vorniere und Urniere den Körpersegmenten entsprechend angeordnet sind, und sich die Urniere fast durch den ganzen embryonalen Organismus erstreckt, also offenbar ein mit dem *ganzen* Organismus in inniger und direkter Beziehung stehendes Organ darstellte, ist die bleibende Niere trotz Vervielfältigung ihrer Nephrone ein stark konzentriertes Organ.
Die 3., besonders charakteristische Änderung des Baustils besteht darin, daß eine allmähliche Abwärtswanderung des Organs von der Kopfregion zur unteren Bauchregion stattfindet. Während die Vorniere sich noch oberhalb des ersten Halssegmentes, also in

der Nähe der Kiemenanlage befindet, liegt die Urniere bereits tiefer, und die eigentliche Niere wird ursprünglich in der Region der oberen Lendenwirbelsäule angelegt, steigt aber dann in der zweiten Hälfte des Embryonallebens weiter herauf. Infolge des Wachstums des Organismus scheinen die Nieren auch nach der Geburt noch aufzusteigen, doch kommt das nur durch die stärkere Streckung des unteren Organismus zustande.

Die Niere macht also in ihrer Entwicklung, zugleich mit einer Metamorphose ihrer Gestalt, eine deutliche Abwärtsbewegung durch; während sie ursprünglich in der Nähe der Kopfregion beginnt, liegt sie heute im Gebiet des Stoffwechselsystems. Man kann darin einen Ausdruck für die im Laufe der Entwicklung immer tiefer eingreifende „Durchastralisierung" des Organismus sehen und zugleich ein stärkeres Hervortreten des Prinzips der Differenzierung und der Polarität im Baustil des Organismus: es wird durch diese Entwicklung ein größeres „Potentialgefälle" zwischen den Organen des Nerven-Sinnes-Systems und der Niere geschaffen, was für die Entwicklung des Bewußtseins zweifellos von großer Bedeutung ist.

Die Wärme und der Wärmeorganismus
Wärme — Bewegung — Leben

Die Wärme ist dasjenige unter den Naturelementen, das Bewegung in alle anderen hineinbringt. Die Wärmewelle, die, den Lauf der Sonne begleitend, die Erde täglich umkreist, wird von Erde, Wasser und Luft in verschiedenem Maße aufgenommen und gespeichert. Überall wohin sie dringt, bringt sie das Ruhende in Bewegung: das Eis schmilzt, das Wasser verdunstet, die Luft gerät ins Strömen. Was wir im vorigen Kapitel als Rolle der Luft im Naturgeschehen betrachtet haben, ist mittelbar zum großen Teil Wirkung der Wärme. — Physikalisch gesprochen: die Wärme bewirkt den Übergang eines Aggregatzustandes in den andern.

Am Anfang aller Kultur steht die Kunst, mit Hilfe des Feuers die Elemente zu beherrschen; das Schmieden und Gießen des Eisens ermöglichte den Übergang zur Technik. Die Beherrschung des Feuers wurde deswegen immer als das spezifisch Menschliche, als eine Gabe der Götter selbst angesehen.

Feuer — wir sagen dafür Wärme — wurde von den Alten als ein besonderes Element betrachtet. Die mechanische Wärmetheorie hat sie dieser Würde enthoben und sie den Erscheinungsformen der Bewegung untergeordnet. Dies mag für die Physik und die Zwecke der Technik notwendig sein; das qualitative Phänomen der Wärme bleibt trotzdem für die Sinneswahrnehmung als etwas besonderes *neben* der Bewegung bestehen.

Und im Bereich der Biologie hat die Erkenntnis der Physik: Bewegung läßt sich in Wärme umwandeln, Wärme in Bewegung (wobei wir die hier in Betracht kommenden Einzelheiten unberücksichtigt lassen) nur eine sehr eingeschränkte Gültigkeit. Gewiß kann man sich durch Bewegung erwärmen, aber Erwärmung des Organismus von außen veranlaßt nur den Kaltblüter zur Bewegung, beim Warmblüter bewirkt sie das Gegenteil. Wir können auch den Nahrungsbedarf in Kalorien angeben, aber wesentliche Gesichtspunkte bleiben dabei unberücksichtigt.

Vor allem aber tritt die Sonderstellung des Lebensprozesses deutlich zutage, wenn wir die Entwicklung des höheren (warmblütigen) Organismus betrachten. Jede Bauersfrau weiß, daß das Ausschlüpfen der Kücken gefährdet ist, wenn die Bebrütung längere Zeit unterbrochen wird. — Experimente von *L. W. Smith*[*]) ergaben, daß Erhöhung oder Herabsetzung der optimalen Bebrütungstemperatur (36—40° C) eine Verzögerung des Ausschlüpfens bis zu acht Tagen bewirkt. Bei weiterer Herabsetzung sterben die Kücken bald nach dem Ausschlüpfen oder werden überhaupt nicht lebensfähig. Niemand wird angesichts dieser Tatsache auf den Gedanken kommen, man würde bei diesen Tieren den Mangel an Wärme während der Embryonalentwicklung durch mechanische Wärmeentwicklung, etwa Massage, ausgleichen können — wie einem auch die Kenntnis des „mechanischen Wärmeäquivalents" für das Verständnis der Zusammenhänge nicht hilft, wenn nach den Beobachtungen von L. W. Smith bei Kücken, die während der Bebrütung vorübergehend unterkühlt und dann normal weiter bebrütet wurden, sich Mißbildungen wie Ektopie (Ausstülpung) des Herzens und Stummelbildungen an den Extremitäten zeigten. (Daß übrigens gerade das Herz von dem Mangel an Wärme in dem Sinne betroffen wird, daß es sich dem werdenden Organismus nicht richtig eingliedern kann, weist auf den besonderen Zusammenhang gerade dieses Organs mit dem Wärmeprozeß hin, der ja im Blutgefäßsystem sein Zentralorgan hat.)

Vielmehr zeigt sich hier deutlich: Wärme ist für den Organismus nicht ein Nebenprodukt des Stoffwechsels — sie ist eine Grundvorausetzung seiner Entstehung; er braucht zu seiner Entwicklung nicht nur organische Substanz, Wasser und Sauerstoff, sondern ebenso notwendig *Wärme*. Sie gehört zu den elementaren Bedingungen des Lebens, und insofern muß man sie im biologischen Sinne zu den „Elementen" rechnen. (Im Kapitel über das Licht wird zu zeigen sein, daß sie im Bereich des Organischen zu den „Bildekräften" des Ätherleibes gehört.)

---

*) Temperature Factors in Cancer and Embryonal Cell Growth, L. W. Shmith, und Temple Fay, Philadelphia. The Journ. AMA 1939, Bd. 113/653. — Zitiert nach Materia Medica Nordmark, Hamburg.

Die Pflanzen sind in ihren Ansprüchen an die Wärme sehr verschieden: vom Polarkreis bis zum Äquator passen sie sich den wechselnden Bedingungen an. Ihre Wärmeproduktion ist im Bereich der Blätter sehr gering, in den Blüten oftmals erstaunlich hoch. In beiden Fällen aber scheint die Wärmeproduktion für die Pflanze selbst keine biologische Bedeutung zu haben; sie verströmt in die Umgebung.

Im Tierreich können wir eine fortschreitende Entwicklung vom kaltblütigen bis zum ausgesprochen warmblütigen beobachten, und es kann keine Frage sein, daß der Warmblüter die höchste Entwicklung des organischen Lebens zeigt. Diese ist gerade dadurch möglich, daß außer den anderen Elementen die Wärme nicht nur als Begleiterscheinung des Lebensprozesses auftritt, sondern eine eigene, bei den höchsten Formen beherrschende Stellung im organischen Geschehen einnimmt. Alle Prozesse des höheren Organismus werden vom Wärmeprozeß durchdrungen; alle Lebensprozesse sind nicht nur zugleich Wärmeprozesse, sondern werden von ihnen bestimmt. Ohne ein ganz bestimmtes „Wärme-Niveau" kann der höhere Organismus nicht existieren. Viele Fermente entfalten ihre optimale Wirkung nur bei normaler Körpertemperatur. Und auch innerhalb der Organe gehen Intensität des Lebens- und des Wärmeprozesses parallel; wo der Lebensprozeß im Festwerden erstarrt, wie in den Zähnen, Knochen, Sehnen usw., muß auch die Wärmeproduktion sinken, während sie in den Organen mit dem intensivsten Leben am höchsten ist.

In demselben Sinn, wie wir von einem Wasser- und Luftorganismus sprechen, können wir deswegen auch die Wärme als einen Organismus betrachten.

Der Wärmeorganismus

Der warmblütige Organismus unterscheidet sich dadurch von dem kaltblütigen, daß er seinen Wärmeprozeß auf einem konstanten Niveau hält. Der Kaltblüter produziert durch seinen Stoffwechsel auch Wärme, aber er ist in bezug auf den Wärmegrad seines Organismus doch auf die Außenwelt angewiesen und erreicht nur eine wenig höhere Temperatur als diese. Und wie in seiner Umgebung die Wärme steigt und fällt, so durchdringt sie auch seinen Organismus. Vergegenwärtigt man sich das einmal ganz lebendig, so lernt man erst das Staunen über die merkwürdige Tatsache: in der umgebenden, im extremen Fall zwischen $+60$ und $-60°$ C auf- und abwogenden Wärme erzeugt der Warmblüter durch seinen Organismus einen Raum von gleichmäßiger Temperatur. Er trägt diesen einheitlichen Wärmeraum durch die wechselnde Umgebung hindurch und wird erst dadurch eine *Welt für sich*, ein Mikrokosmos. Natürlich steht er mit dem umgebenden Raume in ständiger Verbindung, denn er gibt fortwährend Wärme an ihn ab. Die Grenzen des Wärmeorganimus sind deswegen nicht so scharf wie die des physischen Leibes, aber doch besteht ein ziemlich schroffer Abfall der Körpertemperatur gegen die Umgebung. Beim Menschen zum Beispiel beträgt die Wärme im rechten Herzen 38,8° bei 15° Lufttemperatur, auf der Haut nur 32,0°, und erst etwa 4 cm unter der Haut dürfen wir die mittlere Temperatur von 37° erwarten. In geringer Entfernung von der Haut geht natürlich die Wärme des Organismus in die der Außenwelt über. Hier löst sich der Wärmeorganismus fortwährend in die Umwelt auf. Notwendigerweise muß er fortwährend vom Innern her neu gebildet werden. Dieser „Wärmewechsel" ist für ihn ebenso charakteristisch, wie für den festen Organismus der „Stoffwechsel".

Die Differenzierung des Wärmeorganismus und das zentrale Wärmeerlebnis

Die Wärme des Organismus wird von ihm selbst durch Umwandlungs- und Verbrennungsprozesse im Stoffwechsel erzeugt; sie kann ihm nicht direkt von außen zugeführt werden. Der Organismus verhält sich also der Wärme gegenüber wie zu den Stoffen, die er als Nahrung aufnimmt: er kann nur das sich eingliedern, was die Eigengesetzlichkeit seiner Organisation angenommen hat. Äußerlich zugeführte Wärme kann der Körper sich nicht einorganisieren. — Und alle von außen aufgenommenen Stoffe müssen durch den Wärmeorganismus durchgehen, bevor sie dem Organismus eingegliedert werden können. Indem der Organismus aus den Nahrungsstoffen Wärme entwickelt, vollführt er die Umkehrung des Prozesses, durch den sie sich unter dem Einfluß der Sonnenwirksamkeit gebildet haben. (Die technische Erzeugung von Wärme durch Verbrennung von Kohle ist nur eine unvollkommene Nachbildung des organischen Vorganges.)

Unter den Wärmequellen des Organismus steht die Leber an erster Stelle. Auch die Niere produziert, wie wir gesehen haben, eine erhebliche Wärmemenge, und dasselbe gilt von allen Stoffwechselorganen wie auch den Muskeln, während Knochen, Sehnen und Nerven für die Wärmeproduktion kaum in Betracht kommen.

So wird begreiflich, daß der Organismus im Gebiet des Stoffwechselsystems ein höheres Wärmeniveau hat als im Gebiet des Sinnes-Nerven-Systems. Die in diesen Systemen zum Ausdruck kommende Polarität des menschlichen Organismus bringt es mit sich, daß das Blut der aus dem Stoffwechselsystem heraufkommenden Vena cava inferior eine um etwa 1,4—1,6° höhere Temperatur zeigt als das in der von oben kommenden Vena cava superior. Im Vorhof des rechten Herzens stoßen die beiden Blutströme mit dieser erheblichen Temperaturdifferenz aufeinander. Wenn wir diese Temperaturdifferenz auch nicht bewußt wahrnehmen, so ist sie doch zweifellos für unser Gesamt-Lebensgefühl*), dessen zentrales Organ das Herz ist, nicht ohne Bedeutung. (Vergl. „Lebenssinn".) — Auch hier ergibt sich die bereits erwähnte innere Beziehung des Herzens zum Wärme-Organismus.

Für das Zustandekommen des inneren Wärmeerlebnisses ist außerdem die Tatsache zu beachten, daß das Herz auf beiden Seiten fast ganz von den Lungenflügeln umschlossen ist, und daß die Temperatur im Innern der Lunge nur 35,2—35,6° beträgt, also um mehrere Grade niedriger ist, als die höchste Bluttemperatur. Das Blut wird deswegen auf seinem Lauf durch die Lunge etwas abgekühlt, so daß es (nach Cl. Bernard) im linken Herzen um 0,2° kühler ist als im rechten. Im Herzen selber wird es durch die bei der Tätigkeit desselben entwickelte Wärme wieder um 0,1° erwärmt.

Durch die Lungen wird also das Herz von einem Raum mit niederer Temperatur umgeben, die durch den Zusammenhang dieses Organs mit der Außenwelt bedingt ist. Dadurch wird der Wärmeprozeß des Herzens als Ganzes in gewisser Weise unmittelbar mit dem der Außenwelt in Beziehung gesetzt, wie dies andererseits für den ganzen Organismus durch die Haut geschieht**).

Das innere Wärme-Erlebnis beruht also auf dem unbewußten Wahrnehmen von Wärmedifferenzen. Diese bestehen

1. im rechten Herzen zwischen oberem und unterem Venenblut; im linken zwischen zuströmendem und abströmendem Blut; schließlich zwischen rechtem und linkem Herzen im Ganzen. Im Herzen, das die Gesamtgliederung des Organismus nach oben — unten, rechts — links in konzentrierter Weise wiederholt, ist also auch der Wärme-Organismus in demselben Sinne gegliedert.

---

*) Die nordische Mythologie schildert das innere Erlebnis dieser Polarität in dem Bilde der zwölf Eisströme, die dem „Niflheim" entspringen, im Gegensatz zu dem feurigen Strom, der aus „Muspelheim" (dem Stoffwechselsystem) aufsteigt.
**) Die Bildung einer anschaulichen Vorstellung von dieser Topographie des Wärme-Organismus wird erleichtert, wenn man die Temperatur in ein Körperschema einträgt.

2. Der Wärmeraum des Herzens wird als ganzer von dem kühleren Lungenraum umgeben.
3. Der Lungenraum ist eingeschlossen von der Wärme des Gesamt-Organismus, der durch die Haut mit der Wärme der Außenwelt in Beziehung steht; hier kommt das „äußere Wärme-Erlebnis" zustande.

Die Temperatur der Haut steigt und fällt mit der Außentemperatur; dies beruht jedoch nicht etwa auf einer Fortsetzung des äußeren Wärmeprozesses in den Organismus, sondern im Gegenteil auf den Regulationsvorgängen, durch die sich der Wärme-Organismus als Ganzheit gegenüber der Außenwelt behauptet.

Die Temperatur der Haut ist über Muskeln wärmer als über Knochen und Sehnen, und wie der dänische Forscher *Joh. Ipsen**) feststellte, ist sie im Ganzen an der oberen Hälfte des Organismus höher als an der unteren. Er fand an

Stirn	ca. 35°
Thorax	ca. 33 —34°
Oberarm	31,3—33,2°
Fuß	33,7—34,6°.

In der letzten Zeit wurden Versuche angestellt, bei denen erstaunliche Differenzen zwischen Körperschale und Innentemperatur gemessen wurden. So hat man in der Art. brachialis Temperaturen bis zu 21° C gemessen. Auf Abkühlung reagiert der Wärmeorganismus sinnvoll durch Drosselung der peripheren Durchblutung oder Erhöhung des Stoffwechsels. Ziel dieser Regulationen ist immer die Erhaltung einer konstanten Temperatur im Körperinnern. Der Schwerpunkt der Wärmebildung liegt im unteren Menschen, in der Anhäufung der Muskulatur, während die Abgabe vor allem an der riesigen Lungenoberfläche erfolgt.

Demnach würde sich ergeben, daß im Innern des Organismus die Temperatur des unteren, an der Peripherie die des oberen Menschen höher ist. **Dies hängt offenbar damit zusammen, daß die Wärme im unteren Organismus in stärkerem Maße gebildet, im oberen mehr an die Außenwelt abgegeben wird. Es besteht also ein Wärmestrom von unten — innen nach oben — außen.**

Im Gebiet des Kopfes müssen die hier auf engem Raum zusammenliegenden, in bezug auf Wärmeproduktion und Wärmekapazität verschiedenartigen Organe (Knochen, Sinnesorgane, Nerven, Drüsen, Blutgefäße, Liquor, Lufträume) notwendigerweise eine sehr differenzierte Struktur des Wärmeorganismus bedingen.

---

*) *J. Ipsen:* Hauttemperaturen. G. Thieme, Leipzig 1936. (Deutsche Übersetzung.) — Ein von echt hippokratischem Geiste durchdrungenes Buch!

Durch die Kugelform des menschlichen Kopfes, der somit die kleinstmögliche Oberfläche hat, wird dieser Differenzierung, die sich im Innern abspielt, entgegengekommen, indem am Kopfe die Wärmeabgabe nach außen auf das kleinste mögliche Maß beschränkt ist, was beim Tier durch dessen andere Kopfform nicht der Fall ist.

Die verschiedenen Gewebe des Organismus benötigen in verschiedenem Grade Wärme, um eine bestimmte Temperatur zu halten. Am meisten braucht hierzu das Wasser; seine „spezifische Wärme" wird = 1 gesetzt. Stark wasserhaltige Gewebe stehen dem nahe, während die anderen Gewebe durchweg eine kleinere Wärmemenge bis zum Erreichen einer bestimmten Temperatur aufnehmen, das heißt ihre spezifische Wärme ist geringer als die des Wassers. Sie beträgt zum Beispiel für kompakten Knochen 0,3 für spongiösen Knochen 0,71, für Fettgewebe 0,712, für die übrigen Teile des Körpers 0,825—0,946 und ist somit für den ganzen Organismus kleiner als für Wasser. Daraus ergibt sich, daß auch der Verbrauch an Wärme in den einzelnen Organen ein ganz verschiedener sein muß, und das hat ein fortwährendes Strömen der Wärme innerhalb des Organismus selber zur Folge. Indem das Knochensystem zum Beispiel viel weniger Wärme aufnimmt als stark wasserhaltige Organe, wird der Wärmestrom von ihm fortwährend zurückgewiesen; das Knochensystem wird gewissermaßen aus dem Wärme-Organismus ausgespart.

Die Regulationsvorgänge des Wärmeorganismus

Trotz der mannigfaltigen Bedingungen der Wärmeabgabe, die hauptsächlich infolge der Veränderlichkeit der Lufttemperatur schwankt, und der ebenfalls dauernd schwankenden Wärmeproduktion (jede Mahlzeit und jede Bewegung steigern sie) hält der Organismus seine Eigentemperatur auf einer konstanten Höhe. Dies ist ihm möglich durch ein äußerst vielseitiges System von Wärmeregulationen.

An erster Stelle steht hier das *Blutsystem* mit den *Hautkapillaren,* die je nach Bedarf erweitert werden (wodurch Wärme vom Blut in verstärktem Maße abgegeben wird) oder sich verengern und dadurch die Wärmeabgabe vermindern. Diese wunderbare Einrichtung des menschlichen Organismus verdient eine genauere Betrachtung. *Ipsen* bemerkt dazu: „Eine der wesentlichsten physiologischen Aufgaben der menschlichen Haut ist die Regulierung der Wärmeabgabe. Es scheint, als ob der Mensch in dieser Hinsicht in einem gewissen Grade eine Sonderstellung innerhalb des Tierreiches einnimmt. Die meisten anderen Warmblüter verfügen außerdem über eine Decke von Haar oder Federn, aber wenn auch der Mensch in den gemäßigten Ländern darauf angewiesen ist, diese Decke durch Kleider zu ersetzen, so ist die Wärmeregulierung jedenfalls ursprünglich der Haut überlassen. Der Bau der Haut im menschlichen Körper ist deshalb auch im wesentlichen auf diese Aufgabe eingestellt. Es wird zweckmäßig sein, die anatomischen Verhältnisse der Haut durchzugehen, welche die Wärmeregulierung bedingen.

Auf den Muskeln liegt eine Schicht mit relativ schlechter Wärmeleitung, die Fettschicht. Aber über dieser Fettschicht enthält die Cutis eine reichlich durchblutete Schicht. Wenn man alle Blutzufuhr zur Haut absperren würde, würde wegen der Dicke der Fettschicht nur eine relativ geringe Menge der im Körper gebildeten Wärme durch Leitung aus der Tiefe abgegeben werden können. Wenn aber die Haut mit schnell strömendem Blut gefüllt wird, verändern sich die Verhältnisse vollständig, weil dieses Blut so dicht an die freie Oberfläche herankommt, daß es eine recht bedeutende Menge von seiner Wärme abzugeben vermag. Und gerade dadurch, daß sich dieses Blutgefäßnetz an der Oberfläche mehr oder weniger öffnet oder schließt, geht die Wärmeregulierung vor sich. — An den meisten Stellen (zum Beispiel Extremitäten) verlaufen die Arterien schräg durch die Fettschicht zur Oberfläche. Wo aber ein bedeutender Druck entstehen kann, zum Beispiel am Gesäß und an der Fußsohle, verlaufen die Arterien senkrecht zur Oberfläche."

Also auch in den Bau und Verlauf der Arterien ist die Beanspruchung (um den Ausdruck von *Braus* zu benutzen) „hineingerechnet". — In der Tatsache, daß das Tier seinen Blutkreislauf in hohem Grade in dem Körperinneren abschließt, während der Mensch durch seine Organisation ganz dem Einfluß und der Wahrnehmung der Außenwelt geöffnet ist, liegt zweifellos ein Wesensunterschied, der wichtiger ist als anatomisch-analoge Einzelheiten. — Ähnliches wird sich in dem Kapitel über das Licht ergeben.

Die Erweiterung bzw. Verengung der Kapillaren erfolgt reflektorisch und wird offenbar durch die Temperaturempfindung der Haut selber ausgelöst. Man wird zu dieser Annahme genötigt, da die Regulation fast unmittelbar auf eine Temperaturänderung der Außenwelt folgt, jedenfalls früher als eine meßbare Veränderung der Bluttemperatur eintreten könnte. Die Physiologie kommt deswegen zu der Formulierung, die Wärmeregulation hänge ab von dem „durch die Haut hindurch bestehenden Temperaturgefälle". (Rein.) — Man spürt bei dieser Formulierung die Schwierigkeit des Problems, das hier vorliegt. Denn die für Temperaturunterschiede empfindlichen Sinneszellen der Haut liegen in einer Ebene, durch die die Wärme in einer dazu senkrechten Richtung strömt. Die Messung eines Gefälles kann aber nur dadurch geschehen, daß man den Höhenunterschied und die Entfernung *zweier Punkte in der Strömungsrichtung* mißt. Noch wichtiger aber als dieses „absolute Gefälle" ist das „relative", das heißt in diesem Falle: wieviel Wärme im Verhältnis zur Gesamtwärme des Organismus jeweils abströmt. — Die heutige Physiologie betrachtet nur die Temperaturempfindung der Haut. Die durch die genannten Tatsachen geforderte Vorstellung von der Wahrnehmung des Temperaturgefälles macht aber notwendig, die Wahrnehmung einer Vergleichsgröße in der Strömungsrichtung anzunehmen; es kann sich hier nur um die Wahrnehmung des zentralen Wärmeraumes handeln, als dessen Mittelpunkt wir das Herz kennen gelernt haben. Mit diesem wird offenbar die Wahrnehmung der durch die Berührung mit der Außentemperatur bedingten Temperatur der Haut in Beziehung gesetzt. Das „Temperaturgefälle" kann also nur von einem beiden Wahrnehmungen *übergeordneten Zentrum* wahrgenommen werden, das offenbar mit dem Zwischenhirn verbunden ist, von wo aus auch die Regulation der anderen vegetativen Prozesse (Wasserhaushalt, Stoffwechsel usw.) erfolgt. (Vergl. das über die Hypophyse Gesagte.) — Man könnte das Zwischenhirn — in Anlehnung an die Ausdrucksweise von Fr. Kraus — das „Gehirn der biologischen Person" nennen.

Außer durch die Erweiterung bzw. Verengung der Hautkapillaren und der damit einhergehenden Beschleunigung oder Verlangsamung des Blutkreislaufes kann der Organismus auch durch Verdunstung von Wasser durch die Haut, die sog. *Perspiratio insensibilis*, Wärme abgeben; ferner durch Vermehrung der *Atemzüge* und entsprechend vermehrte Abgabe von Wasserdampf. Eine weitere Steigerung der Wärmeabgabe findet statt bei der *Schweißbildung*. Alle diese Regulationsvorgänge haben das gemeinsam, daß sie die Wärmeproduktion nicht berühren, vielmehr durch Vermehrung oder Verminderung der Wärmeabgabe eine in gewissen Grenzen beliebige Produktion von Wärme gestatten. Wie die Experimente von *Wolpert* ergeben haben, ist nämlich die Kohlensäureausscheidung bei einer Außentemperatur zwischen 10 und 30° konstant. Innerhalb dieser Grenzen kann sich also der Organismus durch die genannten Regulationsvorgange der äußeren Temperatur anpassen. Erst wenn die Außentemperatur tiefer sinkt als 10°, muß der Organismus durch *Erhöhung des Stoffwechsels* seine Wärmeproduktion steigern, wie er sie andererseits herabsetzen muß, wenn die Außentemperatur über 30° steigt. An dieser Regulation der Wärme durch den Stoffwechsel scheinen auch Schilddrüse und Nebenniere beteiligt zu sein. Nur in extremen Fällen kommt es also zu einer Beeinflussung des Stoffwechsels durch die Außentemperatur; unter gewöhnlichen Bedingungen hilft sich der Organismus durch die anderen Regulationen.

Damit aber die Regulationsvorgänge wirklich zur Konstanterhaltung des Wärmeniveaus führen, müssen alle einzelnen Wahrnehmungen über Wärmebildung auf der einen, über Wärmeverlust auf der anderen Seite mit den dazwischen ausgleichenden Regulationsvorgängen zu einer Ganzheit zusammengefügt werden, *ehe* die einseitige Tendenz zur Erhöhung bzw. Erniedrigung des

Wärmeniveaus durch Wärmebildung oder Wärmeverlust sich auswirken kann. Das aber ist das Wesentliche eines *Organismus*. Wie Hunger- und Sättigungsgefühl nicht erst eintreten, wenn das Stoffwechselgleichgewicht gestört bzw. wieder hergestellt ist, sondern wenn die *Tendenz* dazu vorliegt, so sind auch die Temperaturwahrnehmungen auf die Tendenzen zur Erhöhung bzw. Erniedrigung des Wärmeniveaus gerichtet. — Es ergibt sich also, daß der Wärmeorganismus ein dreigliedriges System ist: Wärmeproduktion und Wärmeverlust sind durch das Regulationssystem zu einer Ganzheit von konstanter Temperatur verbunden.

Betrachten wir diese Regulationsvorgänge im Zusammenhang mit dem Gesamtorganismus, so ergibt sich, daß alle Schichten desselben daran beteiligt sind.

Der feinste und immer zuerst reagierende ist der im Gebiet des Wärmeorganismus selber verlaufende durch das System der Hautkapillaren. Diese Regulation ist, weil sie durch Vergrößerung bzw. Verkleinerung der wärmeabgebenden Oberfläche zustande kommt, eine rein physikalische. — Durch die Einfügung dieses Systems in die Wärmeregulation hat der Mensch eigentlich außer seiner fest begrenzten Haut in dem Kapillarsystem eine zweite, in ihrer Größe dauernd oszillierende, funktionelle „Oberfläche des Wärme-Organismus". — In das menschliche Bewußtsein greift diese Regulation am wenigsten ein. Je mehr aber die tieferen Schichten des Organismus zur Regulation herangezogen werden müssen, um so mehr fühlt sich das Ich dadurch zwangsläufig in die Gesetzmäßigkeiten der äußeren Welt eingespannt.

Schema der Wärmeregulation

	Regulation durch
Wärme-Organismus	Änderung der Blutoberfläche
Luft-Organismus	Änderung der Atemfrequenz
Wasser-Organismus	Perspiratio insensibilis. Schweißbildung
Fester Organismus	Änderung der Wärmeproduktion

Es ergibt sich also, daß die Regulation des Wärme-Organismus allen anderen Systemen mit ihren besonderen Regulationen übergeordnet ist. Diese Tatsache legt nahe, an einen Zusammenhang des Wärmeprozesses mit dem *Ich* zu denken, das wir bereits als den übergeordneten „Ganzheitsfaktor" kennen gelernt haben. Dieser von Rudolf Steiner gegebene Hinweis bestätigt sich, wie wir sehen werden, in allen Einzelheiten. Der Wärme-Organismus erweist sich als dasjenige Glied der *Ich-Organisation,* in dem das Ich am unmittelbarsten lebt.

Der tägliche Wärmerhythmus

Der Wärmeprozeß zeigt eine regelmäßige tägliche Kurve, mit einem Minimum gegen 3—5 Uhr morgens. Von dieser Zeit an steigt die Temperatur mit geringen Schwankungen, die durch den Tageslauf (Arbeit, Mahlzeiten) bedingt sind, bis gegen 6 Uhr nachmittags.
Die Wärmeregulation ist während des Schlafes nicht ganz ausgeglichen. Da die Wärmeproduktion infolge fehlender Bewegung, herabgesetzer Verdauungs- und Drüsentätigkeit stark herabgesetzt ist, ist die Regulation begreiflicherweise schwieriger. Aber auch die Wärmeabgabe ist im Schlafe offenbar nicht so gut geregelt wie im Wachen. Denn Kältereize, die im Wachen schon eine deutliche Steigerung des Stoffwechsels hervorrufen, haben im Schlaf kaum eine Wirkung. Der Grundumsatz ist während des Schlafes deutlich herabgesetzt.
Die Unvollkommenheit der Wärmeregulation während des Schlafes bedingt offenbar die an der Kurve zu beobachtenden leichten Schwankungen. Wir müssen uns deswegen während des Schlafes durch bessere Körperbedeckung gegen allzustarke Verluste schützen.
Erst wenn das Erwachen eintritt, ist auch die volle Regulationsfähigkeit wieder da; diese hängt also mit dem *Bewußtseinsprozeß* zusammen. — Und andererseits: wenn der Schläfer zuviel Wärme verliert, und seine Abkühlung an oder unter das normale Minimum kommt, tritt unfehlbar Erwachen ein. (Daß auch Wärmestauung zum Erwachen führen kann, lehrt die alltägliche Erfahrung.) Wenn indessen infolge von Erschöpfung (insbesondere bei gleichzeitiger Alkoholwirkung oder Narkose) die Wärmeregulation versagt (wie das zum Beispiel bei Bergsteigern vorkommt), kann die Unterkühlung zum Tode führen.
Man sieht daraus: das Aufwachen ist nicht ein Vorgang im Nervensystem, sondern es ist ein Inkarnationsprozeß, der sich schon stundenlang vorher in dem Ansteigen der Körperwärme bemerkbar macht. (Diese Erscheinung muß für jede andere Betrachtungsart ein Rätsel bleiben.)
Der Wärme-Organismus ist also die eigentliche Leiblichkeit des *Ich*. In ihm lebt es unmittelbar, in der übrigen Leiblichkeit mittelbar, eben durch das Medium der Wärme. Deswegen kehrt das Ich in die Leiblichkeit zurück (es „wacht auf"), wenn diese zu kalt oder zu warm wird, um das Gleichgewicht im Wärmeorganismus durch Änderung der äußeren Bedingungen wieder herzustellen. Dies Phänomen kann man auch so aussprechen: im Wärme-Organismus wacht das Ich bis zu einem gewissen Grade auch dann noch, wenn es im Bereich des Sinnes-Nerven-Systems schläft. Im Wärme-Organismus lebt also das Ich konti-

nuierlich; im Sinnes-Nerven-System kann es nur mit Unterbrechungen leben, weil der Bewußtseinsprozeß mit einem Abbau der Leiblichkeit verbunden ist.
Alle Regulationen im Organismus sind so eingerichtet, daß die Wärme unter allen Umständen erhalten bleibt. Im Hungerzustande werden Fettgewebe, Muskeln und Drüsen verbrannt, um den Wärme-Organismus erhalten zu können. Diese und die oben genannten Tatsachen zeigen, daß der Wärme-Organismus allen anderen Systemen übergeordnet ist. Die Aufrechterhaltung der Körperwärme ist im wahren Sinne des Wortes „Selbstzweck" des Organismus.

Wärme und Seelenleben

In der Wärme ist die Vermittlung zwischen Seelenleben und Körperlichkeit gegeben. Gedanken haben Spiegel-Charakter: sie bilden Inneres oder Äußeres ab; aber sie haben eigentlich nichts Persönliches, sie gehören uns zunächst nicht im vollen Sinne. Nur diejenigen Gedanken, für die wir uns innerlich erwärmen, die unseren Willen, unsere Begeisterung erwecken, vereinigen wir mit unserem ganzen Wesen; sie werden unser Eigentum. Im *Erstaunen* erleben wir solch einen feinen Wärmeprozeß, der, wie schon die Griechen wußten, dem Geborenwerden des Gedankens vorangeht. Es war das eigentliche Lebenselement für Goethes Schaffen. Man lese zum Beispiel seinen Aufsatz über den Granit, und man hat ein anschauliches Beispiel, wie die ruhige wissenschaftliche Betrachtung in seiner Seele von geradezu religiöser Wärme getragen wird.
Der Wärmeprozeß wird also unmittelbar in den Bereich des Seelischen heraufgehoben, ins Seelische metamorphosiert. Was wir im Seelischen als „Wärme" erleben, ist eigentlich das Wesen der Wärme an sich, ohne Umkleidung durch physische Substanzen oder Prozesse. Im Seelischen wird der „Wärmeäther" (vergl. das Kapitel „Licht") vom Astralleibe ergriffen und dem Seelenorganismus eingegliedert, er wird zur „Seelensubstanz". — Seelische Wärme braucht deswegen nicht unmittelbar im Körperlichen zum Ausdruck zu kommen, doch ist ihr Einfluß auf die Leiblichkeit im Ganzen unverkennbar. Insbesondere in der zweiten Lebenshälfte wird der Wärme-Organismus oft nur dann gesund sein können, wenn er vom Seelischen her angeregt wird.
Auch der Sprachgebrauch kennt die Metamorphose der Wärme ins Seelische: wir sprechen von „warmherzigen" und „kalten" Menschen, und meinen damit in der Seelensubstanz begründete Charaktereigenschaften. Diese entwickeln sich in einer gewissen Unabhängigkeit von der Leiblichkeit; ein gütiger Mensch zum Beispiel kann krank sein, aber nicht „kalt".

Es scheint aber, daß alle seelischen Vorgänge von solchen im Wärme-Organismus begleitet werden. *Fritz Giese* hat darüber aufschlußreiche Beobachtungen gemacht, auf die wir im Kapitel „Die Dreigliederung" näher eingehen werden.

Wärme und Ich-Bewußtsein

Durch das Erleben der Wärmeprozesse haben wir ein dauerndes, wenn auch dumpfes Bewußtsein von unserem Organismus. Wenn wir den aus so verschiedenen Geweben und so unendlich vielen Zellen bestehenden Organismus als eine einheitliche Ganzheit erleben — wiederum eine Tatsache, für die man das Staunen erst lernen muß — so ist die körperliche Grundlage für dieses Einheitserlebnis in der den Körper gleichmäßig durchziehenden Wärme gegeben. Wir könnten uns nicht als ein „Ich" im Körper erleben, wenn nicht das einheitliche Element der Wärme den ganzen Organismus durchsetzen würde.

Die im Nervensystem und im Stoffwechselsystem sich auslebenden Polaritäten treffen schließlich im rechten Herzen mit der genannten Temperatur aufeinander. Dieser Vorgang, sowie das Zurückstauen des Wärmestroms am Knochensystem kommen uns gewöhnlich nicht zum Bewußtsein. Sie bilden aber neben vielem anderen die Grundlage für das tief in der menschlichen Organisation begründete Ich-Bewußtsein und das körperliche „Befinden" (vergl. „Lebenssinn"). Wie eng unser Ich-Bewußtsein von der normalen Körpertemperatur abhängt, zeigt sich im *Fieber:* es bewirkt jene wohlige Auflockerung des Ich-Bewußtseins, die ähnlich wie die durch Alkohol bewirkte Euphorie schließlich zu einer Trübung der Urteilskraft und vor allem durch die Abdämpfung der Willenstätigkeit zu einer immer weiter fortschreitenden Apathie führt. Mit steigender Höhe des Fiebers haben wir immer größere Schwierigkeiten, unser Selbstbewußtsein aufrecht zu halten; es verschwimmt immer mehr im Traumzustand. Aber auch innerhalb der normalen Körpertemperatur können wir den Wärmeprozessen nicht so objektiv gegenüberstehen wie den anderen Elementen; wir erleben sie unmittelbar seelisch mit, sie erregen in stärkstem Maße unsere Sympathie- und Antipathiegefühle und damit direkt unseren Willen. — Wohl jeder, der ins Wasser sprang um darin unterzugehen, erlebte, daß sein Lebenswille stärker war als die Todessehnsucht.

Die unmittelbare Verankerung des Willens in den Wärmeprozessen, des Gedankenlebens in den Nervenprozessen macht auch die psycho-physiologische Verschiedenheit der Geschlechter verständlich. Der Mann hat ein etwas größeres Gehirn als die Frau; diese dagegen eine etwas höhere Körpertemperatur und einen etwas schnelleren Puls. Die mehr intellektuelle Veranlagung des Mannes und die mehr vitale, gefühlsmäßige der Frau sind ein Ausdruck dieser verschiedenen Dynamik: Der Wille des Mannes wird mehr vom Gedanken bestimmt, der der Frau mehr vom Gefühl.

Wärme und Motilität

Es ist bekannt, daß Zerstörung der sogenannten motorischen Rindenzentren beim Menschen gleichzeitig eine Steigerung der Temperatur der zugehörigen Extremität hervorruft. Die motorischen Regionen sind also zugleich „thermische Rindenzentren". Mit anderen Worten: Man kann die Motilität nur in Zusammenhang mit einem Erwärmungsprozeß betrachten.

Damit ist die Wissenschaft dem Problem der Motilität bis auf eine papierdünne Scheidewand nahegekommen; diese ganz zu durchstoßen, hindert sie die eingewurzelte Vorstellung von der Funktion der „motorischen Nerven". In Wirklichkeit wird es dieser Anschauung immer unverständlich bleiben müssen, wie es der Bewegungsvorstellung, die doch als etwas ganz Abstraktes gedacht wird, gelingen soll, durch das Nervensystem (das wie ein System elektrischer Leitungen vorgestellt wird, die von einem zentralen Kraftwerk aus, nämlich dem Gehirn, der Peripherie die „Energie" vermitteln sollen) den Organismus in Bewegung zu versetzen.

Wenn man aber erkannt hat, wie das Ich organisierend in der Wärme lebt, wie es einer Wirklichkeit entspricht, daß wir uns für eine Idee „erwärmen" können, dann kann man lebendig begreifen, daß das Ich durch Willensentfaltung den Wärme-Organismus gestaltet, dann den Luftorganismus, und schließlich den wässerigen Organismus (in diesem Fall die Muskeln) ergreift, und so den Körper bewegt. Die „motorischen" Nerven haben im Grunde genommen keine andere Aufgabe als die „sensiblen". Aber während die letzteren dem Ich Kunde geben von der äußeren Welt, vermitteln die „motorischen" dem Ich „die innere Wahrnehmung desjenigen Stoffwechselvorganges, der dem Wollen zugrunde liegt" *).
Dieser Stoffwechselvorgang äußert sich dann in der Wärmebildung.

Noch 1844 hatte der praktische Arzt *Joh. Wilh. Arnold* dagegen protestiert, daß *Bell* statt des Begriffs des „Muskelnerven" den einseitigen des „Bewegungsnerven" gesetzt hatte, und kam auf Grund von Experimenten und klinischen Erfahrungen zu der Unterscheidung von Muskel- („motorischen") und Hautnerven („sensiblen"). Er sagt: die vorderen Rückenmarkwurzeln „stehen nicht bloß zur Bewegung der Muskeln in Beziehung,

---

*) Vergl. Dr. *Rudolf Steiner:* „Von Seelenrätseln". Seite 244 ff.

sind nicht einseitige Bewegungsnerven, sondern setzen auch die Zentralorgane des Nervensystems in Kenntnis von ihrem Zustande, sind Muskelnerven in beiderseitiger Hinsicht" *). Vergl. auch den Aufsatz „Betrachtungen über Bockes, Studien zur Nervenregeneration; zugleich eine Kritik des Bell-Magendieschen Gesetzes" von C. Elze, Gießen, in „Die Naturwissenschaften", Heft 25, 1921 **).

Daß man nach Zerstörung der „motorischen" Nerven ein Glied nicht bewegen kann, ist für unsere Anschauung ebenso verständlich wie die Tatsache, daß man trotz großen Hungers eine Speise nicht ergreift, die man mit keinem Sinne wahrnimmt; oder: wie man keinen Schritt tun kann in einem Raum, der einem durch keine Sinneswahrnehmung gegeben ist. Man kann nach Zerstörung der motorischen Nerven das Glied deswegen nicht bewegen, weil man die zur Bewegung führenden Stoffwechselvorgänge nicht wahrnehmen kann.

Einen direkten „Beweis" für den Zusammenhang von Wärmeprozeß und Motilität erlebt man an sich selber, wenn man infolge von Kälte die Glieder kaum bewegen kann. Und umgekehrt: halbgelähmte Glieder (etwa durch Kinderlähmung) können viel besser bewegt werden, wenn man sie durch ein heißes Bad oder durch Massage gründlich erwärmt. — Auch der Sportler und sogar der Musiker erreichen Höchstleistungen nur nach vorheriger „Anwärmung".

Die Entwicklung des Wärmeorganismus

Es gehört zum Wesen des Organismus, daß er nicht auf einmal fertig da ist, sondern sich allmählich entwickelt. Eine Entwicklung zeigt auch der Wärme-Organismus, und zwar sowohl phylogenetisch wie ontogenetisch.

Der *Kaltblüter* steht in dieser Beziehung auf der untersten Stufe. Er produziert zwar selber Wärme, aber der Grad dieser Produktion wird nicht von ihm, sondern durch die äußere Temperatur bestimmt: höhere Temperatur erhöht seinen Stoffwechsel, niedere setzt ihn herab. Und ganz parallel damit geht der Grad seiner Motilität: die Winterkälte läßt ihn erstarren, die erste Frühlingswärme setzt ihn in Bewegung. So daß man wirklichkeitsgemäß sagen müßte: das motorische Oberzentrum für den Kaltblüter ist die äußere Wärme.

Allerdings ergab sich bei den Versuchen von *Zuntz* die Eigentümlichkeit, daß Fische, die im allgemeinen bei Steigerung der Temperatur ihres Bassins einen gesteigerten Stoffwechsel hatten, in den Monaten September und Oktober diese Steigerung nicht zeigten, während umgekehrt im April eine rapide Steigerung einsetzte. Ihr Stoffwechsel folgt also, entgegen den Laboratoriumsbedingungen, der Kurve der Sonnenintensität, und

---
*) Vergl. *Joh. Wilh. Arnold:* Über die Verrichtung der Wurzeln der Rückenmarksnerven. Heidelberg 1844.
**) Auf die sonstige umfangreiche Literatur zu diesem Problem kann an dieser Stelle nicht eingegangen werden.

es ist interessant, daß auch die Wirksamkeit der Verdauungsfermente (gemessen an ihrem Einfluß auf Stärke) bei gleichbleibender Temperatur gegen Ende des Sommers abnimmt. Das sind deutliche Beweise dafür, daß die Fische in bezug auf ihren Stoffwechsel nicht nur von der unmittelbaren Umgebung abhängen, sondern kosmischen Rhythmen unterworfen sind. (Vergl. das Kapitel „Das Licht".)

Hieraus erhellt die ungeheure Bedeutung der Tatsache, daß der Mensch eine von der Außenwelt unabhängige Temperatur hat: er entzieht sich dadurch, wenn auch nicht vollständig, so doch bis zu einem hohen Grade dem Einfluß der kosmischen Rhythmen.

Eine merkwürdige Zwischenstufe stellt der *Winterschlaf* dar. Er beruht darauf, daß Luft- und Wärme-Organismus den Leib fast ganz verlassen. Die Winterschläfer verhalten sich während der Schlafperiode wie Kaltblüter, während der Wachperiode wie Warmblüter. Und das Eigentümliche ist: zu starke Abkühlung weckt diese Tiere auf! Ebenso wie wir die Ursache der Motilität beim Kaltblüter in die Außenwelt verlegen müssen, so sieht man sich auch angesichts dieser Tatsache gezwungen, von einem „außerkörperlichen Zentrum" zu sprechen, das Schlafen und Erwachen des Tieres regelt. Das Erwachen kommt im allgemeinen durch äußere Erwärmung zustande und vollzieht sich so, daß zuerst die Sinnesorgane erwachen, dann tritt nacheinander Beweglichkeit des Kopfes, der oberen und der unteren Extremitäten ein. Es kann vorkommen, daß ein erwachendes Tier mit den vorderen Extremitäten fortkriecht, während die hinteren noch wie gelähmt nachgeschleift werden. — Das Erstaunlichste aber ist die ungeheure Erwärmung, die während des Erwachens vor sich geht. Beim Igel zum Beispiel erhöht sich die Körpertemperatur in zwei Stunden um 20°; danach verhält sich das Tier wiederum wie ein Warmblüter. Kann es noch deutlichere Beweise geben, daß der Wärme-Organismus etwas Selbständiges ist, das unter Umständen den Körper verlassen und wiederum sich mit ihm vereinigen kann? Manche warmblütige Tiere, wie Mäuse, Ratten u. a., die nackend geboren werden, verhalten sich zunächst gegenüber den Schwankungen der äußeren Temperatur ähnlich wie Kaltblüter: sie zeigen lebhaften Stoffwechsel bei steigender Außentemperatur und umgekehrt. Erst nach etwa 10—15 Tagen erlangen sie die Fähigkeit der Wärmeregulation.

Die mittlere Temperatur der Säugetiere (mit Ausnahme zum Beispiel des Walfisches und des Ameisenigels) liegt im allgemeinen etwas höher als die des Menschen; die der Vögel bei 40—44°.

Unter den Kaltblütern nimmt die Biene insofern eine Sonderstellung ein, als im Stock die Wärme auf 30—32° gehalten wird; im Schwarm steigt sie bis auf 40°. — Die Biene erreicht also als Gruppenwesen einen Zustand von konstanter Wärme, den der Warmblüter als Einzelwesen hat.

Auch beim *menschlichen Säugling* ist die Wärmeregulation nach der Geburt noch unvollkommen; er ist durch äußere Einflüsse leichter zu erwärmen bzw. abzukühlen als ein Erwachsener. Wenn der Säugling aber durch genügende Umhüllung vor zu großer Wärmeabgabe geschützt ist, zeigt er auffallenderweise in den ersten Wochen eine ganz konstante Temperatur. Erst im zweiten Monat wird dieser Zustand der „Monothermie" verlassen, und es zeigen sich die (vom Wachen und Schlafen abhängigen) bis zu 1° betragenden Temperaturschwankungen. Es ergibt sich daraus, daß wir beim Menschen unterscheiden müssen: Wärme-Organismus und Wirksamkeit des Ich. Auch im Schlaf reguliert ja der Organismus seine Temperatur, obgleich das Ich nicht bewußt tätig ist.

So ist die vom zweiten Monat ab auftretende Tages-Temperaturerhöhung aufzufassen als ein Zeichen, daß das Ich beginnt, intensiver in den Organismus hineinzuwirken.
Nach den Untersuchungen *Stiglers* (Pflügers Archiv Bd. 160, 1915) scheint es in bezug auf die Wärmeregulierung *Rasseneigentümlichkeiten* zu geben. Der Neger verträgt Arbeit bei hoher Außentemperatur besser als der Weiße. Seine Körpertemperatur steigt dabei weniger als die des Weißen, auch kühlt er sich nach Erhitzung schneller ab als der Weiße. Stigler vermutet, daß diese bessere Regulationsfähigkeit des Negers darauf beruht, daß seine Hautblutgefäße (wie *Däubler* histologisch nachwies) dichter und weiter sind und wohl auch bei Steigerung der Körperwärme sich anhaltender und ausgiebiger erweitern.

Zur Pathologie des Wärmeorganismus

In keinem Gebiet der menschlichen Pathologie sind eigentlich die Zusammenhänge so leicht zu durchschauen wie auf dem der Wärme-Organisation. Jeder Mensch weiß, wie eine *Erkältung* zustande kommt. Und doch ist es noch nicht lange her, daß von wissenschaftlicher Seite die Existenz einer „Erkältung" geleugnet wurde; die so bezeichneten Erscheinungen wurden als Folge bakterieller Infektion aufgefaßt, zu der die Kälte eine gewisse Disposition geschaffen habe. — Man könnte meinen, dies sei kein wesentlicher Unterschied. Daß dieser aber grundlegend ist, zeigt die Konsequenz der verschiedenen Auffassungen: der Anhänger der einen wird mit Wärme-Anwendungen vorgehen, der andere mit antibakteriellen Mitteln.
Aber nicht nur in diesem einfachen Fall ist die Beachtung der Wärme-Organisation von Bedeutung — es gibt kaum Erkrankungen innerer Art, wo sie nicht von größter Wichtigkeit wäre. Man kann eigentlich keine Therapie treiben, wenn man sich nicht eine Anschauung vom Zustand des Wärme-Organismus des Patienten verschafft hat. Bei erstaunlich vielen Menschen findet man heute einen sehr schwachen Wärme-Organismus, ja, in manchen Fällen möchte man sagen, daß er geradezu „atrophisch" ist. Diese Patienten geben zum Beispiel an, daß sie sich nur bis zu den Knien warm fühlen, oder daß sie immer innerlich frösteln. Bei den letzteren hat man manchmal den Eindruck, daß sie durch und durch von seelischer und organischer Kälte erfüllt sind, oder daß sie zahlreiche „Kälteherde" in sich tragen, die ihren Ätherleib durchsetzen, wie Eisklumpen, die im Wasser schwimmen.
Solche Kälteherde bilden die Ausgangspunkte für alle möglichen Entzündungen, weil der Gesamtorganismus bemüht ist, sie durch Wärmesteigerung auszuscheiden. Da die Kälte meistens durch ungenügende Bekleidung der unteren Gliedmaßen in den Organismus eindringt, können Blase, Gebärmutter, Eier-

stöcke, Blinddarm, Leber, Gallenblase und Niere von ihr ergriffen werden und dann zu Entzündungen disponiert sein.

Kälteherde entziehen die von ihnen ergriffenen Organe dem Ganzheitswirken des Organismus. Viele Menstruationsbeschwerden haben ihre Ursache in dem Kampf des Organismus mit dem durch Kälte zu stark isolierten Organ. Und wenn der Wärmeprozeß nicht stark genug ist, das Organ wieder ganz zu durchdringen, so werden Kältenester zurückbleiben, die dann der Ausgangspunkt von Wucherungstendenzen sind, weil ihr Ätherisches nicht mehr dem Ganzheitswirken des Organismus unterliegt.

Die große Bedeutung der Einwirkung von Kälte auf den Organismus ist auch experimentell festgestellt worden. Es sei hier aus der umfangreichen Literatur nur die Feststellung von *Ipsen* erwähnt: Wenn man die Haut lokal mit Wasser von 15° abkühlt, steigt die Hauttemperatur in den ersten Minuten nach Wegnahme der Kühlfläche bedeutend; aber noch zehn Minuten später ist die Haut im allgemeinen um 2—3° unter der Ausgangstemperatur, und es kann über eine Stunde dauern, bis diese wieder erreicht ist. — Bemerkenswert ist aber, daß Hände und Gesicht dabei eine Ausnahme machen: Hier steigt die Temperatur innerhalb von 5—6 Minuten bis zur Ausgangstemperatur und sogar darüber. — Hände und Gesicht sind also in bezug auf ihren Wärme-Organismus aktivere Teile, wie sie ja andererseits von der Ich-Tätigkeit am stärksten ergriffen und durchgestaltet werden.

Von hier aus ergibt sich auch ein Verständnis für die „Stärke" oder „Schwäche" des Wärme-Organismus. Sie kann parallel gehen mit dem allgemeinen Zustand des Lebensprozesses, braucht es aber nicht immer. Eine gewisse Anregung des Wärme-Organismus durch kaltes Abwaschen usw. ist durchaus notwendig, wenn er stark werden soll. Eine solche Anregung darf aber immer nur relativ kurz sein, wie das Abkühlungs-Experiment zeigt, damit der Organismus mit seiner positiven Reaktion nachkommt. Hat der Organismus dazu keine Gelegenheit, wie wenn zum Beispiel die Kinder im Winter bloße Knie tragen, so kann das nicht zu einer positiven Wärmeentwicklung führen, sondern nur zu einer chronischen Durchkältung, die wiederum die Grundlage für die oben genannten Erkrankungen bildet.

Bemerkenswert erscheint mir auch die Feststellung von *Ipsen*, daß symmetrische Körperstellen immer annähernd gleiche Hauttemperatur zeigen. Besteht an den Extremitäten ein Unterschied von mehr als 1°, so läßt das eine in der Tiefe gelegene Entzündung auf der Seite der höheren Temperatur vermuten. *Ipsen* fand ferner, daß während der Narkose die Hauttemperatur der Füße regelmäßig auf 35—36° stieg, was von anderer Seite bestätigt wurde; auch im Schlaf wird eine ähnliche Steigerung der Fußtemperatur gefunden (wie andererseits kalte Füße oft am Einschlafen hindern). — Seitdem *Ipsen* die Operation erst begann, nachdem die Steigerung der Fußtemperatur eingetreten war, verlief die Äthernarkose mit weniger Komplikationen, wie andererseits, wenn es während der Narkose zu einem Absinken der Fußtemperatur um mehr als 1° kam, die Prognose für den Patienten schlecht war.

Die Steigerung der Fußtemperatur durch Schlaf und Narkose hängt mit der Umschaltung des Ich (und zugleich der des Astralleibes) aus dem Gebiet des Nerven-Sinnes-Systems in das des Stoffwechselsystems zusammen (vergl. Seite 49): wenn durch Schlaf oder Narkose Ich und Astralleib aus dem oberen Menschen ausgeschaltet werden, verbinden sie sich um so intensiver mit dem unteren Menschen. Bleibt die Temperatursteigerung der Füße aus, so liegt offenbar eine Schwäche des Wärme-Organismus vor. Diese kann daher rühren, daß Ich und Astralleib schon vor der Narkose eine zu geringe Tendenz hatten, sich mit dem Organismus überhaupt zu verbinden; es kann bereits (infolge Krankheit oder Alter) eine Tendenz zur Entkörperung bestehen. Die Narkose kann dann wohl den Astralleib aus dem Nerven-Sinnes-System vertreiben; die Tendenz zur Entkörperung wird aber dadurch bei den in dieser Richtung disponierten Personen verstärkt. — Es könnte aber auch sein, daß bei diesen Patienten die Schwäche des Wärme-Organismus daher rührt, daß sie infolge ihrer Lebensweise zuviel passiver Bewegung (Auto, Eisenbahn) ausgesetzt waren. *Rudolf Steiner* wies nämlich darauf hin, daß nur die durch Eigenbewegung erzeugte Wärme auf das Herz gesund wirke, während alle passive Bewegung seine Gesundheit untergrabe. Bei der zentralen Stellung des Herzens im Wärme-Organismus könnte sich das zunächst in der bei diesen Patienten beobachteten Wärmeregulations-Störung äußern, dann aber auch in einer herabgesetzten Widerstandsfähigkeit des Herzens gegen die Schäden der Narkose. — Da *Ipsen* keine Ursache für die Herzschwäche dieser Patienten fand, liegt es nahe, auch diese Zusammenhänge einmal in Betracht zu ziehen.

Das Fieber

Wir sehen: in der Beobachtung der Wärmeprozesse kommt man dem Ursprung von Gesundheit und Krankheit nahe. Die Erkenntnis, daß jede Steigerung des Wärmeprozesses, also Fieber, zwar ein Krankheitssymptom, im Grunde aber der Ausdruck eines Gesundungsversuches des Organismus ist, war bereits der hippokratischen Medizin eigen; man macht sie sich auch heute wieder therapeutisch nutzbar.

Fieber kann durch die mannigfaltigsten Ursachen entstehen. Wenn man zum Beispiel einem Säugling eine etwa 1 prozentige Kochsalzlösung zu trinken gibt, bekommt er Fieber: der Organismus reagiert gesunderweise gegen das zu starke „Salzwerden" mit dem Gegenprozeß, einer stärkeren Durchwärmung. Das „Kochsalzfieber" ist gewissermaßen das Urphänomen des Fiebers, einmal, weil seine Heiltendenz dabei am deutlichsten zum Ausdruck kommt, zum andern, weil die beiden *Urpolaritäten* des Organismus: Wärmeprozeß und Mineralisierungsprozeß dabei zutage treten. Die bereits von den Alten aufgestellte Polarität von „Sal" und „Sulphur" muß einem als tiefe Einsicht in das Wesen der menschlichen Natur erscheinen, wenn man sie so versteht. Es ist im Grunde genommen nichts anderes damit gemeint als die Polarität zwischen Tendenz zur Sklerose im weitesten Sinne, sei es Arteriosklerose, Rheumatismus, Gicht, Steinbildungen, und andererseits Tendenz zur Entzündung und Auflösung. Man weiß, daß die Typen der ersteren Art relativ wenig zu Infektionskrankheiten und fieberhaften Zuständen neigen. Daß auch die Carcinomkranken nicht leicht fiebern, wird später zu besprechen sein.

Den polaren Gegensatz zur Sklerose bildet die „Exsudative Diathese". Sie disponiert zu immer sich wiederholenden peripheren Entzündungen und katarrhalisch-fieberhaften Erkrankungen. Der Organismus hat nicht genug Verfestigungstendenz, er neigt zur Auflösung und Verflüssigung.

Das Fieber ist, geisteswissenschaftlich betrachtet, ein verstärktes Eingreifen des Ich in den Organismus. Es ist gewissermaßen die letzte Möglichkeit des Organismus, eine Störung wieder auszugleichen und entsteht insbesondere dann, wenn Auflösungsprozesse notwendig sind, wie nach dem Einwirken von Bakterien, nach Blutergüssen oder subkutaner Injektion von Milch und anderen Stoffen. (Die parenterale Eiweißinjektion wird häufig angewandt, um bei nicht fieberhaften Erkrankungen Fieber und damit eine beschleunigte Heilung zu erzielen.)

Charakteristisch für das Fieber ist, daß die Temperatursteigerung im Beginn durch Wärmestauung zustande kommt, indem der Wärme-Organismus sich gleichsam nach dem Körperinnern konzentriert: die Haut wird blaß, blutlos und kühl; der Kranke „fröstelt", obwohl gleichzeitig die Wärmeproduktion sogar gesteigert ist. Wenn auf diese Weise die Temperatur eine bestimmte Höhe erreicht hat, dehnt sich der Wärme-Organismus wieder aus, ja es wird jetzt mehr Wärme abgegeben als normalerweise. Charakteristisch ist ferner, daß die Temperaturregulation nicht etwa aufgehoben ist, sondern durchaus funktioniert, wenn auch nicht so gut wie normalerweise. Es ist gleichsam das Wärmeniveau nur erhöht, aber dieses wird durch Regulation innegehalten. Auch dieses Verhalten zeigt, daß wir berechtigt sind, von einem „Wärme-Organismus" zu sprechen, da das Verhältnis des Wärme-Organismus zu den übrigen Organisationen verschoben werden kann. Die verschiedenen Organisationen stehen eben, wie sich immer mehr ergeben wird, in einem labilen Gleichgewicht zueinander. Und die Ursache für eine solche Verschiebung liegt in *dem* Gliede der menschlichen Wesenheit, das alle Wärmedifferenzen verursacht: im Ich.

Die Ich-Organisation
Sinnesorganisation, Mineralgerüst, Blut

Der Mensch kann sich als ein Ich erkennen, das heißt er kann sich innerlich von den Wirkungen der Welt abschließen und sich doch als „seiend" wissen.
Dieses Sich-Selbst-Erleben ist aber nur im Zustande des Wachseins möglich, mit dem Beginn des Schlafes entfällt es uns. Die Vorgänge, die uns zum Erwachen führen, bedingen auch unser Selbsterleben.
Das Erwachen hängt zweifellos mit dem Tätigwerden der Sinnesorganisation zusammen. Auch wenn wir noch nicht ausgeschlafen haben, kann das Erwachen infolge starker Sinneseindrücke eintreten; ist aber der Organismus ausgeruht, so genügen dazu schon leichte Sinnesreize.
Erst nachdem das Erwachen eingetreten ist, können wir uns als Ich erleben, aber dieses führt durch den Abbau, den es in der Leiblichkeit hervorruft, dazu, daß am Ende des Tages die Ermüdung wiederum den Schlaf notwendig macht. Und der Schlaf gibt uns erst die Möglichkeit, die Erlebnisse während des Wachseins mit unserem Ich zu verbinden, sie unserem ganzen Wesen einzugliedern.
Die Wirksamkeit des Ich in der Leiblichkeit gliedert sich also in zwei rhythmisch abwechselnde und sich gegenseitig bedingende Phasen:
1. in die Tageswirksamkeit, die seelisch zum Ichbewußtsein und körperlich zum Abbau führt;
2. in die Nachtwirksamkeit, die während des Schlafes mit dem körperlichen und seelischen Aufbau verbunden ist.

Allerdings ist dabei zu berücksichtigen, daß Tages- und Nachtwirksamkeit des Ich nicht völlig getrennt sind; die Nachtwirksamkeit wird mit dem Erwachen wohl von der Tageswirksamkeit überlagert, sie klingt aber in immer geringer werdendem Maße bis zum Zustand der völligen Ermüdung nach, und erst wenn sie ganz aufgehört hat, wird der Schlaf notwendig. — Andererseits wird die Nachtwirksamkeit von Resten des Bewußtseins durchsetzt, wie es sich im Traume oder in zweckmäßigen Handlungen aus dem Tiefschlaf heraus zeigt.

Seelische und körperliche Vorgänge sind also in innigster Weise verflochten, um das Ichbewußtsein zu ermöglichen.

Wollen wir die Beziehung des Ich zur Leiblichkeit erkennen, so müssen wir zunächst die Bedeutung der Sinnesorgane für das Bewußtsein untersuchen.

Die Welt der Sinne

Durch die Sinnesorgane ist die „Welt" für uns eine gegebene Tatsache, die wir zunächst genau so selbstverständlich finden, wie wir uns selbst als Realität betrachten. Für den naiven Menschen gibt es darum zwei Realitäten: die äußere Welt und sein Ich. Daß er dieses Ich mehr oder weniger wieder mit der Leiblichkeit identifiziert und so die beiden Arten von Realität teilweise vermischt, hängt damit zusammen, daß er sich nicht bewußt wird, daß ja das Ich nur durch die Sinnesorgane mit der Welt in Beziehung treten und von ihr wissen kann.

Sobald man aber auf diese Tatsache aufmerksam wird, kann man der Frage nicht mehr entgehen: Ist die Welt so, wie die Sinne sie uns zeigen, das heißt sind die Sinne neutrale Vermittler einer objektiven Welt? — Der naive Mensch wird im allgemeinen geneigt sein, diese Frage positiv zu beantworten. Der kritische Idealismus dagegen kam zu der Überzeugung: Die Form, in der die Welt uns erscheint, ist durch die Form unseres Bewußtseins bestimmt: „Die Welt ist meine Vorstellung".*) — Diese Auffassung erlebte durch die physiologische Forschung der letzten Jahrzehnte eine gewisse Auferstehung in mehr materieller Form: Die Bedingtheit der Sinneswahrnehmung durch das Sinnesorgan trat in den Vordergrund des Interesses. *Lotzes* Wort: „Ohne ein Licht empfindendes Auge und ohne ein Klang empfindendes Ohr wäre die ganze Welt finster und stumm. Es würde in ihr ebensowenig Licht oder Schall geben, als ein Zahnschmerz möglich wäre ohne einen den Schmerz empfindenden Nerv des Zahnes" ist eine kurze Formel für die heute im Hörsaal wie in der Schule, in der Kirche wie im Bauernhaus fast allgemein herrschende Ansicht über das Verhältnis von Sinneswahrnehmung und objektiver Welt.

Jedermann ist heute überzeugt, daß er von Ätherwellen verschiedenster Länge umgeben ist, und jede illustrierte Zeitschrift demonstriert es in anschaulicher Weise, daß unser Auge aus dem ungeheuren Bereich zwischen den bis kilo-

---

*) Das hier vorliegende Problem ist eingehend erörtert und geklärt in Rudolf Steiners „Philosophie der Freiheit".

meterlangen Wellen des Radio und den unendlich kleinen Wellen der Röntgenstrahlen nur die dem sichtbaren Licht entsprechende minimale Zone zwischen 800 und 390 $\mu\mu$ wahrnehmen kann. Der moderne Mensch sieht deswegen beinahe verächtlich auf das Auge herab; der Wellenbereich seines Radioapparates ist größer als der dieses Organs.

Aus dem kritischen Idealismus ist so ein „physikalischer Skeptizismus" geworden. Die Sinne gelten mehr oder weniger als „Zufallssinne", und das, was uns als „Welt" erscheint, ist das notwendige Ergebnis dieser Zufallssinne.

Die Konsequenz dieser Auffassung ist, daß man versucht, die physikalisch gegebenen Erkenntnisgrenzen durch physikalische Mittel zu überschreiten. Neue Instrumente sollen den Wahrnehmungsbereich der Sinne erweitern. Zum Mikroskop gesellt sich das Ultramikroskop.

Diese Entwicklung war zwar unvermeidlich und hat die Menschheit bereichert, aber zugleich auch verarmt.*) Denn je mehr der Mensch sich der Instrumente bediente, um so mehr schwand seine Fähigkeit, die Welt mit *allen* Sinnen zu erfassen und sich selbst dabei mit der Welt zusammen als Ganzheit zu erleben. Einzelne Sinne, insbesondere Auge und Ohr, und in gewisser Weise der Tastsinn, wurden bevorzugt, ihre Mitteilungen als die einzig wichtigen betrachtet. Doch dabei wurde übersehen, daß ja auf diese Weise das Weltbild schief und falsch werden muß.

Noch eingreifender aber war, daß man die Funktion der Sinne als eine rein physikalische betrachtete und konsequenterweise die durch die Wahrnehmung vermittelten Qualitäten (zum Beispiel die Farben) als Zutaten bzw. Umformungen derselben durch die „Seele" ansah. Physiologie und Psychologie gerieten vollkommen in das Schlepptau der Physik, die in der Außenwelt rein physikalische Vorgänge annimmt, was heute fast allgemein als geradezu selbstverständlich erscheint.

Die Gefahr einer Verfälschung des Weltbildes durch eine immer einseitigere Bevorzugung des Auges und der für es geschaffenen Instrumente empfand Goethe, und dies war der tiefere Grund seiner Abneigung gegen Brillen und Fernrohre. Vor allem aber wußte er: die anderen Sinne kommen durch diese Verlagerung des Interesses auf *einen* Sinn und durch die physikalische Erweiterung seines Bereiches zu kurz. Ja, er war überzeugt, daß der Mensch dabei nicht nur das verliert, was die Natur durch die bekannten Sinne ihm offenbart, sondern erst recht das, was sie spricht „hinabwärts zu anderen Sinnen, zu

---

*) Auf diesen Gesichtspunkt kann hier nicht näher eingegangen werden. Eingehender behandelt ist dieses Problem im dem Buch des Verfassers: „Vom Bild und Sinn des Todes".

bekannten, verkannten, unbekannten Sinnen", denn er wußte, wie sie spricht „mit sich selbst und zu uns durch tausend Erscheinungen. Dem Aufmerksamen ist sie nirgends tot noch stumm". — Dieses Goethe-Wort kann uns Richtlinie sein, wenn wir im folgenden versuchen, uns den ganzen Umfang der menschlichen Sinne bewußt zu machen, insbesondere der verkannten und unbekannten, die Rudolf Steiner*) unserem Verständnis erschlossen hat.

Es wäre eine verlockende und auch wichtige Aufgabe, das ungeheure Tatsachenmaterial, das die moderne Sinnesphysiologie sich erarbeitet hat, hier zu berücksichtigen. Doch das würde den hier gegebenen Rahmen weit überschreiten. Mit den gegebenen Beispielen soll also nicht Vollständigkeit angestrebt werden, sondern nur eine Skizzierung der Richtlinien, deren Fruchtbarkeit nur eine umfassendere Darstellung zeigen könnte. Es kann ferner nicht in Frage kommen, hier ausführlich auf anatomische und physiologische Einzelheiten einzugehen. Vielmehr soll im wesentlichen der Gesichtspunkt maßgebend sein: inwiefern die einzelnen Sinne zum Aufbau des Ich-Bewußtseins und unseres Wissens von der Welt beitragen.

Der Arzt möge nicht einwenden, daß für ihn eine solche Erörterung keinen Wert habe; er wolle etwas von Diagnose und Therapie hören. Denn gerade die Diagnose ist ja heute stark technisiert, und zweifellos ist zum Teil dadurch die intuitive Fähigkeit des Arztes in dieser Beziehung zurückgegangen. Will er diese wieder steigern, ohne in Atavismen zurückzugleiten, so muß er sich über den Bereich der Sinne Rechenschaft geben können. — Vielleicht wird sogar manches, das sonst als „übernatürliche Fähigkeit" erscheint, als etwas durchaus Natürliches, nur auf Ausbildung und Anwendung eines „verkannten" Sinnes Beruhendes sich zeigen.

Beginnen wir mit der Betrachtung des *Tastsinnes*. Er ist insofern der primitivste Sinn, als er am wenigsten über die Qualität des Wahrgenommenen aussagt. Wir wissen durch ihn nur, *daß* außer uns etwas ist, aber eigentlich nur dadurch, daß wir mit unserer physischen Leiblichkeit daran anstoßen. Je nach dem Grade, in dem bei diesem Anstoßen unsere Leiblichkeit oder das Objekt nachgibt, bezeichnen wir das letztere als hart oder weich, als spitz oder stumpf usw. Der Tastsinn reicht also nicht über die eigene Leiblichkeit hinaus; daß wir seine Wahrnehmungen auf die Außenwelt beziehen, also verobjektivieren, ist im Grunde genommen ein Ergebnis des Denkens; diese Verobjektivierung wird aber gewöhnlich durch die gleichzeitigen Wahrnehmungen der anderen Sinne, insbesondere des Auges, erleichtert. — Daß wir durch den Tastsinn diese verschiedenen Wahrnehmungen haben können, beruht darauf, daß unser Organismus selber feste und halbflüssige Organe enthält, also in diesem Falle Knochen

---

*) Vergl. Rudolf Steiner: „Von Seelenrätseln", „Anthroposophie, Psychosophie, Pneumatosophie", „Allgemeine Menschenkunde".

und Muskeln. Indem wir tasten, beurteilen wir die Welt eigentlich nur in ihrer Beziehung zum festen Aggregatzustande. — Infolge der Dumpfheit der durch ihn vermittelten Wahrnehmungen muß man den Tastsinn zu den „Nacht"-Sinnen zählen.

Die Körperoberfläche ist das Feld, zu dem wir das Getastete in Beziehung setzen. Dies ist in Wirklichkeit eine Fläche. Wir erleben sie aber nicht als solche — sonst müßten wir uns als Hohlform empfinden — sondern als den von unseren Organen erfüllten Raum, in dem wir Hunger und Durst, Sättigung und Wohlbefinden und die sonstigen mannigfachen Nuancen der körperlichen Empfindungen erleben.

Der Hunger zum Beispiel ist eine elementare Empfindung, die offenbar auch die Tiere haben. Und doch liegt ihr ein komplizierter Zustand des Organismus zu Grunde: es fehlen in ihm Stoffe verschiedener Art. Die Empfindung des Hungers aber ist im allgemeinen eine einfache, unspezifische. Scheinbar wird also das *Nichtvorhandensein* von Stoffen im Organismus wahrgenommen. Das ist aber ein Widerspruch in sich selbst, denn ein Nichtvorhandenes kann nie wahrgenommen, sondern nur auf Grund anderer Wahrnehmungen durch einen Bewußtseinsakt erschlossen werden, wenn zugleich (innerlich oder äußerlich) die entsprechende *Ganzheit* wahrgenommen wird. Wenn ich zum Beispiel sehe, daß ein Stuhl drei Beine hat, so geht aus dieser Wahrnehmung allein noch nicht hervor, ob eines fehlt. Sehe ich aber aus der ganzen Konstruktion, daß er als vierbeinig gedacht ist, so schließe ich aus der Differenz der Wahrnehmung und meiner Vorstellung von der „Ganzheit" des Stuhles auf das Fehlen eines Beines. Hunger beruht nun ebenfalls auf der Wahrnehmung einer Differenz. Ich empfinde mich im Bildekräfteleib als lebende Ganzheit und erlebe gleichzeitig die Gesamtheit der im physischen Leib vorhandenen Stoffe als diese Ganzheit nicht ausfüllend. — Hunger besteht also in der Wahrnehmung der Differenz zwischen physischem Leib und Bildekräfteleib. Diese Differenz wird durch den den physischen und Ätherleib umfassenden Empfindungsleib als „Hunger" empfunden. Beim Tier wird dadurch gleichzeitig im Empfindungsleib der Nahrungs*trieb* ausgelöst; beim Menschen greift (wenn sein Ichbewußtsein schon erwacht ist) auch das Ich noch ein und wird auf Grund einer Überlegung entweder Nahrung zu erhalten suchen, oder auch, falls ihm zum Beispiel vom Arzt verboten wurde zu essen, vorläufig auf Nahrungsaufnahme verzichten.

Es handelt sich also auch beim Hungergefühl um eine Wahrnehmung, die innerhalb der eigenen Leiblichkeit verläuft. In ähnlicher Art nehmen wir andere Zustände derselben als Sättigung, Durst, Wohlbefinden, Mattigkeit, Kranksein, Schmerz usw. wahr. — Wenn ich zum Beispiel sage: „ich fühle mich frisch", so nimmt das Ich wahr, daß das richtige Verhältnis zwischen Aufbau- und

Abbauprozessen, mit anderen Worten zwischen Ich und Empfindungsleib auf der einen, physischem und Bildekräfteleib auf der anderen Seite besteht. — Diese allgemeinste Wahrnehmung der Lebenszustände innerhalb der Leiblichkeit nennen wir mit Rudolf Steiner den „*Lebenssinn*".

Nur wenn man die Dualität von physischem Leib und Bildekräfteleib kennt, kann man das Wesen des Hungers verstehen. Der Bildekräfteleib hat zu den Stoffen, die den physischen Leib zusammensetzen, eine Verwandtschaft, weil beide ursprünglich aus einer gemeinsamen Ganzheit hervorgegangen sind. Diese Stoffe saugt der Bildekräfteleib aus der dargebotenen Nahrung auf. Fehlt etwas von diesen Stoffen, so kommt uns das „Saugen" des Bildkräfteleibs als Hunger oder Durst zum Bewußtsein. — Beim Säugling setzt sich das Saugen des Bildekräfteleibs unmittelbar in den „Saugreflex", das heißt in Eigenbewegung um.

Der Lebenssinn ist der zentralste Sinn, der Ausdruck unserer vitalen Bedürfnisse. Alle anderen Sinne sind mehr peripherer Natur und in gewissem Sinne Spezialisierungen des Lebenssinnes. Zu allen Sinneseindrücken gibt der Lebenssinn sein letztes Urteil: was sie für das *Leben* bedeuten, ob sie ermüdend, krankmachend, oder belebend und erfrischend sind. Und alle Sinnesempfindungen rufen, wenn sie zu stark werden, schließlich Schmerz oder Übelkeit, also eine Reaktion des Lebenssinnes hervor. Die Ganzheit des menschlichen Wesens gliedert sich in der Betätigung des Lebenssinnes funktionell in eine wahrnehmende (Ich und Empfindungsleib) und in eine wahrgenommene Hälfte (Bildekräfteleib und physischer Leib). — Der Wahrnehmungsbereich des Lebenssinnes ist auch auf die eigene Leiblichkeit begrenzt; der Lebenssinn ist ein ausgesprochener „Nacht-Sinn". In der Qualität der Wahrnehmungen wird durch ihn aber die Beziehung zur Außenwelt in dumpfer Art miterlebt.

Wie der Tast-Sinn als Oberflächen-Sinn den Lebensraum des Organismus zur Voraussetzung hat, so ist er andererseits eng mit dem Bewegungssystem verbunden. Denn die Qualitäten rauh, glatt usw. kommen nur zustande, wenn die tastende Hand sich *bewegt*, wie man ja praktisch überhaupt von einer reinen Tastempfindung nur sprechen kann, wenn die ruhende Körperoberfläche von außen berührt wird. Jedes aktive Tasten ist mit einem Bewußtsein von der Bewegung der eigenen Gliedmaßen verbunden, das auf der Tätigkeit des *Eigenbewegungs-Sinnes* beruht. Dieser faßt alle einzelnen, mit dem Bewegungsvorgang verbundenen Wahrnehmungen: Spannungen der Muskeln und der Haut, Reibung der Gelenkflächen usw. als Bewußtsein von der eigenen Bewegung zusammen. — All diese Einzelheiten müssen wir uns aber erst bewußt machen; ursprünglich ist uns die Bewegung des eigenen Organismus als in sich differenzierte *Ganzheit* bewußt. Allerdings bleibt auch das Bewußtsein von der eigenen Bewegung

noch recht dumpf. Wenn es aber nicht vorhanden wäre, könnten wir nicht Stehen und Gehen lernen; denn dies wäre unmöglich, wenn wir vorher in unserem Bewußtsein die den einzelnen Muskeln, Knochen usw. entsprechenden Empfindungen miteinander in Beziehung bringen müßten. Der Eigenbewegungssinn differenziert also das dumpfe Fühlen der eigenen Körperlichkeit, das durch den Lebens-Sinn gegeben ist, durch das Wahrnehmen der inneren Beweglichkeit ins Dynamische; er faßt die einzelnen Organ-Wahrnehmungen zu einer Wahrnehmungsganzheit zusammen, die dann im Stehen und Gehen mit dem Gleichgewichtssinn in Beziehung tritt (vergl. S. 50).
Bewegungen des Kopfes, des Körpers im ganzen, insbesondere passive Bewegungen wie in Fahrzeugen usw. werden durch das Organ der halbkreisförmigen Kanäle wahrgenommen. Diese sind nach den drei Raumesrichtungen orientiert und enthalten in ihrem Innern Lymphe, in die von den Wänden feine Nervenfasern hineinragen. Bei Bewegungen des Organismus in einer bestimmten Richtung bleibt die Lymphe des dieser Richtung entsprechenden Kanals in der Mitbewegung zurück und bewegt dadurch die Nervenfäserchen in entgegengesetzter Richtung.
Der Eigenbewegungssinn hat also zwei Wahrnehmungsfelder: die Gesamtheit der innerhalb des eigenen Organismus stattfindenden Bewegungen und (durch die halbkreisförmigen Kanäle) die Bewegung des Gesamtorganismus in bezug zum umgebenden Raum. Kommt uns die letztere unter normalen Bedingungen auch kaum zum Bewußtsein, so führt doch eine Häufung äußerlich aufgezwungener Lageveränderungen zum Symptom der „Seekrankheit": der Lebenssinn reagiert mit Widerwillen dagegen, wie ein Spielball äußerer Kräfte behandelt zu werden.
Sobald das Sich-Bewegen in das Sich-Aufrichten übergeht, muß der Organismus im Gleichgewicht gehalten, das heißt zur Schwerkraft in Beziehung gesetzt werden. Sie ist eine Wirkung der Erde als Ganzes, allerdings nur insofern sie Materie (Masse) ist. Die Richtung ihrer Wirkung an einem bestimmten Ort der Erdoberfläche entspricht dem von diesem Punkt zum Erdmittelpunkt gezogenen Radius. Zu diesem Radius wird der stehende Organismus als „Schwere-Ganzheit" so in Beziehung gesetzt, daß er sich im Gleichgewicht befindet. Nun ist für jeden Körper in seinen Beziehungen zur Schwere dessen „Schweremittelpunkt" („Schwerpunkt") der Beziehungspunkt. Dieser liegt beim menschlichen Organismus in der Gegend des Beckens — natürlich verschieden nach der individuellen Gestaltung des Organismus. (Diese Gegend des Organismus wurde früher mit dem Tierkreiszeichen der Waage bezeichnet.)
Wenn wir uns ins Gleichgewicht bringen, muß also die Masse unseres Körpers gleichmäßig um den durch den Schwerpunkt gehenden Erd-Radius verteilt

werden. Um das zu können, müssen wir eine Wahrnehmung vom Erdmittelpunkt haben. Diese wird uns durch das statische Organ vermittelt. Das statische Organ besteht im Prinzip aus zwei in gleichem Abstand von der Symmetrieebene des Organismus vorhandenen Höhlungen, beim Menschen und den höheren Tieren in Verbindung mit dem Gehörorgan, in deren Innenfläche feine Nervenfasern hineinragen. Auf diesen liegen kleine Kalkkörnchen, unter deren Druck sich die jeweils darunter befindlichen Nervenfasern krümmen. Da die Kalkkörner bei seitlicher Neigung des Körpers der Schwerkraft folgend immer in den tiefsten Punkt der Höhlung rollen, und da immer zwei Organe dieser Art vorhanden sind, wird durch sie gewissermaßen dauernd der Erdmittelpunkt „angepeilt". Die Entfernung der statischen Organe voneinander bildet die Grundlinie eines spitzwinkligen, gleichschenkligen Dreiecks, dessen Schenkel die von den Kalkkörnchen zum Erdmittelpunkt gezogenen Radien sind.
(Es kommt hier also ein analoges Phänomen zustande wie beim binokularen Sehen, bei dem die Grundlinie des Dreiecks durch die Entfernung der Augen, die Seiten durch die Visierlinien gebildet werden; darauf beruht bekanntlich u. a. die Möglichkeit der Entfernungsschätzung.)
Soll Gleichgewicht bestehen, so muß die vom Schwerpunkt des Körpers auf die Verbindungslinie der Gleichgewichtsorgane gezogene Senkrechte mit dem durch den Schwerpunkt des Körpers gehenden Erdradius zusammenfallen. Dies kann immer nur für einen Moment zutreffen; in Wirklichkeit schwankt der Körper dauernd, wie eine Waage, um die Gleichgewichtslage herum.
Das Gleichgewichtsorgan dient also zur Wahrnehmung der Beziehung zwischen dem Schwerpunkt der Erde und dem eigenen Körper. — Der Eigenbewegungssinn gliedert das eigene Schwerefeld dem der Erde ein.
Das Wahrnehmungsfeld des *Gleichgewichtssinnes* geht also tatsächlich weit über den Körper hinaus; es fällt aber nicht ins Bewußtsein. Das Individuum bedient sich seiner, aber die durch ihn vermittelte Wahrnehmung zeigt nichts Individuelles, sie ist für alle Menschen gleich, mögen sie sich auch in allen übrigen Empfindungen und Anschauungen unterscheiden. — Man könnte die Gleichgewichtsorgane blind gewordene Augen nennen; alle Menschen, soweit sie wach sind, schauen mit ihnen unentwegt auf den Erdmittelpunkt. Hier sei ein merkwürdiges Phänomen angeführt, das Herbert *Tischner* von den Eingeborenen in Australien berichtet*): „Eine charakteristische Ruhestellung hat man im Norden beobachtet, hier pflegen die Leute wie ein Storch auf einem Bein zu stehen, wobei der Fuß des erhobenen Beines sich seitlich gegen den Schenkel des anderen stützt." — Der

---

*) In: Die große Völkerkunde, Bd. III, herausgegeben von Dr. H. A. Bernatzik. Leipzig, Bibl. Inst.

Vergleich mit dem Verhalten des Storches weist auf das Wesentliche: beim Australier funktioniert der Gleichgewichtssinn offenbar noch in der automatischen, völlig unbewußten Art, wie es besonders bei den Vögeln der Fall ist. Erlebt der Europäer den Gleichgewichtssinn träumend, so verläuft das Erleben des Australiers offenbar im Tiefschlafbewußtsein; es bedeutet für ihn eine Erholung, wenn er in dieser tief unbewußten Weise durch den Gleichgewichtssinn sich als Teil des Erdballs erlebt, während alle anderen Sinne schlafen oder träumen. — Die grundlegende Bedeutung dieses Sinnes für den Ablauf des äußeren Lebens braucht nicht besonders erläutert zu werden. — Dasselbe gilt aber für das innere, das geistig-seelische Leben, obwohl den meisten Menschen diese Seite des Gleichgewichts-Sinnes ebenso unbewußt bleibt wie die körperliche.

Wenn wir zum Beispiel denken: $2+3=5$, so ist das Gleichheitszeichen eigentlich als das Zeichen für eine Waage anzusehen, auf deren beiden Schalen wir Summanden und Summe verteilen. Es ließe sich leicht zeigen, daß jedem Denkvorgang ein solches Gleichgewichtsempfinden zu Grunde liegt. Auch wenn der Mathematiker sein Koordinatensystem aufstellt, ist dies im Grunde dasselbe Prinzip. Und dasselbe gilt für das in der Kunst, in Plastik, Architektur, ja im Rhythmus der Dichtung und Musik zutage tretende Empfinden für das innere Gleichgewicht. Wir sehen: der Gleichgewichtssinn ist umfassender als sein körperliches Organ.

Der *Geschmackssinn* bildet eigentlich den Übergang vom Erleben des Innerleiblichen zum Erleben der Außenwelt. Was wir schmecken, gehört der Außenwelt an; es kann aber erst geschmeckt werden, wenn es in unserer Leiblichkeit angekommen ist. Schmecken ist in ähnlicher Art ein Peripherieerlebnis wie das Tasten. Während aber dieses sich auf dem Gebiet des Festen abspielt, kann das Schmecken nur im Flüssigen stattfinden. Im Schmecken setzt sich unser belebter Wasserorganismus mit der inneren Konstitution der Nahrung auseinander; man könnte es ein „chemisches Tasten" nennen. Doch muß auch hier beachtet werden, daß in den Geschmacksqualitäten keine chemische Analyse gegeben ist, sondern daß darin die Beziehung unseres *ganzen* Organismus zu der Nahrung im *ganzen* sich ausdrückt. Und zwar reagiert der ganze Flüssigkeitsorganismus (der vom Ätherleib durchdrungen ist) im Schmecken auf die Nahrung. Aber das ganzheitliche Erlebnis wird doch sehr differenziert. In erster Linie werden uns die allgemeinen Qualitäten süß, sauer, salzig und bitter bewußt, und zu dieser Differenzierung ist ja die Zunge durch die Verteilung der verschiedenen Chemorezeptoren (süß an der Zungenspitze, salzig und sauer an den Rändern, bitter am Zungengrunde) eingerichtet. Aber man kann leicht sehen, daß das Erlebnis der Zunge nur ein Teil eines Vorganges zwischen Gesamtorganismus und Ich ist. Denn: dem Süßen geben wir uns gelöst hin; mit dem Süßen verbindet sich das Ich gerne, es läßt sich von ihm in die Leiblichkeit hineinführen. Aber es dämpft das Bewußtsein immer etwas herab, weswegen Zucker an sich schon schlafbefördernd wirkt. Die Empfindungen des Salzigen und Sauren dagegen machen uns in steigendem Grade wach, beim stark Sauren und gar beim Bitteren verkrampfen und schütteln wir uns vor Widerwillen: die Antipathie geht aus dem Gebiet der Sinneswahrnehmung bis in das des Willens hinunter und ergreift das Bewegungssystem.

Was wir bei der Empfindung des Bitteren besonders deutlich sehen, trifft aber für jeden Geschmacksvorgang zu: er setzt sich in das Innere des Verdauungssystems fort, nur haben wir kein Bewußtsein von dem, was unterhalb des Mundes geschieht. Wir wissen aber, daß im Magen das Saure vorherrscht, und daß die Galle bitter ist — eine Stufenfolge, die schon in der Reihenfolge der verschiedenen Geschmacksempfindungen der Zunge ihr Vorbild hat.

Rudolf Steiner bezeichnete aber das innere Aufnehmen der Nahrung als eine Fortsetzung des Schmeckvorganges: „Sie können einfach die intimen Wirksamkeiten im menschlichen Organismus, insofern sie auf den Verdauungsprozeß hin lokalisiert sind, gar nicht verstehen, wenn Sie nicht den gesamten Verdauungsprozeß so vorstellen, daß das gute Verdauen auf einer Fähigkeit beruht, die gewissermaßen mit dem gesamten Verdauungstrakt zu schmecken versteht, daß das schlechte Verdauen gewissermaßen auf der Unfähigkeit beruht, mit dem ganzen Verdauungsapparat zu schmecken." (Geisteswissenschaft und Medizin)

Am Schmecken läßt sich nun auch ein Phänomen beobachten, das man wohl als das Urphänomen der Empfindung bezeichnen kann: daß der Organismus sich im Wahrnehmungsvorgang „komplementär" verhält. So ist die Reaktion des Speichels schwach alkalisch; wir sind darum gegenüber dem Sauren sehr empfindlich. — Der Geschmack des Süßen hinterläßt einen sauren „Nachgeschmack", und die Intensität des süßen Geschmacks läßt sich steigern, wenn man dem Süßen ein wenig Säure zusetzt. Süß und Sauer sind also komplementär. (Alkalisch steht dem Süßlichen nahe.)*)

Rudolf Steiner wies in dieser Beziehung auf die *Pflanze* hin. Ihr Wesen kommt im Blatt zum Ausdruck, in dem die Stofflichkeit vom Ätherischen ergriffen wird. Nach Wurzel und Rinde hin verfestigt sich die Pflanze, Salze lagern sich ab, das Stoffliche tritt in seiner Eigengesetzlichkeit hervor. Dieser zwischen Ätherischem und Physischem spielende Pflanzenprozeß wird im *Schmecken* wahrgenommen, wie anderseits die dem Blütenduft zugrunde liegenden ätherischen Öle durch die

---

*) Vergl. die eingehende Studie von W. Pelikan und S. Knauer: „Entwurf einer Lehre der Geschmacksempfindungen" in *Die Drei,* 1923, Jan./Febr.

Einwirkung des Astralischen zustande kommen; in diesen höchsten Verwandlungsstufen der pflanzlichen Substanz löst sich die Pflanze in der Luft auf.

Das Erleben des Schmeckens mit dem ganzen Organismus fiel in früheren Epochen der Menschheitsentwicklung noch mehr ins Bewußtsein und diente auch zur Erkennung der Heilkräfte in der Natur.

Diese Verbindung eines instinktiven Erkenntnisvorganges mit dem Schmecken und Riechen war offenbar in früheren Zeiten leichter möglich als heute. Der unverdorbene Geschmack war ein sicherer Wegweiser für die Bekömmlichkeit der Nahrung, und wenn auch falsche Herstellung*) und Zubereitung viel dazu beigetragen haben, daß dieser gesunde Instinkt für die richtige Ernährung verloren ging, so kann eine wirkliche Ernährungsreform doch nur von der Wiederbelebung einer gesunden Geschmackskultur ausgehen. — Nicht darauf kommt es also beim Essen an, wie oft der einzelne Bissen gekaut wird, sondern daß man sich im Schmecken intensiv der Qualitäten der Nahrung bewußt wird. Denn: der Geschmackssinn und der Geruchssinn sind die Tore des Lebenssinnes zur Außenwelt. (Weiteres darüber unter „Ichorganisation".)

Der *Geruchssinn* ist sowohl durch seine Lokalisation wie auch durch seine biologische Bedeutung eng mit dem Geschmack verwandt. Man könnte ihn „ein Schmecken der Luft" nennen — wie in Süddeutschland und Frankreich ja auch schmecken = riechen gebraucht wird. — Beim heutigen Menschen ist der Geruchssinn stark zurückgegangen; für das Tier spielt er die größte Rolle, sowohl für die Nahrungssuche wie für die Fortpflanzung. Für viele Tiere ist der Geruchssinn der eigentliche Instinkt-Sinn; er verbindet den Organismus in engster Weise mit der Umwelt. Für diese Tiere spielt er darum eine ähnliche Rolle wie für den Menschen der Sehsinn. — Aber auch beim Menschen wirkt er stark auf das instinktive Verhalten: ein widerlicher Geruch erregt stärkste Antipathie, der gegenüber logische Gründe machtlos sind. — Und so wird andererseits eine seelische Antipathie mit dem Bilde des „Nicht-riechenkönnens" bezeichnet.

In bezug auf die Dumpfheit des Empfindens steht der Geruchssinn wohl noch tiefer als der Geschmackssinn. Gerüche entziehen sich noch mehr der begrifflichen Erfassung als die Wahrnehmungen des Geschmackssinnes. Blütendüfte z. B. offenbaren etwas vom Wesen der Pflanze bzw. der Pflanzenfamilie, aber nur inner-

---

*) An dieser Stelle darf darauf hingewiesen werden, daß Rudolf Steiner, als einige Landwirte ihn wegen der Qualitätsverschlechterung des Bodens und seiner Erzeugnisse um Rat fragten, sich genau über diese Probleme orientiert zeigte und in einer Reihe von Vorträgen Anweisungen zur Behebung dieser Schäden gab. Diese Hinweise und die daraus erwachsenen praktischen Methoden werden vertreten durch den „Forschungsring für Biologisch-dynamische Wirtschaftsweise", — Zeitschrift: Lebendige Erde, Beiträge zur Gesundung von Landwirtschaft, Gartenbau und Ernährung.

halb der Familie sind die Gerüche ähnlich, während sich z. B. der Duft des Veilchens, der Lilie oder der Rose nicht vergleichen läßt; zu ihrer Erfassung bedarf es eigentlich genau so der „Intuition" wie zum Begreifen der menschlichen Individualität.

Der Gegenpol zum Duft liegt im Gestank. Er ensteht hauptsächlich beim Zerfall tierischer und menschlicher Substanz, aber auch in den Endstadien der Verdauung (merkwürdigerweise hauptsächlich der menschlichen).

Auch bei manchen Krankheiten treten spezifische Gerüche auf. Bekannt ist der süßlich-leimartige Geruch aus der Mundhöhle bei Diphterie.*) — Geschmacks- wie Geruchssinn stehen auf der Bewußtseinsstufe des Träumens.

Der *Sehsinn* hat für den heutigen Menschen zweifellos am meisten den Charakter des Objektiven. Wir sagen nicht: „ich sehe, daß dies ein Baum ist", sondern: „das ist ein Baum". Daß man etwas sehen kann, bedeutet für den heutigen Menschen zugleich, daß es wirklich ist. — Der Sehsinn vermittelt uns, im Gegensatz zu den bisher besprochenen, ein klares Bewußtsein von der Außenwelt; alles was wir sehen können, rechnen wir zur Außenwelt, auch die eigene Leiblichkeit. Der uns durch den Sehsinn gegebene Lichtraum ist für den Sehenden geradezu identisch mit dem Begriff des Raumes und der „objektiven Welt" überhaupt. (Der Blinde kennt erlebnismäßig nur den Tast-Raum, dessen Dimensionen gegenüber denen des Lichtraumes geradezu mikroskopisch genannt werden müssen; dieser kann nur durch das Denken mühsam erweitert werden.) Das Auge vermittelt uns aber nur zweidimensionale Bilder; die Dreidimensionalität des Lichtraumes kommt erst dadurch zustande, daß wir die von den beiden Augen gelieferten Bilder im Innern zur Deckung bringen können; dies geschieht bekanntlich durch den Vorgang der Konvergenz, das heißt die Sehachsen werden durch ein Eingreifen des Ich auf einen Punkt gerichtet.**) In dieser Beziehung ist der Sehsinn

---

*) Ernst Ludwig Heim, der bekannte Berliner Arzt und Zeitgenosse Goethes, wurde wegen seiner richtigen und schnellen Diagnosen bewundert. Er besaß einen ausgezeichneten Geruchssinn, und man sagte, er röche geradezu den Krankheitsstoff. So verglich er den Scharlachgeruch mit dem, der in den Kellern der Berliner Viktualienhändler angetroffen werde: die Mischung alter Heringe und verschiedener Käsesorten. Den Maserngeruch verglich er mit dem Geruch der gerupften Federn einer frisch geschlachteten Gans. (E. Stemplinger: „Von berühmten Ärzten". R. Piper.)
Weitere wichtige einschlägige Beobachtungen finden sich in E. Risak: „Der klinische Blick".

**) Daß es tatsächlich das Ich ist, das die Sehachsen zur Vereinigung in einem Punkte bringt, zeigt sich deutlich am Gegenbeispiel: wenn die Kraft des Ich vorübergehend geschwächt ist (zum Beispiel durch Ermüdung, nach Narkose, durch Alkohol oder im Augenblick des Ohnmächtigwerdens), tritt Konvergenzschwäche ein, die sich im Auftreten von Doppelbildern äußert.

vom Gehörsinn sehr verschieden: er läßt das Ich am Zustandekommen des Weltbildes mitarbeiten, während wir zum Beispiel hörend uns viel passiver verhalten müssen. Damit hängt auch die universale Bedeutung des Sehsinnes für die Entwicklung des Ich-Bewußtseins zusammen. Denn das Auge ist stärker als andere Organe mit der Ich-Struktur des ganzen Organismus (Ich-Organisation) innerlich verbunden.

Wie nämlich der Organismus nach oben und unten differenziert ist, so ist es auch das Auge, trotz seiner im Grunde kosmischen Form. Wenn man zum Beispiel das Unterscheidungsvermögen für Farben untersucht, so zeigt sich, daß es

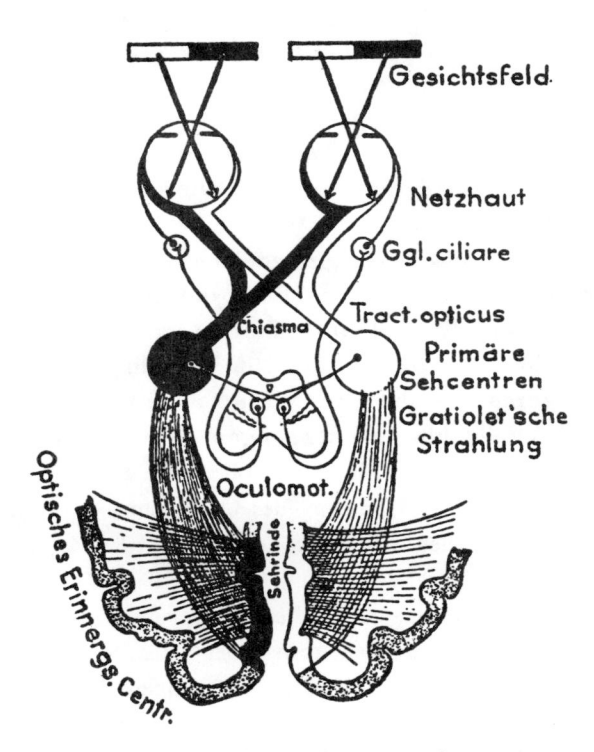

Schema der Sehbahnen beim Menschen

(Horizontalschnitt durch Gesichtsfeld, Augen, Sehnervenbahn und den hinteren Teil des Großhirns.) — Aus Rein, Physiologie; nach Bing. — Die Gesichtsfelder sind zur Verdeutlichung für jedes Auge getrennt gezeichnet und in eine rechte und linke Hälfte geteilt, wie sie sich durch die Visierlinie ergeben. Diese würde also an der Grenze des schwarzen und weißen Teils das Gesichtsfeld treffen. Durch den Vorgang der Konvergenz werden die schwarz gezeichneten Hälften ebenso wie die weißen übereinander gelagert; in diesem Sinne muß man sich also das Schema durch die Konvergenz verändert denken. In dem vorliegenden Zustand würde nämlich das Schema das Sehen zweier getrennter Gesichtsfelder bezeichnen, also den Zustand des Schielens.

(vom Mittelpunkt des Gesichtsfeldes aus) in vertikaler Richtung schneller abnimmt als in horizontaler; das Gesichtsfeld erscheint von oben nach unten zusammengedrückt. — Ferner ist zu beobachten, daß die Farben eines Bildes, wenn man es in aufrechter Stellung ansieht, etwas matter erscheinen, als wenn man den Kopf seitlich neigt; in der aufrechten Stellung werden die Farben durch die Wirksamkeit des Ich (dessen Zusammenhang mit der Aufrechtheit wir schon besprochen haben) abgedämpft.

Die Nervenelemente der Netzhaut sind in eine rechte und linke Hälfte geteilt, und zwar so, daß die Trennungslinie genau senkrecht verläuft; die dadurch bedingte Halbierung des Gesichtsfeldes geht genau durch den Visierpunkt. Die aus den beiden rechten Hälften der Augäpfel stammenden Nerven ziehen nun im Nerv. opticus zu der rechten, die aus den beiden linken zur linken Gehirnhälfte. Der gekreuzte Verlauf der aus den inneren Hälften der Netzhaut stammenden Nerven prägt sich von den Wirbeltieren an immer deutlicher in der Kreuzung der Sehnerven aus. — Wir sehen darum, auch wenn wir nur ein Auge benützen, doch mit beiden Gehirnhälften.

Dazu kommt, daß durch das konvergierende Sehen die Gesichtsfelder übereinander geschoben werden: die äußere Hälfte des einen über die innere des anderen, und umgekehrt. Bestände diese Einrichtung nicht, so würde die Ungleichheit unserer Körperhälften und die dadurch bedingte Verschiedenheit des inneren Erlebens (worauf wir noch zu sprechen kommen werden) in den Sehvorgang und unser Weltbild hineinwirken; unsere Sympathien und Antipathien würden unlöslich in das Weltbild hineinverwoben sein. Durch die Übereinanderlagerung wird die von der Aufspaltung des Organismus in zwei Hälften ausgehende Wirkung ausgeglichen; das Weltbild bekommt den Charakter der Neutralität und Objektivität.

Vermutlich hat aber die Teilung des Augenhintergrundes durch eine senkrechte Trennungslinie noch eine weitere Bedeutung. Der Augapfel müßte nämlich theoretisch durch die vier Muskeln nach allen Richtungen des Blickfeldes bewegt werden können; tatsächlich aber hat das Auge sechs Muskeln. Vier sind so angeordnet, wie es nach den Gesetzen der Mechanik zu erwarten wäre: oben-unten, rechts und links. Die beiden übrigen dagegen ermöglichen dem Auge eine um die Sehachse rollende Bewegung. Diese scheint zwar bei dem tatsächlich unsymmetrischen Ansatz der vier übrigen Muskeln als Ausgleich notwendig zu sein, um eine geradlinige Bewegung nach allen Seiten zu ermöglichen, und die „Rollmuskeln" hätten demnach nur den Zweck, eine prinzipielle Unvollkommenheit im Bewegungsmechanismus des Auges auszugleichen. Eine solche Voraussetzung ist aber bei der sonstigen Vollkommenheit dieses Organs völlig ungerechtfertigt und unbiologisch gedacht.

Vergegenwärtigt man sich aber den Effekt dieser Rollmuskeln, daß sie nämlich das Auge in eine um die Sehachsen rotierende Bewegung versetzen können, und daß die senkrechte Trennungslinie des Augenhintergrundes bei beiden Augen diese Bewegung mitmacht, so liegt es nahe, den Sinn derselben darin zu sehen, daß sie dem Auge die Einstellung in die Senkrechte ermöglichen sollen. Das Auge würde dadurch instand gesetzt, an dem Gleichgewichtserlebnis des Körpers teilzunehmen, wie andererseits das Ohr durch seine enge Verbindung mit dem Gleichgewichtsorgan darin eingeschaltet ist.

Da nun die Visierlinie von der zentralen Grube des Augenhintergrundes (der Stelle des schärfsten Sehens) ausgeht, und dieser Punkt gleichzeitig auf der Trennungslinie zwischen rechter und linker Hälfte des Augenhintergrundes liegt, wird durch diese anatomische Struktur das Gesichtsfeld in eine obere und untere, rechte und linke Hälfte gegliedert, und gleichzeitig die Trennungslinie zwischen den letzteren durch die Rollmuskeln in das Gleichgewichtserlebnis des Körpers eingegliedert, das heißt in die Richtung des Erdradius gebracht. — Das auf den ersten Blick so erdenfremde, ganz kosmische Auge steht durch diese Struktur doch in einer unmittelbaren Verbindung mit der Erde.

Nun ist bei etwa 25% aller Menschen das Auge etwas um die Sehachse gedreht (Zyklophorie) und wird erst durch das bewußte Sehen, d. h. durch das Eingreifen des Ich soweit gedreht, daß die Bilder beider Augen zur Deckung kommen. Findet dies nicht weit genug statt, so tritt ein gewisses, äußerlich nicht erkennbares Schielen auf, das im Gegensatz zu dem kon- und divergierenden Schielen Übelkeit und Schwindel verursachen kann. Erscheinungen dieser Art treten aber sonst nur auf bei Fehlorientierungen des Gleichgewichtssinnes.

Von diesen Gesichtspunkten aus eröffnet sich ein Verständnis für den von Rudolf Steiner gegebenen Hinweis, daß ein einzelner Sinn nicht imstande sei, dem Menschen das Erlebnis der „Wirklichkeit" zu vermitteln; dazu bedürfe es des Zusammenwirkens mindestens zweier Sinne. Daß wir durch das Auge das Erlebnis der Wirklichkeit haben, beruht einerseits auf dem Konvergieren und dem dadurch bedingten Übereinanderschieben der beiden Gesichtsfelder, wodurch die beiden zweidimensionalen Bilder in ein dreidimensionales verwandelt werden; in der Betätigung der am Konvergieren beteiligten Muskeln liegt ein Mitwirken des Eigenbewegungs-Sinnes vor. Gleichzeitig spielt aber, wie wir sahen, in allem Sehen (auch mit einem Auge) der Gleichgewichts-Sinn mit.

In der Struktur des Auges ist also das Zusammenwirken von Seh-Sinn, Eigenbewegungs-Sinn und Gleichgewichts-Sinn anatomisch vorgebildet — das „Wirklichkeitserlebnis" ist in diese Struktur „hineingedacht" — (um nicht zu sagen „hineingerechnet"). — Die Betätigung des Eigenbewegungs-Sinnes und des Gleichgewichts-Sinnes ist allerdings der Aktivität des Ich überlassen; es muß das präformierte Wirklichkeitserlebnis selber realisieren — und es würde sich ohne diese Beteiligung der eigenen Aktivität mit der äußeren Wirklichkeit nicht innerlich verbunden fühlen können. Denn das Auge als Licht-Sinn vermittelt uns ja nur Bilder von der Oberfläche der Dinge; ins innere Wesen derselben läßt es uns nicht blicken.

Gewissermaßen eine Kompensation hat dieser Oberflächen-Charakter des Auges darin, daß er uns gestattet, vielerlei gleichzeitig wahrzunehmen. Allerdings erleben wir dies zunächst nur als das „Nebeneinander" der Dinge. Eine Beziehung der Dinge zueinander muß erst durch das Denken hergestellt werden.

Anders ist das aber bei den *Farben*. Ihnen gegenüber empfindet der künstlerisch bzw. natürlich empfindende Mensch, ob sie zusammenstimmen, „harmonisch" sind, also eine „Ganzheit" bilden, oder ob dies nicht der Fall ist. Das Auge kann als isolierendes Organ wirken, indem es nur Einzelheiten wahrnimmt, oder als ganzheitliches Organ. Dies war der Punkt, an dem Goethes Interesse für die Probleme der Farbenwelt erwachte: er sah in den Ateliers der deutschen Maler in Rom, daß sie im Gebrauch der Farben nach inneren Gesetzen verfuhren, die sie befähigten, zu harmonischen Farbenzusammenstellungen zu kommen, doch konnte er von ihnen keinen Aufschluß über diese Gesetze erhalten; er mußte Jahrzehnte lang seinen Farben-Erkenntnis-Weg gehen, ehe er sein Kapitel über die „Sinnlich-sittliche Wirkung der Farben" schreiben und damit selber die Künstler über das belehren konnte, was sie noch instinktiv handhabten.

Ein wesentliches Erlebnis auf diesem Wege war es für Goethe, als er im eigenen Versuch entdeckte, daß jeder äußere Farbeindruck im Auge eine „komplementäre" Farbe hervorruft, die aber gewöhnlich nicht ins Bewußtsein kommt. So bewirkt ein roter Farbeindruck innerlich grün, Blau ein gewisses Orange usw. Es wurde Goethe nun klar, daß ein farbiges Bild dann harmonisch wirkt, wenn es nicht einseitig nur aus gewissen Farben besteht, sondern wenn die Komplementärfarben der einzelnen Farben auch vorhanden sind.

Was ist aber die Komplementärfarbe? — Hier können wir schon soviel sagen, daß sie Ausdruck der Eigentätigkeit des Organismus ist, der *keinen* Sinneseindruck als solchen in sich hineinläßt, sondern jeder Sinneswirkung die komplementäre Eigentätigkeit entgegensetzt. (Vergl. S. 244 ff). So können wir Rot nur dadurch wahrnehmen, daß wir es *nicht* hereinlassen, indem wir ihm das selbsterzeugte Grün entgegensetzen. — Wir bezeichnen das harmonische Zusammenwirken der Farben auch als „geschmackvoll". Es kommt darin zum Ausdruck, daß wir die Ganzheitswirkungen der Farben mit dem tieferen Wesen unseres Organismus auffassen, in denen der Geschmackssinn*) (und der Lebens-

---

*) Vergl. hierzu Goethe (Sprüche in Prosa): „Blau wird alkalisch, gelbrot sauer schmecken. Alle Manifestationen der Wesen sind verwandt."

sinn, dessen Organ der Geschmackssinn ist) wohnen. Die Wirkung der am peripheren Sehorgan als Einzelheiten wahrgenommenen Eindrücke muß bis in diese Tiefen verfolgt werden, wenn ihre Ganzheits-Qualitäten bewußt und beurteilt werden sollen. Goethe ging, um diese Fragen zu entscheiden, nicht den Weg der Physik, die die Sinneseindrücke weiter in die Außenwelt hineinverfolgt und die Einzelheiten in noch kleinere Einzelheiten auflöst, sondern er folgte dem Weg, den die Farben im Ganzheitsgefüge des Organismus gehen, bis dahin, wo im Gebiet des Bildekräfteleibes ihr Ganzheitscharakter beurteilt werden kann. Das heißt: er ging den Weg der übersinnlichen Erkenntnis.

Wer die diametral entgegengesetzte Richtung dieser beiden Erkenntniswege durchschaut, wird nicht glauben, diejenigen, die nur die Berechtigung des einen Weges anerkennen, zur Anerkennung des anderen überreden zu können; er wird allerdings auch nicht in den Irrtum verfallen, die Resultate des einen durch die des andern ersetzen zu wollen. Ein weiteres Vorstoßen in der Richtung der physikalischen Forschung wird ein um so tieferes Eindringen in die übersinnlichen Ganzheitszusammenhänge notwendig machen, wenn die physikalischen Erkenntnisse nicht zu einer noch katastrophaleren Entfremdung des Menschen vor der Welt und sich selbst führen sollen, als sie bereits heute besteht.

Der an die Oberfläche der Haut gebundene *Wärmesinn* hat zur Voraussetzung seiner Funktion die Selbstwahrnehmung des eigenen Wärme-Organismus. Seine Temperatur ist der Maßstab, den wir unwillkürlich bei der Wahrnehmung äußerer Wärme zugrunde legen. Dadurch bekommt der Wärmesinn eine subjektive Tendenz, die in einer biologischen Notwendigkeit begründet ist. Andererseits vermittelt er uns, wenn auch in primitiver Weise, ein Miterleben des inneren Zustandes der Außenwelt: was uns als äußere Wärme entgegenkommt, ist prinzipiell das gleiche wie das, was wir in uns selber erleben.

Es hat sich uns schon oben bei der Betrachtung der Wärme ergeben, daß sie im Zusammenhang mit dem menschlichen Organismus nicht rein physikalisch betrachtet werden kann, sondern zu den Bildekräften des Organismus gezählt werden muß.

Embryologie, Physiologie und Psychologie können zu dem, was die Physik über die Wärme sagen kann, Unendliches hinzufügen *). Die äußere Forschung kommt damit nahe heran an das, was Rudolf Steiner als Ergebnis seiner Geistesforschung über das Gebiet der Bildekräfte mitteilte: daß der Bildekräfte- bzw. Ätherleib, den wir als das Prinzip des Lebens bezeichnet haben, sich in verschiedene Kräfte

---

*) Vergl. die Forschungen F. Gieses im Kapitel „Die Dreigliederung".

(„Ätherarten") gliedere, wovon er eine den „Wärmeäther" nannte. Indem wir mit unserem Organismus die Wärme in uns oder draußen erleben, lernen wir eine Seite der Wirksamkeit dieses Wärmeäthers kennen; wir dringen tatsächlich tiefer in das Wesen der Wärme ein, als wenn wir sie nur äußerlich messen und berechnen.

Auch der Wärmesinn steht in innerer Verbindung mit anderen Sinnen, so vor allem mit dem Lebenssinn. Wir können uns nicht wohl fühlen, wenn wir frieren oder wenn die Außentemperatur sehr hoch wird.

Aber auch zum Gebiet des Sehsinnes besteht eine solche Verbindung: wir unterscheiden „warme" und „kalte" Farben. Und dies taten die Menschen, längst bevor die Physik zeigte, daß der rote Teil des Spektrums mit starken Wärmewirkungen verbunden ist. Es handelt sich hier bereits um eine ins Seelische heraufgenommene Wärmeempfindung. — Die an und für sich scheinbar ganz im Objektiven verlaufenden Gesichtswahrnehmungen werden durch diese Verbindung mit dem Wärmesinn in den Bereich des persönlichen Erlebens hereingenommen.

Der *Gehörsinn* vermittelt die Wahrnehmung von Tönen und Geräuschen. Ein Ton ist nach physikalischer Auffassung (das heißt nach dem, was die auf den Beobachtungen des *Sehsinnes* mit den Mitteln des Messens und Rechnens aufgebaute Forschung über das Gebiet des Gehörs sagen kann), eine Summe von gleichmäßigen Schwingungen, das heißt Verdichtungen und Verdünnungen der Luft. Das Ohr nimmt also dasselbe Phänomen als ein Qualitatives, Tönendes wahr, was dem Auge als ein quantitativ bestimmbarer, an sich nicht tönender Bewegungsvorgang der Luft erscheint.

Der Ton ist aber eine Erlebnisqualität, die durch keine andere Sinnesqualität, am wenigsten jedoch durch quantitative Vorstellungen wiedergegeben werden kann. Die aus dem Erlebnisbereich des Auges gewonnenen quantitativen Vorstellungen über den Ton als mehr der Wirklichkeit entsprechend anzusehen als die Tonwahrnehmung selber, ist unberechtigt, wenn es natürlich auch berechtigt ist, die Wahrnehmungen eines Sinnesorgans auch vom Gesichtspunkt des anderen aus zu betrachten. Dann muß man sagen: der Gehörsinn vermittelt uns in den Tönen Ganzheitserlebnisse; der Sehsinn und das daran sich anschließende Denken zergliedern diese Ganzheit zu Teilen, die für uns nicht mehr als Ganzheiten erlebbar sind.

Töne sind unserem Erleben unmittelbar verständliche Ganzheitserlebnisse; Geräusche haben immer etwas Bruchstückhaftes, schwer zu Durchdringendes, oft Unheimliches; sie können auch physikalisch als Bruchstücke von Tönen betrachtet werden.

Der Ton offenbart etwas von dem inneren Wesen des tönenden Stoffes, sei es Holz, Stein, Metall usw. Das Gehör dringt also in gewissem Sinne in das innere Wesen des Stoffes ein. (Physikalisch gesehen hängt der verschiedene Klangcharakter der Stoffe von den außer dem Grundton noch mitklingenden Obertönen ab.)
Dieses Eindringen in das Innere der Stofflichkeit gehört zu der Eigenart des Gehörsinns, ist aber doch nur die Vorbedingung für die eigentliche Bedeutung dieses Sinnes. Denn wenn wir zum Beispiel Musik hören, so haben wir es wohl mit Tönen und ihren Obertönen zu tun, und es ist für den Gesamteindruck wichtig, ob ein volles Orchester, oder vielleicht nur Bläser, oder gar nur ein Klavier zur Verfügung stehen. — Der Klangcharakter, die „Farbigkeit" der Musik ist von diesen Bedingungen abhängig. Aber das Wesentliche ist dies nicht, sondern das liegt in der inneren *Struktur* der Musik, die durch Melodie, Harmonie und Rhythmus bestimmt ist. (Die Harmonie ist gewissermaßen eine zeitlich zusammengeschobene Melodie.)
Die physikalische Forschung hat ergeben, daß die Tonhöhe durch die Zahl der Luftstöße (oder „Schwingungen") in der Zeiteinheit bedingt ist. Es hat sich ferner gezeigt, daß die für unser Empfinden als „Tonleiter" erlebbare Gliederung der Tonwelt einer ganz bestimmten arithmetischen Gesetzmäßigkeit entspricht, und daß diese Gliederung insofern periodisch ist, als der achte Ton jeweils als Wiederholung des ersten auf höherer Stufe (Oktave) erlebt wird; die Oktave hat immer die doppelte Schwingungszahl des Grundtones. Im Tonerlebnis liegt also ein unbewußtes Rechnen verborgen*).
Zwei zugleich erklingende Töne empfinden wir aber nicht als Summe, sondern in ihrer Beziehung zueinander: als Dissonanz oder Konsonanz; wiederum zeigt sich, daß die Konsonanz um so vollkommener ist, je einfacher die arithmetische Beziehung der Schwingungszahlen, das heißt je kleiner die Zahlen der Brüche sind, die diese Beziehung ausdrücken.
In der Tonwahrnehmung erleben wir also Vorgänge qualitativ, die von der physikalischen Forschung nur quantitativ erfaßt werden können. Aber dieses qualitative Erleben zeigt sich in seiner streng periodisch-arithmetischen Struktur von einer Gesetzmäßigkeit durchdrungen, die ihm einen ebenso objektiven Charakter verleiht, wie er der Mathematik eigen ist. Der Unterschied der Musik von der Mathematik besteht eigentlich darin, daß die Mathematik nur mit dem wachen analytischen Denken zu erfassen ist, während in der Musik eine innerlich-

---

*) Vergl. hierzu die schöne Arbeit von Ernst *Bindel:* Die Zahlengrundlagen der Musik im Wandel der Zeiten. Verlag Freies Geistesleben, Stuttgart 1950.

rhythmisch gegliederte Erscheinungswelt einerseits durch die Wahrnehmung des Ohres und das unmittelbar damit verbundene Fühlen, andererseits durch das innere, musikalisch-künstlerische Erleben als etwas Qualitativ-Ganzheitliches erlebt wird. — Wenn also die Pythagoräer die Welt als Sphärenharmonie erlebten, so weist das darauf hin, daß sie die astronomischen Zusammenhänge, die wir heute als mathematische Beziehungen mit dem analytischen Denken erfassen, noch in musikalisch-ganzheitlicher Form erleben konnten — wie ja überhaupt alle früheren („archaischen") Bewußtseinsformen gerade zum Erfassen der ganzheitlichen Zusammenhänge geeigneter waren als unser heutiges Bewußtsein.

Die Tatsache, daß wir Töne als Ganzheiten erleben, weist auf einen Zusammenhang mit dem Ätherleib hin; dieser Zusammenhang müßte also auch in einem entsprechenden Zusammenhang mit dem Wasserorganismus bestehen. — Das Ohr ist ja nun tatsächlich so gebaut, daß es die äußeren Luftwirkungen auf das ganz im Flüssigen eingebettete innere Gehörorgan umschaltet. Die das häutige Labyrinth mit den Zentralorganen des Gehörs umgebende dünnflüssige Perilymphe steht in der Embryonalzeit durch den Aquaeductus cochleae noch mit dem Subarachnoidealraum in direkter Verbindung, und dadurch mit der ganzen, Gehirn und Rückenmark umgebenden Cerebrospinalflüssigkeit.

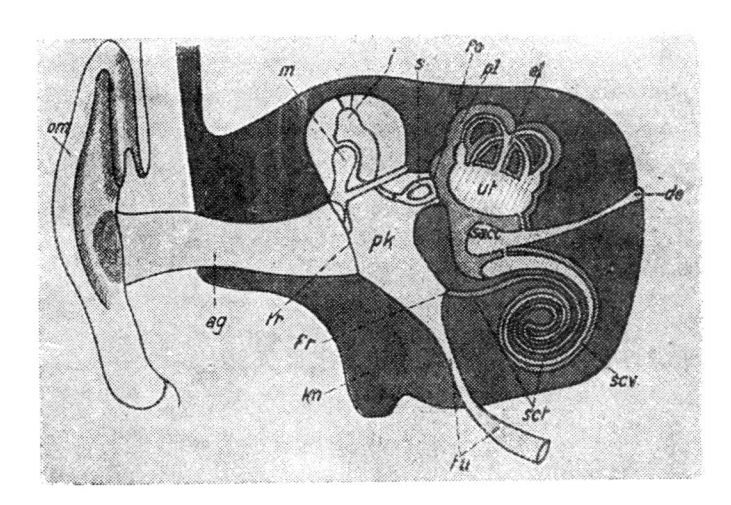

ag = äußerer Gehörgang; de = ductus endolymphaticus, über dessen sackförmigem Ende liegt die Dura mater, die harte Hirnhaut; el = mit Endolymphe gefüllte Räume; fo = ovales Fenster; fr = rundes Fenster; i = Amboß; kn = Knochen (Felsenbein); m = Hammer; om = Ohrmuschel; pk = Paukenhöhle; pl = mit Perilymphe gefüllte Räume; s = Steigbügel; sacc = Sacculus; sct = Scala tympani; scv = Scala vestibuli; tr = Trommelfell; tu = innerer Gehörgang (Eustachi'sche Röhre); ut = Utriculus.

Die Sacculus, Utriculus und Ductus cochlearis füllende Endolymphe steht dauernd durch den Ductus endolymphaticus, der als ein kleiner, ein Polster bildender Sack subdural an der hinteren Seite der Felsenbeinpyramide endigt, zwar nicht in unmittelbarem, aber doch in funktionellem Zusammenhang mit der Cerebrospinalflüssigkeit*).

Wenn diese Verbindung des Gehörorgans mit der Gehirn-Rückenmarks-Flüssigkeitssäule auch von zarter Natur ist, so kann doch wohl kein Zweifel sein, daß sie für den Vorgang des Hörens von Wichtigkeit ist. Es liegt nahe, anzunehmen, daß die vom Steigbügel in Sacculus, Utriculus und Paukentreppe erzeugten Vibrationen sich durch den Sack des Ductus endolymphaticus an der Gehirn-Rückenmarks-Flüssigkeitssäule reflektieren können, wie sie andererseits durch das Cortische Organ „analysiert" oder „abgetastet" werden.

Die Gehirn-Rückenmarks-Flüssigkeitssäule (Cerebrospinalflüssigkeit) nimmt aber die Rhythmen von Puls und Atmung auf und stellt so im Gebiet des Nervensystems das Zentralorgan des Rhythmischen Systems dar. — Im Rhythmischen System bzw. in den Modifikationen von Puls und Atmung, findet das Fühlen, also das zentrale Gebiet des Seelischen, seinen unmittelbaren Ausdruck (vergl. S. 255). Das Gehörorgan hat also (als *einziges* von allen Sinnesorganen!) durch den Ductus endolymphaticus eine *unmittelbare* Verbindung mit dem Rhythmischen System, und diese Tatsache erklärt, daß wir durch das Hören eine so unmittelbare *seelische* Beziehung zur Außenwelt haben. Das Ohr registriert so nicht nur die Töne nach Höhe, Obertönen usw., sondern es vermittelt auch die Wahrnehmung der verschiedenen *Rhythmen*. — Die bisherige Gehörsphysiologie hat diesen Zusammenhang des Ohres mit dem Rhythmischen System nicht beachtet und konnte darum die Wahrnehmung des Rhythmus auch nicht erklären.

Wir können also sagen: Das Ohr richtet sich durch das Cortische Organ nach außen, durch den Ductus endolymphaticus horcht es nach innen; wir hören durch diese Verbindung mit dem Rhythmischen System mit dem *ganzen* Organismus. Die vom Ohr aufgenommene tönende Außenwelt wird vom Menschen auf das durch seine eigene seelische Tätigkeit „tönende" Rhythmische System projiziert.

---

*) Vom Gesichtspunkt der Entwicklungsgeschichte aus ist es höchst interessant, daß bei den Selachiern der Ductus endolymphaticus noch durch eine Öffnung in der Haut nach außen mündet, so daß das Innenrohr mit dem Meere in Verbindung steht. — Es ist offensichtlich, daß „Hören" mit einem solchen Organ etwas anderes ist als mit dem des Menschen: es bedingt ein viel unmittelbareres Mitschwingen mit dem Tönen der Umgebung.

Diese Doppelbeziehung des Ohres nach außen und innen macht so das Gehörte erst zu einer *persönlichen* Angelegenheit, sie gibt uns erst ein volles *Bewußtsein* des Gehörten. Insofern entspricht diese Einrichtung des Ohres auf ihrem Gebiet der teilweisen Kreuzung der Sehnerven und der Überlagerung der Gesichtsfelder durch den Vorgang der Konvergenz (s. o.).

Im Sehvorgang wird die äußere Wahrnehmung durch die Konvergenz verintensiviert, das Gehörte dagegen wird verinnerlicht.

Das Hören zeigt besonders deutlich, daß eine Sinneswahrnehmung nicht durch die physische Leiblichkeit allein zustande kommen kann; nur der belebte und beseelte Mensch kann Sinneswahrnehmungen haben. — Und andererseits ergibt auch die Selbstbeobachtung, daß wir zu dem rein Stofflichen, zu der unbelebten Materie, wie sie dem Tastsinn zugänglich ist, keine innere Beziehung haben; die Tastwahrnehmung wird uns nicht zum inneren Erlebnis, sie kündigt uns nur die tote, unserem inneren Wesen fremde Welt der Materie an.

Es ergibt sich so eine Entsprechung zwischen Mensch und Welt: wenn wir tasten, so erleben wir durch das in unserer Organisation aus dem Lebensprozeß ausgeschiedene Mineralisch-Festgewordene das mineralische Gebiet der Außenwelt.

Wenn sich aber in uns durch die Wahrnehmung der Wärme, des Lichtes, der Tonwelt eine innere Beziehung zu dem Wahrgenommenen entwickelt, ja wenn diese Sinneswahrnehmungen geradezu die Vorbedingung für die Entwicklung unseres Seelenlebens sind, *dann kann es sich bei dem, was den Sinneswahrnehmungen in der Außenwelt entspricht, nicht nur um rein physikalische Vorgänge in einem toten Medium handeln.*

Sich vorzustellen, daß die ganze Welt nur mit Luft- und elektromagnetischen Wellen erfüllt sei, die weder zu unserem Organismus noch zu unserer Seele eine Beziehung haben, die erst durch unsere Sinne und das Nervensystem zu einer subjektiv tönenden, wärmenden, leuchtenden Welt umgewandelt werden, ist so absurd, daß es zweifellos als Symptom einer Geisteskrankheit gelten würde, wenn es nicht eine fast allgemein verbreitete wissenschaftliche Ansicht wäre. (G. Th. Fechner hat diese Ansicht mit Recht die „Nachtansicht" gegenüber der vom ihm vertretenen „Tagesansicht" genannt.)

Nicht zufällig hat die Sprache dem Worte „Sinn" ein Janusgesicht gegeben: es bedeutet einmal ein Organ, durch das wir in die äußere Welt hinausschauen; es bezeichnet zum andern soviel wie den ideellen Zusammenhang des Wahrgenommenen, durch dessen Erkennen es uns erst „sinnvoll" erscheint. Das Wissen um Seele und Geist, um den „Sinn" der Sinnesorgane, liegt dieser Doppelbedeutung zugrunde, die im Grunde besagen will: wie wir zum Sinn des Erlebten kommen können, wenn wir in unser Inneres blicken, so steht hinter der durch die Sinnesorgane uns von ihrer Außenseite gegebenen Welt eine geistig-seelische Sinnwelt; nur eine solche konnte den belebten und mit Sinnesorganen ausgestatteten menschlichen Organismus aus sich hervorgehen lassen.

So können uns die Sinnesorgane Wegweiser sein zu den Kräften, aus denen sie hervorgegangen sind. Man muß sich zum Beispiel einmal klar machen, daß wir die Welt der Töne in der äußeren Natur nur bruchstückweise erleben können; dort gibt es keine Tonleitern, keine Akkorde und Melodien. Nur in der vom Menschen geschaffenen Musik finden wir die strenge Gesetzmäßigkeit, auf die wir oben kurz hingedeutet haben. Um sie finden zu können, mußte der Mensch auch die Wahrnehmungsobjekte dieser Welt erst schaffen. Und doch sind wir überzeugt, daß hier nicht eine von uns hineinprojizierte Gesetzmäßigkeit vorliegt, sondern eine in der objektiven Welt bestehende. Wir haben also durch den musikalischen Sinn einen inneren Zugang zu einem mathematisch gegliederten Kräftesystem, von dem das Ohr in der Natur nur in sehr unvollkommener Art etwas vernehmen kann. Andererseits kann es keine Frage sein, daß im musikalischen Erleben ein Teil unserer eigenen Kräfte-Organisation mitschwingt, mit anderen Worten: daß das musikalische Schaffen in unserem Bildekräfteleib seine Grundlage hat; jeder Künstler erlebt es so, wenn er es auch nicht in dieselben Worte kleidet, und es zeigt sich auch darin, daß die Musik unverkennbar vom Charakter, dem Temperament, der Konstitution des Komponisten sowohl wie des Musikers geprägt wird.

Es hat sich uns schon im Kapitel über das Ich ergeben, daß Kunst auf einer Metamorphose biologischer Kräfte beruht. Dieser Zusammenhang ergibt sich hier aufs neue.

Er bestätigt sich auch, wenn man die Formen des Organischen daraufhin betrachtet: wir finden überall Strukturen, die an Tonphänomene erinnern. Ich erinnere an die Chladnischen Klangfiguren oder an das Experiment mit der Glasröhre, die etwas leichtes Pulver enthält; wenn man sie zum Tönen bringt, so wird das Pulver bekanntlich in kurzer Zeit durch die Schwingungen des Glases an den ruhig bleibenden Stellen der Schwingungsknoten abgelagert. Man kann auf diese Weise die Wellenlänge der Töne direkt messen.

Dieselbe Struktur, wie die in der Röhre auftretende, findet man in organischen Gebilden, insbesondere wenn sie aus einer Röhrenform hervorgegangen sind, wie die Pflanzen (zum Beispiel die Gräser). In der Tierwelt finden wir die segmentale Gliederung bei Würmern und Gliedertieren, und als Struktur des Knochengerüstes bei den Wirbeltieren. Man betrachte zum Beispiel die Wirbelsäule und die Muskulatur eines Fisches im Längsschnitt, und man glaubt auf den ersten Blick eine Abbildung schwingender Saiten vor sich zu haben.

Außer im großen finden wir die segmentale Struktur auch im Gewebe der quergestreiften Muskeln, die ja bekanntlich einen Ton produzieren, wenn sie betätigt werden *). — Aber auch, wenn im Wachstumsprozeß sich Zelle nach Zelle bildet, so ist da im Grunde die Manifestation desselben Phänomens: die ätherische Bildekraft strömt nicht kontinuierlich, sie zeigt einen inneren Rhythmus von Ausdehnung (Wachstum) und begrenzender Gliederung (Zellteilung).

Im mathematischen Denken, im musikalischen Erleben finden wir also dieselbe Struktur wie im biologischen Prozeß, die rhythmische Gliederung. Die Annahme liegt nahe, daß es sich um dieselbe Kraft handelt, die sich einmal als mathematische Gesetzmäßigkeit, einmal als Klang, im organischen Prozeß als Bildekraft manifestiert.

Rudolf Steiner stellte als Ergebnis seiner Forschung dar, daß es sich bei dieser

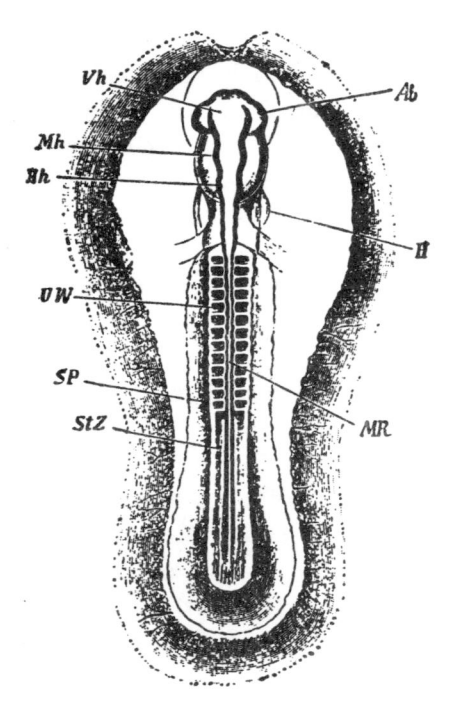

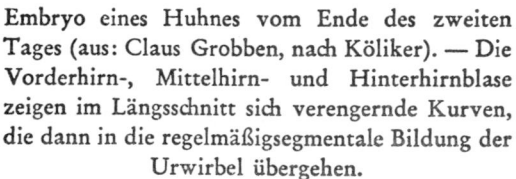

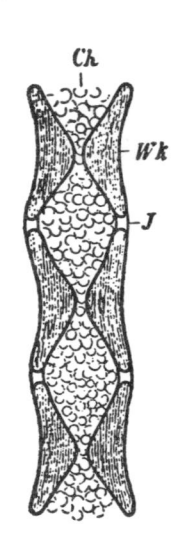

Embryo eines Huhnes vom Ende des zweiten Tages (aus: Claus Grobben, nach Köliker). — Die Vorderhirn-, Mittelhirn- und Hinterhirnblase zeigen im Längsschnitt sich verengernde Kurven, die dann in die regelmäßigsegmentale Bildung der Urwirbel übergehen.

Wirbelsäule eines Haifisches im Längsschnitt, *schematisch*. (Aus: Claus-Grobben, Lehrbuch der Zoologie.) Man beachte die Ähnlichkeit der Begrenzungslinien mit schwingenden Saiten.

*) Der „erste Herzton" z. B. kann im wesentlichen als „Muskelton" aufgefaßt werden. Man kann den Muskelton auch hören, wenn man bei verschlossenen äußeren Gehörgängen die Kaumuskulatur betätigt, indem man die Zähne fest aufeinander beißt.

Kraft um den „Klangäther" handele, der ebenso einen Teil der Bildekräfte darstelle, wie wir es bereits vom Wärmeäther erkannt haben.

Diese ätherischen Bildekräfte wirken nicht nur im menschlichen Bildekräfteleib; sie sind als Bildekräfteleib der Erde zu einer die Bildekräfte der Pflanzen, Tiere und Menschen umfassenden Ganzheit zusammengeschlossen, wie wir das im nächsten Kapitel betrachten werden.

Wie das Licht sich in die verschiedenen Farben gliedert und wir erkennen können, daß trotz des sehr verschiedenen Aussehens doch in allen das Licht wirksam ist, so nehmen wir die Wirksamkeit des Klangäthers in verschiedener Art wahr, je nach dem Medium, durch das er wirkt, und dem Organ, das sich ihm entgegenstellt.

Wie immer, werden alle Qualitäten von den Wahrnehmungen abgestreift, wenn diese bis zum Gehirn gelangen; vom Klangäther kann es nur die rhythmische Gliederung erkennen.

Im musikalischen Erlebnis, für das das rhythmische System die Grundlage ist, offenbart sich uns das Wesen des Klangäthers in lebensvoller und unmittelbarer Art.

In den biologischen Phänomenen der Segmentierung usw. dringt der Klangäther gestaltend in das Gebiet des belebten Wasserorganismus ein. Daß die quergestreiften, also vom Klangäther durchformten Muskeln zugleich die willkürlich beweglichen sind, hängt eben damit zusammen, daß der Klangäther unserem inneren Erleben zugänglich ist; auf den Bahnen des Klangäthers und (wie früher ausgeführt) durch die Vermittlung des Wärmeäthers kann die Bewegungsvorstellung in die Leiblichkeit eingreifen.

Und wenn wir oben zu dem Schluß kamen, daß wir mit dem *ganzen* Organismus hören, so müssen wir jetzt sagen: wir können überhaupt nur hören, weil der ganze menschliche Organismus vom Klangäther durchgestaltet ist. Was Goethe am Auge erkannte: daß es „am Lichte für das Licht gebildet" ist, das gilt auch vom Ohr und vom ganzen Organismus: sie sind vom Klangäther für die Wahrnehmung des Klangäthers gebildet. —

In diesem Zusammenhang versteht man die Tatsache, daß nur bei den Wirbeltieren sich ein Kehlkopf entwickelt: erst muß der ganze Organismus bis in das Knochensystem hinein vom Klangäther rhythmisch gegliedert sein. Auf dem Hintergrund dieses im Gliedmaßensystem zuende gekommenen Rhythmisierungsprozesses kann, jetzt eine Stufe höher, im Gebiet des Rhythmischen Systems der Kehlkopf als ein Rhythmisierungsorgan sich entwickeln. Er entsteht aus den primitiven, rhythmisch gegliederten Kiemenbogen-Knorpeln, die dabei in großzügiger Weise umgestaltet werden. — Auf die Einzelheiten dieser wunderbaren Metamorphose kann an dieser Stelle nicht eingegangen werden.

Die Griechen kamen, indem sie das Walten des Klangäthers in der Welt erlebten, zum „Weltbild des Orpheus", von dem das des Pythagoras ein später Nachklang ist. Wenn der Mythus erzählt, daß Orpheus durch seine Musik auch die Steine habe bewegen können, so liegt darin eine Vorschau auf das Geheimnis der Stoffeswelt, das uns auf ganz anderen Wegen zugänglich geworden ist. Jeder Ton oder Klang (das heißt der Ton mit seinen Obertönen) offenbart etwas von dem inneren Wesen des tönenden Stoffes, sei es Holz, Stein, Metall usw. Er offenbart damit zugleich das Geheimnis seiner Vergangenheit. Denn einstmals im Laufe der Erdenentwicklung ist dieser Stoff aus kosmisch-ätherischen Zusammenhängen hervorgegangen, durch die er eine bestimmte innere Struktur und stofflich-chemische Zusammensetzung erhielt; im Erstarren der Materie sind diese Kräfte-Zusammenhänge dem unmittelbaren Wahrnehmen entzogen worden.

Die Chemie ist auf ihren Wegen dem Geheimnis der Stoffeswelt nachgegangen und schließlich zu der Erkenntnis von dem periodischen Aufbau derselben gekommen: in dem *Periodischen System der Elemente* zeigt sich, daß die Stoffe, wenn man sie nach ihrem Atomgewicht ordnet, eine analoge Gliederung wie die Welt der Töne offenbaren.

Was auf diesem Wege nur dem Denken erkennbar ist, offenbart sich auf andere Weise dem Gehörsinn, wenn man den Stoff in schwingende Bewegung versetzt, das heißt zum Tönen bringt. Dann wird die in ihm verborgene Kräftestruktur bis zu einem gewissen Grade aus ihrer Erstarrung gelöst und kann sich dem feineren Medium der Luft mitteilen: in dem Eigenton des Stoffes und den mitklingenden Obertönen wird seine Substanzialität, seine innere und äußere Struktur (zum Beispiel ein Sprung in der Glocke) wie durch Spiegelung auf einer höheren Ebene offenbar. Wegen dieses Zusammenhanges zwischen der Welt des Tones und der der chemischen Prozesse benannte Rudolf Steiner den Klangäther zugleich als „Chemischen Äther": es ist dieselbe ätherische Bildekraft, die sich einmal im Flüssigen als chemischer Prozeß, das anderemal in der Luft als Ton manifestiert.

In jedem Ton haben wir also eine doppelte Wahrnehmung: sowohl von dem besonderen Wesen des einzelnen tönenden Körpers, wie auch von den kosmischen Kräften (Harmonien), aus denen er einst hervorgegangen ist.

Schon den Bezeichnungen „hoch" und „tief" liegt das Wissen davon zugrunde, daß die Tonwelt zwischen irdischer Stofflichkeit und kosmischen Kräften ihr Gebiet hat. Indem wir in der Tonwelt nur hoch und tief, also oben und unten unterscheiden, erleben wir sie eigentlich nur eindimensional.

Je tiefer der Ton ist, um so mehr tritt die Materialität des tönenden Körpers als Brummen oder Schnarren störend in den Vordergrund; der Ton geht nach

dieser Seite in der Materie unter. Andererseits tritt, je höher der Ton wird, die Eigengesetzlichkeit des Klangäthers um so deutlicher hervor, und indem wir hohe Töne mit vielen Obertönen als „hell", „strahlend", glitzernd" bezeichnen, empfinden wir ihre Verwandtschaft mit dem Gebiet des Lichtes. — Licht auf der einen und Stoff auf der anderen Seite werden also als die Grenzen der rhythmisch gegliederten Tonwelt empfunden.
Denselben rhythmischen Kräftezusammenhang, aus dem alle Wesen und Stoffe hervorgegangen sind, nehmen wir von der einen Seite sinnesmäßig wahr, wenn die Körper erklingen, von der anderen Seite denkend, wenn wir mathematische Akustik treiben. Die Ton-Wahrnehmung und die damit unmittelbar verbundene Empfindung ergreift unser ganzes Wesen, wird aber nur mit dem Bewußtseinsgrad des Träumens erlebt; das denkende Verhalten zum Ton ist einseitiger, abstrakter, erlebnisärmer, verläuft aber in der vollen Klarheit des Bewußtseins. — Erst die bewußte Vereinigung beider Erlebnismöglichkeiten gibt dem Menschen ein umfassendes Verhältnis zum Wesen des Tones. (Vergleiche Rudolf Steiner: „Von Seelenrätseln" und „Philosophie der Freiheit".)
Der äußere (räumliche) Bereich des Gehörsinnes ist, gegenüber der durch das Auge gegebenen Unendlichkeit, sehr klein; sein innerer Reichtum ist aber um so größer; der Hörbereich umfaßt 10—11 Oktaven, während man beim Auge höchstens von *einer* solchen sprechen kann (obwohl die Schwingungszahl des Violett noch nicht einmal das Doppelte derjenigen für Rot beträgt). Vor allem aber: das Auge läßt uns die Welt in objektivem Anschauen betrachten, während uns das Ohr in einer viel subjektiveren Weise die Welt miterleben läßt. Das hängt, vom Gesichtspunkt der Ätherarten aus gesehen, damit zusammen, daß der Gehörsinn in das innere Wesen des Stoffes und zugleich in die Welt des Klangäthers eindringt; so kann ihm die Welt der Töne zum Tor werden, das in die Welt der ätherischen Bildekräfte und in die seelische Welt führt: „Es ist die Seele der Dinge, die in ihrem Tönen zu unserer eigenen Seele spricht" (Rudolf Steiner).
Das Auge läßt uns auf einem äußeren, das Ohr auf einem inneren Wege die Unendlichkeit erleben.

Taucht das Ohr im Tonerleben in ein Gebiet des ätherischen Kräftesystems der Erde ein, so eröffnet sich ihm eine neue Welt im *Erleben des Lautes.* Laute sind Äußerungen beseelter Wesen; über das ganze Tierreich hin finden sie sich verteilt, in ihrer einseitigen Ausprägung spezifische Kennzeichen der betreffenden Art. Nur der Mensch ist imstande, sie alle in vollem Umfang hervorzubringen und auch die seiner Muttersprache ungewohnten zu erlernen. Und vor allem:

er versteht, sie als vollkommenstes musikalisches Instrument zu handhaben und den ganzen Reichtum seiner Empfindungen, den unübersehbaren Umfang seiner Gedanken durch sie so zum Ausdruck zu bringen, daß der Hörende sie unmittelbar miterleben kann.

Es ist eine der erstaunlichsten Tatsachen des menschlichen Daseins, daß der Mensch imstande ist, den ganzen Umfang seines Seelenlebens sowohl wie alles dessen, was er von der äußeren Welt erfahren kann, mit den 24 Lauten der Sprache darzustellen. Wäre die Sprache nicht schon da, und würde etwa von einer Akademie die in der Sprache vorliegende Lösung als Preisaufgabe gestellt, so würde diese wohl keinen Preisträger finden; man würde erklären, daß es unmöglich sei, so unendlich viele und verschiedenartige Elemente auf so wenige Urelemente zurückzuführen.

Gewiß ist es eine großartige Leistung des menschlichen Geistes, daß es gelungen ist, die Mannigfaltigkeit der chemischen Erscheinungen auf die Kombination von 92 Elementen zurückzuführen. Wenn man aber sich vergegenwärtigt, daß die Sprache nicht nur dieses Erscheinungsgebiet, sondern die ganze sichtbare Welt und ebenso den Umfang des ganzen seelischen Erlebens der Menschheit in den 24 Lauten des Alphabets so zum Ausdruck bringt, daß eine Mitteilung des Inhaltes, die Möglichkeit des Miterlebens durch das Wort zustande kommt, so ist diese Tatsache wirklich des Staunens würdig.

Wir haben schon oben gesehen, daß Musik nicht eine Tatsache des natürlichen Daseins, sondern eine Offenbarung des Klangäthers im Innern des Menschen ist. In noch umfassenderem Sinne trifft dieser Gesichtspunkt für die Sprache zu. Nur das vom Nominalismus entwurzelte Denken konnte zu der Meinung kommen, sie sei ein Produkt äußerer Zusammenhänge, ja letzten Endes des Zufalls. (Den „Zufall" könnte man beinahe als die einzige, mit den Prädikaten der Allmacht und Allgegenwart ausgestattete Gottheit des modernen Atheisten bezeichnen; der Tempel des „unbekannten Gottes" müßte heute auf ihn übertragen werden.) Aber noch das griechische Denken konnte im „Logos" zugleich die Ursprungswelt der menschlichen Sprache (einschließlich des logischen Denkens) wie zugleich der ganzen äußeren Welt empfinden; das Johannesevangelium knüpft an diesen Begriff des Logos an.

Ein unbefangenes Denken kann zu der Erkenntnis kommen, daß es unmöglich wäre, die unendliche Mannigfaltigkeit der Erscheinungen in der Welt durch die Sprache darzustellen, wenn sie nicht aus einem Element im Menschen stammen würde, das in ganzheitlichen Beziehungen zur Welt steht. Als solches haben wir den Äther- bzw. Bildekräfteleib des Menschen kennen gelernt. Und jeder einzelne Laut der Sprache beruht, wie Rudolf Steiner es darstellte, auf der Abbildung einer Bewegung des Ätherleibes in der Luft; die Gesamtheit der Laute würde ein Gesamtbild der ätherischen Bildekräfte ergeben*).

Eine liebevolle Beobachtung des Sprechvorganges wird dies bestätigen können; aber auch für die Forschung tut sich da ein unendliches Gebiet auf.

Nach physikalischer Auffassung bekommen die verschiedenen Laute ihren besonderen Charakter durch die spezifischen, mit dem Grundton verbundenen Obertöne. Durch Resonanz (wenn man zum Beispiel einen Vokal auf die freischwingenden Saiten eines Klaviers singt) lassen sich diese Obertöne erkennen. Gerade am Resonanzversuch aber kann man erleben, daß die Summe der einzelnen Töne nur das Material ist, aus dem der Laut besteht. Dieser stellt den Tönen gegenüber eine neue Ganzheit dar, die wir unmittelbar als von einem lebenden Wesen hervorgebracht und in gewissem Sinne belebt empfinden. Der Mensch bringt ja auch die Laute nicht nur mit Kehlkopf und Mundhöhle, sondern mit seinem *ganzen* Organismus hervor. Die Beteiligung der Lunge, des von ihr ausgestoßenen, mit Wasserdampf durchsetzten Luftstromes ist unverkennbar. Und es ist schließlich nicht gleichgültig, von welcher Qualität der Bildekräfteleib ist, durch den das mit dem Atemstrom abgesonderte Wasser belebt wurde. Wer sich übt, auf die Sprache der Menschen zu achten, kann daran unendlich viel erleben: die Stärke des Bildekräfteleibes, die Intensität der vom Astralischen ausgehenden Formkräfte, die im Wärmeprozeß mitschwingende Beteiligung des Ich (wir sprechen zum Beispiel von einer „warmen" Stimme). Sogar das Knochensystem mit seiner mehr oder weniger starken Mineralisierung spielt als Resonanz-Hintergrund eine Rolle. Und — wie wir schon früher sagten: die im Organismus fortwährend frei werdenden ätherischen und astralischen Kräfte schwingen in der Sprache mit.

Alle diese einzelnen Elemente erleben wir aber im Laut als eine von den Tönen deutlich unterschiedene Ganzheit mit eigenem Leben, als das Grundelement der Sprache. Und erst durch die Sprache wird der Mensch ein geistig-soziales

---

*) Die von Rudolf Steiner geschaffene Bewegungskunst der *Eurythmie* beruht im Prinzip darauf, daß die dem Sprechen zugrundeliegenden Bewegungen des Ätherleibes durch die Bewegungen des *ganzen* Körpers dargestellt werden. Es wird also ein ätherischer Vorgang, der sonst nur durch die Sprachorganisation physisch realisiert wird, durch den Bewegungsorganismus auf den ganzen Körper übertragen. Die außerordentlich heilsame therapeutische Wirkung der eurythmischen Bewegungen wird verständlich, wenn man sich klar macht, daß auf diese Weise der ganze Organismus wieder von den Kräften des Ätherleibes durchdrungen wird, während sich diese beim heutigen Menschen oft allzusehr vom Physischen zurückziehen, oder sich zu stark in einzelnen Organen isolieren und verkrampfen. — Für therapeutische Wirkungen wurde von Rudolf Steiner außer der Laut- und Ton-Eurythmie noch die „Heil-Eurythmie" geschaffen.

Wesen, nimmt er teil an dem Leben der Familie, der Gemeinschaft, der Volkheit. Um sie zu verstehen, muß er dieselben Organe, die er zur Hervorbringung der Sprache betätigt, in Ruhe dem Sprechenden entgegenhalten. Das Sprachorgan wird so zum *„Sprachsinn"* („Lautsinn").

„Der Sprachsinn vermag uns dem Tode zu entreißen. Die Sprache umfaßt mehr als das gewöhnliche Bewußtsein. Ihre Gesetze urständen in tieferen Gründen als die der Logik. Ihre Rhythmen sind mächtiger als die Gebote der Vernunft. Ihr Genius hat ein längeres Leben als der vergängliche Leib. Der Sinn für die Sprache führt über das Leben des einzelnen hinaus." (Albert Steffen in „Der Künstler und die Erfüllung der Mysterien" *).

Die Unterscheidung des Sprach- und Lautsinnes vom Gehörsinn rechtfertigt sich durch den reicheren Inhalt und die unverkennbare Eigenart der Sprachlaute, die sie ihrem geschilderten Ursprung verdanken. Der Sprachsinn stellt eine Erweiterung des Gehörsinnes durch die (bewußt passive) Mitbeteiligung des Sprachorganismus dar. (Auch die Tatsache, daß ein gutes Gehör noch nicht genügt, um die Begabung für das Lernen von Sprachen zu haben, zwingt zu dieser Unterscheidung.) — Der Sprachsinn ist heute meistens noch wenig entwickelt. Einen Weg zu seiner Ausbildung zeigte Rudolf Steiner in seinem „Kurs für Sprachgestaltung und dramatische Darstellungskunst".

Doch das Hören von Worten und das Erfassen ihres unmittelbaren Sinnes genügt noch nicht, die Gedanken eines Menschen zu begreifen. Wie man, um die Sprache eines Menschen zu verstehen, den eigenen Sprachorganismus (wozu im weiteren Sinne das ganze Bewegungssystem gehört) innerlich zur Ruhe bringen muß, so muß man zunächst auf das eigene Denken verzichten, wenn man die Gedanken eines anderen verstehen will. Dies ist der tiefe Sinn der Übung, die Pythagoras seinen Schülern auferlegte, wenn er von ihnen verlangte, sie sollten jahrelang den Vorträgen zuhören, ohne auch nur fragen zu dürfen; erst wenn sie gelernt hatten, Gedanken zu verstehen, konnten sie zum Gestalten eigener Gedanken übergehen.

Das Organ zum Verstehen der Gedanken ist, wie Rudolf Steiner darlegte, nicht auf das Nerven-Sinnessystem beschränkt; der ganze, von Leben durchdrungene Organismus muß dem *„Denksinn"* als Werkzeug dienen. — Im

---

*) In diesem Buch gibt *Albert Steffen* als Künstler u. a. eine Darstellung der menschlichen Sinne in ihrer Bedeutung für die Entwicklung des Bewußtseins wie der Menschheit. Die Fruchtbarkeit des Goetheschen Erkenntnisweges für das Verständnis des kindlichen Seelenlebens, des Zusammenhanges der Seele mit den Tages- und Jahreszeiten, für das Leben des Künstlers und Denkers wird einem an diesem Buch Erlebnis.

besonderen wird der Denksinn ausgebildet, wenn man sich übt, ohne Sympathie und Antipathie die Gedanken eines anderen Menschen innerlich zu spiegeln, etwa, indem man Geschichte der Philosophie studiert.

Von solchem Auffassen der Gedanken ist es dann nur ein Schritt, um auch die durch die Gedanken sich äußernde Individualität, das lebendige Ich des andern, wahrzunehmen, das heißt den „*Ich-Sinn*" zu entwickeln. Am leichtesten wird dies sein, wenn man einem sprechenden Menschen selbstlos zuhört. Doch der Ich-Sinn ist darauf nicht beschränkt. Auch die Mimik, die Gesten, der Gang eines Menschen können uns das Wirken seines Ich offenbaren, wenn wir gelernt haben, uns innerlich selbstlos zu machen. Kein Künstler wird einen Charakter darstellen können, wenn er nicht durch liebevolles Interesse am Menschen den Ich-Sinn entwickelt hat und miterlebt, wie das Ich im andern lebt und leidet, plasiziert und malt, sich bewegt, denkt, spricht und singt; das gilt für den Schriftsteller sowohl wie für den Maler, Plastiker, Schauspieler und nicht zuletzt für den Arzt. Und wie der ganze Organismus vom Haupte aus gestaltet ist, so dient auch der ganze Organismus in seiner Gestaltung zu Organen und Systemen, mit dem Haupt als Mittelpunkt, als Organ des Ich-Sinns. — Interesse, Mitleid und „Liebe zum Du" machen den eigenen Organismus zum Organ des Ich-Sinns.

Wenn man in dieser Art die Sinne nach dem Grad ihrer Bewußtheit ordnet, zeigen sie den Weg des Ich von der Dumpfheit des Sich-selbst-Erlebens innerhalb der eigenen Leiblichkeit, durch das wache Erleben der äußeren Welt, bis zum keimhaften Erleben des Geistes in der Sinnenwelt.
Nach dem Grad ihrer Bewußtheit ergeben sich so vier Gruppen, die Rudolf Steiner in Analogie zu den Tageszeiten bezeichnete:
1. Nachtsinne (schlafend): Tastsinn, Lebenssinn, Eigenbewegungssinn;
2. Dämmerungssinne (träumend): Gleichgewichtssinn, Geschmackssinn, Geruchssinn;
3. Tagsinne (wachend): Sehsinn, Wärmesinn, Gehörsinn.

Die vierte Gruppe der eigentlich „geistigen" Sinne (Sprachsinn, Denksinn, Ichsinn) ist im allgemeinen heute noch wenig entwickelt. Sie können aber, wenn der Mensch sich ihre Funktion bewußt macht, ihn zur Erkenntnis der in der Leiblichkeit waltenden Geistigkeit führen. Diese Sinne bezeichnen die Richtung, in der sich das heutige Bewußtsein des Menschen in gesunder Art weiterentwickeln kann.

Was als einheitliches Element durch alle Sinne strömt, sie innerlich verbindet und die einzelnen Wahrnehmungen zur innerlichen Ganzheit der Wahrnehmungswelt und der daraus gebildeten Welt der Vorstellungen zusammenfaßt, die uns die äußere Ganzheit „Welt" repräsentieren kann, ist der „Empfindungsleib" (Astralleib). Das Ich wiederum setzt diese innere und äußere Ganzheit zueinander in Beziehung und kommt dadurch zum Erlebnis der „Wirklichkeit". Wenn Goethe sagte: „Die Sinne trügen nicht, aber das Urteil trügt", und damit den Sinneswahrnehmungen Wirklichkeitscharakter zusprach, so tat er das in der Erkenntnis, daß die Sinne aus derselben Welt heraus gebildet sind, die durch sie wahrgenommen wird. Bildungs- und Nachbildungsvorgang sind komplementär.

Es wird für ein wirkliches Durchschauen des Verhältnisses von Leib und Seele von größter Bedeutung sein, zu erkennen, daß es eine *passive* Sinneswahrnehmung in dem Sinne, daß Qualitäten aus der Welt in den menschlichen Organismus hineinspazieren (oder verfrachtet werden) überhaupt *gar nicht* gibt, sondern daß jede Sinneswahrnehmung nur dadurch zustande kommt, daß der Organismus die *komplementäre Qualität* herstellen kann. — Beim Schmecken und Sehen läßt sich dies leicht durchschauen. Durch den Wärmesinn setzt sich der Mensch als Wärme-Ganzheit mit der Umwelt auseinander (vergl. S. 145).

Schwieriger zu durchschauen ist dieser Zusammenhang bei den auf das Innere des Organismus beschränkten Sinnen. Beim Tasten z. B. entsteht eine Deformation der eigenen Leiblichkeit, die sich nach Aufhören des Eindrucks von innen her, d. h. durch die Wirksamkeit des Ätherleibes (in dem der Lebenssinn wirkt) wieder ausgleicht. — Man kann also auch sagen: der komplementäre Vorgang zum Tasten wird vom Lebenssinn bewirkt.

Für den Eigenbewegungssinn ist zu beachten, daß bei jeder physisch ausgeführten Bewegung eine spiegelbildliche Bewegung im Astral- und Ätherleib stattfindet (vergl. S. 273).

So findet der komplementäre Vorgang auf jedem Sinnesgebiet in der der Eigenart des betreffenden Sinnes entsprechenden Weise statt, bzw. muß in dieser Art gesucht werden.

Aber das Ich könnte durch den Organismus nicht die Welt als „Wirklichkeit" erleben, wenn nicht auch der *ganze* Organismus aus dieser Welt durch das Ich und für das Ich aufgebaut wäre. Damit ergibt sich das Problem der *Ich-Organisation* in noch umfassenderem Sinne.

Schauen wir einen Menschen an, so haben wir nicht nur das Erlebnis: „ein Mensch" steht vor uns, sondern auch dieses: es ist ein ganz bestimmter Mensch, ein solcher, den es nur einmal auf der Erde gibt, kurz: ein individueller Mensch. Sollen wir aber sagen, worin er sich von anderen Menschen unterscheidet, so werden wir in erster Linie das Gesicht, vor allem den Ausdruck der Augen und die Dynamik der Mundpartie nennen. Wir sind uns aber darüber klar, daß dies ja eigentlich nur eine Oberfläche ist, daß dahinter das Spiel der Muskeln, die Plastik des Fettpolsters, die Architektur der Knochen und Zähne steht. Keine von diesen Einzelheiten meinen wir, wenn wir vom Gesicht sprechen, sondern das *Bild des Ich*, für das die Stoffe und Organe ebenso nur Mittel sind wie Farbe, Stein oder Metall für den Künstler. Im Gesicht schafft sich die im Ich zentralisierte Ganzheit des seelisch-geistigen Menschen einen bildhaften Abdruck. Hier, im Gebiet der Sinne, die uns Bilder der äußeren Welt liefern, wird das Ich selber zum Bilde.

Damit das Ich sein Bild der Leiblichkeit, die doch aus den Stoffen der Erde aufgebaut ist, einprägen kann, muß diese in einem Zustand der Bestimmbarkeit, der inneren Flüssigkeit sein, wie vergleichsweise das Metall, das wir zu einem Bildwerk gießen wollen.

Das Mineralgerüst

Die Leiblichkeit soll aber nicht nur Bild, sie soll auch Instrument und Werkzeug des Ich werden; sie soll sein Denken, Fühlen und Wollen offenbaren können. Dazu würde es nicht genügen, wenn ihr nur das Bild des Ich äußerlich eingeprägt würde; sie muß in ihrer Ganzheit innerlich von ihm durchformt werden, damit das Ich-Bewußtsein darin entstehen kann.

Nun baut sich die Leiblichkeit aus den Elementen der Außenwelt auf. Mineralien, Wasser, Luft und Wärme der Außenwelt unterliegen draußen irdischen und kosmischen Gesetzmäßigkeiten, denen sie auch nach Eintritt der Substanzen in den Organismus zunächst folgen wollen. Würde das geschehen, so könnte indessen das Ich sich nicht in der Leiblichkeit erleben; diese würde dann nur ein Glied der äußeren Naturgesetzlichkeit sein. Letzten Endes muß also die ganze Leiblichkeit schon auf die Wirksamkeit des Ich und die Entstehung des Ich-Bewußtseins hin aufgebaut sein. Alle Prozesse, welche die Leiblichkeit in ihrem Aufbau sowohl wie im Abbau so organisieren, daß das Ich darin eingreifen kann, nennen wir mit Rudolf Steiner die „Ich-Organisation": „bis in die kleinsten Teile seiner Substanz hinein ist der Mensch in seiner Gestaltung ein Ergebnis dieser Ich-Organisation" (Gr. K. 5).

Inwiefern die Funktion des Sinnes-Nerven-Systems für die Entstehung des Bewußtseins eine unerläßliche Voraussetzung ist, haben wir oben gesehen. Andererseits kann man beobachten, daß die innere und äußere Gestaltung des

Organismus in der Embryonalzeit eben an diesen Bewußtseinsorganen am intensivsten vorschreitet, so daß sie zur Zeit der Geburt am weitesten entwickelt sind. Die Durchformung des Organismus im Sinne der Ich-Organisation beginnt also am Sinnes-Nerven-System, während die übrigen Systeme, vor allem das Gliedmaßensystem, im wesentlichen erst nach der Geburt von diesem Gestaltungsprozeß ergriffen werden.

Mit anderen Worten: das Ich wirkt während der Embryonalzeit im wesentlichen in der Durchformung der Kopforgane, und dies ist der Grund, weswegen diese verhältnismäßig so bald nach der Geburt imstande sind, als Organ für das Ich-Bewußtsein zu dienen; denn gewöhnlich beginnt das Kind im dritten bis vierten Lebensjahr „Ich" zu sagen.

Mit der Geburt erleidet diese Tätigkeit des Ich am Gehirn insofern eine gewaltige Änderung, als die Zellteilungsvorgänge im Gehirn von diesem Zeitpunkt an aufhören, während sie im übrigen Organismus noch in der lebhaftesten Weise vor sich gehen und dadurch das Wachstum ermöglichen. Die Anzahl der Gehirnzellen ist infolge dieser Hemmung der Zellteilung vom Moment der Geburt an festliegend. Um so intensiver kann nun dieses Organ vom Ich durchformt werden, so daß es nach kurzer Zeit die Ich-Tätigkeit zu spiegeln imstande ist und der Mensch sich im Denken als Ich erlebt. Dies wäre nicht möglich, wenn das Gehirn nach der Geburt denselben Grad von Lebendigkeit behalten würde, wie ihn die anderen Organe haben. Nur dadurch, daß der vom Ich ausgehende Formationsprozeß das Gehirn so stark ergreift, daß der Lebensprozeß gehemmt wird, kann Bewußtsein entstehen. Die bis zur Geburt im Gehirn tätige ätherische Bildekraft geht natürlich nicht verloren, sie wird aber jetzt vom „Ich" durch das Eingreifen der astralischen Organisation den Zwecken des Bewußtseinsprozesses dienstbar gemacht und erscheint als Gedächtnisfähigkeit*).

Es ergibt sich also auch in diesem Zusammenhang, daß der Bewußtseinsprozeß auf einer Metamorphose des biologischen Prozesses, also auf einem Abbauprozeß, beruht. Alle biologischen Prozesse müssen sich irgendwie in das Naturganze einordnen. Deswegen ist es nur durch diese Begründung des Bewußtseins auf einem Abbauprozeß möglich, daß sich das Ich, unbeeinflußt durch die biologischen Prozesse, seelisch frei im Denken erleben kann.

Im Denken erreicht das Bewußtsein die größte Helligkeit; es ist aber, wie wir sahen, in mannigfacher Weise durch dumpfere Bewußtseinsvorgänge unterbaut. Inwiefern das Fühlen auf dem Erleben der rhythmischen, das Wollen auf dem

---

*) Näher ausgeführt hat der Verfasser diese Zusammenhänge in dem Buch: „Vom Bild und Sinn des Todes."

der Stoffwechselprozesse beruht, werden wir in dem Kapitel über die Dreigliederung noch zu betrachten haben.

Insofern muß man sagen, daß die Ich-Organisation sich durch den ganzen Organismus erstreckt; sie ist es, die es ermöglicht, daß all die verschiedenen Systeme und Bewußtseinsstufen in dem einheitlichen Ich-Bewußtsein zusammengefaßt werden.

Wenn wir nun oben sagten, daß Bewußtsein sich nur auf Grund von Abbauprozessen entwickeln kann, so gilt das durchaus für den ganzen Organismus, nur sind diese in den drei Systemen verschiedener Art. Im Gebiet des Sinnes-Nerven-Systems sehen wir den Abbauprozeß in der Hemmung der Zellteilungen und anschließend in den Abbauvorgängen innerhalb der Nervenzellen, die in den Pigmentablagerungen sichtbar werden. Das Gehirn wird von der Geburt an als Ganzes bis zu dem überhaupt möglichen Grade aus dem Lebensprozeß gewissermaßen „abgesondert", damit es als Bewußtseinsorgan dienen kann. Aber auch jeder einzelne Bewußtseinsvorgang basiert nach der materiellen Seite hin auf einem Absonderungsvorgang. Dies gilt auch für den Wärme-Organismus, dessen Bedeutung für die Ich-Organisation wir schon erwähnten. Alle Stoffe müssen von ihm ergriffen werden, ehe sie der Leiblichkeit einorganisiert werden können. Und wenn dies zum Beispiel mit den Mineralien geschieht, so entfallen sie bis zu einem gewissen Grade der Wirksamkeit des Wärme-Organismus; sie werden aus ihm abgesondert und bilden dadurch die Grundlage für den Bewußtseinsprozeß.

Rudolf Steiner wies in diesem Zusammenhang auf die umfassende Bedeutung der *Kieselsäure* und des Kalkes hin. Die Kieselsäure stellt in der anorganischen, wie der Kohlenstoff in der organischen Natur den verbreitetsten Stoff dar. Beide sind ja auch chemisch nahe verwandt. Aber während der Kohlenstoff in Bezug auf die Mannigfaltigkeit seiner Formen bzw. Verbindungen ein wahrer Proteus ist, steht dem die Sauerstoffverbindung des Siliciums „als starres, anorganisches Prinzip gegenüber" (Leeser). — Die heutige Physiologie erkennt dem Silicium eigentlich nur eine Bedeutung als Bestandteil des Stützgewebes zu. Sein Vorkommen im Bindegewebe, in Sehnen, Fascien, vor allem in der Haut, in Nägeln und Haaren ist bekannt; es ist in diesen Organen das Element, das ihnen Festigkeit verleiht und damit die im wesentlichen auf dem Kalk beruhende Stützfunktion des Skeletts ergänzt.

Aber offenbar ist damit seine Bedeutung für den Organismus nicht erschöpft. Vielmehr weist der hohe Silicium-Gehalt der Linse und des Glaskörpers auf seine Bedeutung für die Sinnes-Organisation hin. Da aber der Gesamtgehalt des Organismus an Kieselsäure nur etwa 0,001% beträgt, ist es begreiflich, daß sie in der Linse nur durch Untersuchung einer großen Masse von Rinderlinsen festgestellt werden konnte; sie ist eben in diesen Organen nur in feinst verteilter („potenzierter") Form vorhanden. Heute wird man ja daraus nicht mehr schließen, daß sie deswegen bedeutungslos sei. Man betrachte nur, wie die Zellen der Linse sechsseitige Prismen bilden, also die Form des Bergkristalls annehmen, so kann man sich dem Schluß nicht entziehen, daß sich hierin die Formtendenz des Siliciums zeigt. Hier, wo im Auge fast rein physikalische Vorgänge stattfinden sollen, wird die organische Substanz durch den hohen Gehalt an Silicium stark dem anorganischen Zustand angenähert.

Eine ähnliche Bedeutung spricht Rudolf Steiner der Kieselsäure in Verbindung mit dem Nervenprozeß zu. Der Sinnes-Nervenprozeß steht ja an der Grenze des Lebendigen. Hier, im Gebiet des Sinnes-Nerven-Systems, verbindet sich das Silicium mit dem Sauerstoff und wird dann als Kieselsäure von den Prozessen des Sinnes-Nerven-Systems aufgenommen. Dem Nervenprozeß wird also ein feinst verteilter anorganischer Prozeß beigegeben; der Abbauprozeß verbindet sich mit einem Mineralisierungsprozeß. — Sollte die Physiologie einmal so weit kommen, die innere Dynamik dieser Vorgänge beobachten zu können, so würde das zweifellos für das Verständnis des Denkvorganges von größter Bedeutung sein. Die therapeutische Verwendung von Silicium kann aber die hier entwickelte Auffassung schon jetzt ohne weiteres bewahrheiten.

In diesem Mineralisierungsprozeß haben wir nun den vom Kopf ausgehenden Gestaltungsprozeß zu sehen, der den Organismus innerlich durchstrahlt und ihm die Möglichkeit gibt, aus dem Flüssigen Festes, vor allem das Knochengerüst abzuscheiden. Hierbei spielt das Silicium eine aktive Rolle, während der Kalk zwar in viel größerer Masse im Knochen vorkommt, aber doch mehr als Material verwendet wird.

So kommt der Kieselsäure nach Rudolf Steiner eine zweifache Aufgabe zu: „Sie setzt im Innern den bloßen Wachstums-, Ernährungs- usw.-Vorgängen eine Grenze. Und sie schließt nach außen die bloßen Naturwirkungen von dem Innern des Organismus ab, so daß dieser innerhalb seines Bereiches nicht die Naturwirkungen zur Fortsetzung bringen muß, sondern seine eigenen entfalten kann."

„Der menschliche Organismus ist in seiner Jugend an den Stellen, wo die mit den Gestaltungskräften versehenen Gewebe liegen, am meisten mit Kieselsäure ausgestattet. Von da aus entfaltet die Kieselsäure ihre Tätigkeit nach den beiden Grenzgebieten hin und schafft zwischen ihnen den Raum, in dem sich die Organe des bewußten Lebens bilden können. Im gesunden Organismus sind das vornehmlich die Sinnesorgane. Aber man muß eingedenk dessen sein, daß das Sinnesleben den ganzen menschlichen Organismus durchzieht. Die Wechselwirkung der Organe beruht darauf, daß immer ein Organ die Wirkung des

andern wahrnimmt. Bei denjenigen Organen, die nicht in der eigentlichen Bedeutung Sinnesorgane sind, zum Beispiel Leber, Milz, Niere usw., ist die Wahrnehmung eine so leise, daß sie im gewöhnlichen wachen Leben unter der Schwelle des Bewußtseins bleibt. Jedes Organ ist außerdem, daß es dieser oder jener Funktion im Organismus dient, noch Sinnesorgan."
„Aber es ist doch der ganze menschliche Organismus von sich gegenseitig beeinflussenden Wahrnehmungen durchzogen und muß es sein, damit alles in ihm gesund zusammenwirkt."
„Alles das aber beruht auf der richtigen Verteilung der Kieselsäurewirkungen. Man kann geradezu von einem dem Gesamt-Organismus eingegliederten speziellen Kieselsäure-Organismus sprechen, auf dem die der gesunden Lebenstätigkeit zugrunde liegende gegenseitige Empfindlichkeit der Organe und deren richtiges Verhältnis nach innen zu der Seelen- und Geist-Entfaltung und nach außen für den richtigen Abschluß der Naturwirkungen beruht." (Gr. K. 14.)
(Auf die weiteren Ausführungen betreffend die therapeutische Bedeutung der Kieselsäure wird im therapeutischen Teil dieses Werkes eingegangen werden.)
Die Kieselsäure dient also dem Ich nicht nur im physischen Sinne als Stützsystem, sondern sie tut dies auch auf geistige Weise. Indem sie aus dem lebendigen Prozeß in einem fast anorganischen Zustand ausgeschieden wird, bildet sie ein Mineralgerüst, das aus der Flut der Lebensprozesse wie eine ruhende Insel aufragt, auf der das Ich festen Fuß fassen kann. Denn in diesem Gebiet kann das Ich sich mit seinen toten, dem Mineralreich angepaßten Gedanken gewissermaßen heimisch fühlen.
Die Kieselsäure setzt der Flut des Lebensprozesses einen mineralischen Damm entgegen; sie dient, wie Rudolf Steiner es nannte, dem „Entvitalisierungsprozeß" und bildet damit die Grundlage des Bewußtseinsprozesses.
Unter diesem Gesichtspunkt versteht man den Befund von *Hugo Schulz*, der den Gehalt der Organismen an Kieselsäure um so höher fand, je jünger das Individuum ist. Nach der Geburt findet also eine deutliche Abnahme des Kieselsäuregehaltes des Organismus statt. Das jugendliche Individuum benötigt gewissermaßen in stärkerem Maße die Hilfe der mineralischen Einlagerung, um sich gegenüber dem so ungeheuer intensiven Lebensprozeß als bewußtes Wesen zu behaupten. Später, bei stärkerer Ausbildung des Bewußtseins, übernimmt der Nervenprozeß bis zu einem gewissen Grade diese Funktion, und parallel damit wird dann ein Teil der Kieselsäure ausgeschieden. Immer aber kann es sich hier nur um minimalste Differenzen handeln, da ja der Gesamtgehalt des Organismus an Kieselsäure verhältnismäßig so gering ist. (Vergl. S. 183: Kieselsäuregehalt der Milch.)

Es könnte vielleicht manchem verwunderlich erscheinen, daß gerade eine geisteswissenschaftlich orientierte Medizin den Mineralien und den materiellen Stoffen überhaupt eine so große Bedeutung für das Bewußtsein zuerkennt. Doch das ist gerade das Merkwürdige, daß der Materialismus das Wesen der Stoffe in dieser Beziehung verkannte, indem er sie nur nach quantitativen Gesichtspunkten untersuchte. Gerade die Erkenntnis der geistigen Bedeutung der Stoffe für den Menschen kann ein Fingerzeig sein, ihre geistige Bedeutung auch im Gesamtzusammenhang der Welt zu erforschen. Hinweise in dieser Richtung hat Rudolf Steiner gegeben, doch müssen wir uns hier auf ihre Bedeutung für den Menschen beschränken.

Dieselbe Verkennung wie die Kieselsäure hat den *Kalk* und sein Hauptdepot im Organismus, *das Knochensystem*, betroffen. Man kann wohl sagen, daß das Knochensystem von allen Systemen des Organismus das in seiner Bedeutung für das Mensch-Sein am meisten verkannte System ist — wird es doch allgemein nur als „Stützsystem" angesehen. Rudolf Steiner dagegen bezeichnet das Skelett geradezu als „das physische Bild der Ich-Organisation". Und vergegenwärtigen wir uns, daß das „Bild" des Menschen, der Ausdruck seines Ich im Gesicht, in seiner Grundstruktur durch das knöcherne Gerüst des Schädels bedingt ist, so haben wir sogleich ein anschauliches Phänomen für das, was hier gemeint ist.

Allerdings steht ja der Schädel in einem anderen Verhältnis zu den inneren Organen als das übrige Knochensystem: er umhüllt schützend Gehirn und Sinnesorgane, während Rückgrat und Extremitätenknochen zum großen Teil von der Muskulatur umschlossen werden. Die Beziehung des Knochensystems zum Ich ist in den letzteren nicht anschaulich gegeben. Sie wird aber deutlich, wenn man sich die Entwicklungsgeschichte des Knochensystems vergegenwärtigt.

Das Knochensystem entwickelt sich am spätesten von allen Systemen des menschlichen Organismus. Erst wenn alle anderen Organsysteme in ihrer Grundstruktur längst festgelegt sind, bilden sich die knorpeligen Vorstufen der Knochen. (Der Schädel allerdings entsteht — mit Ausnahme der Schädelbasis — nicht aus einer knorpeligen Vorstufe, sondern aus einer bindegewebigen Kapsel.)

Die knorpelige Vorstufe des Skeletts (vergl. umstehende Abbildung) sieht dem späteren Knochensystem wenig ähnlich: sie hat eine plumpe, in den mächtigen Extremitäten eher an Saurier als an Menschen erinnernde Form. Vom Schädel sind im wesentlichen nur die unteren Partien vorgebildet, so daß er nach oben offen wäre, wenn nicht eine dünne Bindegewebehaut ihn umschließen würde. Dieser unförmige Menschenkeim wächst bis zu einer gewissen Größe heran (etwa 1,8 mm), dann tritt etwas höchst Merkwürdiges ein. Das Knorpelsystem beginnt nämlich plötzlich sich stellenweise mit Kalksalzen zu imprägnieren, es wird dadurch verhärtet und kann nicht weiterwachsen. Es hat fast den Anschein, als sollte die Weiterentwicklung überhaupt stocken. In diesem kritischen Moment tritt an der Oberfläche der Knorpelstücke ein blutreiches, das „osteoplastische" Gewebe auf, das rasch in die Tiefe dringt und die mit Kalk durchsetzten Knorpelmassen wieder auflöst. Das gesamte Baumaterial wird vom Blut und seinen Gebilden aufgenommen und jetzt zum Aufbau des Knochensystems verwendet. Der gebildete Knochen wird aber immer wieder vom Zentrum aus abgebrochen, um peripher neu gebildet zu werden. So vergrößert sich der Knochen fortwährend durch Auflösung von innen und Aufbau von außen. In diesem lebendigen Geschehen sehen wir geradezu handgreiflich, wie die Bildekräfte des Organismus das Baumaterial ergreifen, ja wie sie das endgültige Gebäude aus den Trümmern des vorhergehenden errichten. Denn es handelt sich bei dem geschilderten Prozeß um nichts weniger als ein völliges Umkehren in der begonnenen Entwicklungslinie. Der Kalk spielt dabei nur die Rolle des Materials, mit dem zuerst in dieser, dann in jener Richtung „gebaut" wird. Man sieht deutlich, daß im Menschen ein Prozeß vorhanden ist, der den Kalk in seiner Eigengesetzlichkeit beherrscht, ihn zunächst aus der knorpeligen Organisation, für die er eine plumpe Belastung bedeutet, entfernt und

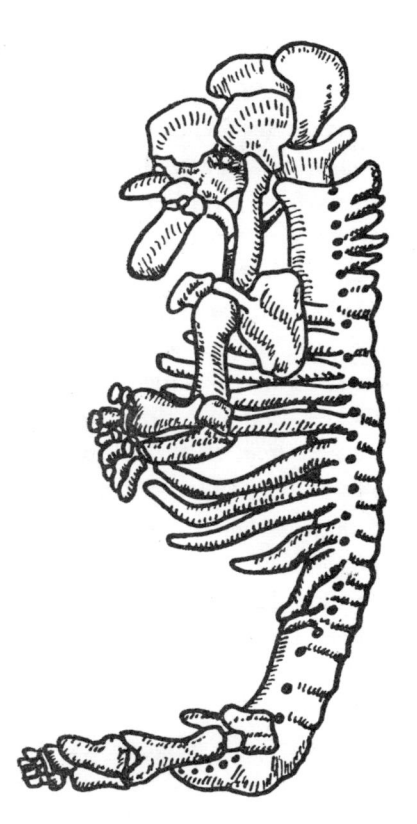

Knorpelskelett eines menschlichen Embryo von 17 mm Länge
(umgezeich. nach W. Hagen durch J. Rohen)

ihn auf dem Umwege durch das Blut, also im Zeichen einer ganz neuen Dynamik, wieder in die Organisation einführt.

Erst unter dieser Mitwirkung des Blutes bildet sich vom Periost aus das endgültige knochige Skelett heraus, das Träger eines Geistes werden kann — die plumpe, verkalkte Knorpelgestalt mit der tierähnlichen Bildung hätte niemals Träger eines menschlichen Geistes werden können.

Der Kalk durchdringt also zu einer gewissen Zeit das ganze menschliche Skelett und wird vom Blutsystem wieder herausgeworfen. Das Blutsystem verhindert, daß der Kalk den Menschen auf einer tierischen Stufe verfestige.

Das Gehirn des Neugeborenen bietet nun in bezug auf die Verteilung des Kalkes im Organismus dieselbe Eigentümlichkeit wie die Leber in bezug auf das Eisen: es hat zur Zeit der Geburt einen höheren Kalkgehalt als später. Es findet also nach der Geburt eine „Entkalkung" des Gehirnes statt. Es ist das eine merkwürdige Tatsache, über deren Bedeutung Unklarheit besteht. Betrachtet man aber die Zustände, die infolge von zu weit gehender Verminderung des Kalkgehaltes im Zentralnervensystem eintreten, so kann man diese Tatsache verstehen. Es kommt nämlich bei zu starker „Entkalkung" des Gehirns zu einer übergroßen nervösen Erregbarkeit, dem Zustand der sogenannten Tetanie, und wir wissen aus der Erfahrung, daß Zuführung von Kalksalzen diese Zustände heilt. Wir haben also Grund zu der Behauptung, daß der richtige Gehalt an Kalksalzen das Gehirn des Neugeborenen vor einer zu intensiven und zu frühzeitigen Inanspruchnahme durch die Reize der Sinneswelt schützt. Man kann dieses sinnvoll finden, wenn man sich vorstellt, daß unter diesem Schutz das Gehirn Zeit hat, sich gemäß den der Individualität eigenen Bildungsimpulsen zu gestalten, anstatt gleich den formierenden (aber auch deformierenden) Einflüssen der Außenwelt ausgesetzt zu werden.

Für die Erkenntnis der Bedeutung des Kalkes im Werdegang des menschlichen Organismus ist die Tatsache von Wichtigkeit, daß die Frauenmilch nur ein Sechstel des Kalkgehaltes der Kuhmilch hat. Dies zeigt, daß das Tier daraufhin veranlagt ist, viel mehr Kalk in seine Organisation aufzunehmen als der Mensch; es ist gewissermaßen, wenn der Ausdruck erlaubt ist, schon physiologisch verkalkt. Wenn zum Beispiel das spezifische Gewicht des menschlichen Knochens 1,95, das des Rinderknochens 2,01 beträgt, so scheint das zwar nur eine kleine Differenz zu sein; man kann aber darin die Tendenz des Verhärtungsprozesses sehen, der dann in dem massigen plumpen Skelett der höheren Säugetiere auch anschaulich zum Ausdruck kommt.

Aus alledem ergibt sich, daß der Mensch daraufhin organisiert ist, nicht so stark wie das Tier die Materie in sich aufzunehmen; er bleibt auf dem Wege zur Mineralisierung in einem früheren, weniger materiellen Stadium stehen, während das Tier tiefer in die Materie hineinsinkt*).

Die Bildung des Knochensystems vollzieht sich, wie gesagt, erst nachdem sich die übrigen Systeme entwickelt haben. Schon diese Tatsache müßte vermuten lassen, daß im Knochensystem die Bildungsimpulse der übrigen Systeme zusammengeflossen sind. Die äußere Erscheinung des Knochensystems läßt das nicht erkennen. Wenn wir aber bedenken, daß das Knochensystem sich durch

---

*) Vergl. Poppelbaum „Mensch und Tier".

die Tätigkeit und aus Ablagerungen des Blutsystems entwickelt, also des Ichträgers, so erscheint Rudolf Steiners Auffassung des Skeletts als „Bild der Ich-Organisation" in einem anderen Lichte.

Die Knochensubstanz besteht, wie sich aus folgender Tabelle ergibt, zum überwiegenden Teil aus phosphorsaurem Kalk, wahrscheinlich in der Form des Apatits,

$Ca_3(PO_4)_2$	$CaCO_3$	$Mg_3(PO_4)_2$
80,0%	6,6%	1,4%

der mit kohlensaurem Kalk und phosphorsaurem Magnesium gemischt ist. Wenngleich das *Magnesium* nur in so geringer Menge vorkommt, so gehört es doch zu den lebenswichtigen Elementen. Für das Pflanzenreich hat es die größte Bedeutung, da es im Chlorophyll dieselbe Stelle einnimmt wie im Hämoglobin das Eisen. Es ist somit für das Leben auf der Erde überhaupt von grundlegender Wichtigkeit. — Man kann also in dem Magnesiumgehalt des Knochens das Hereinragen der pflanzlichen Natur in den Menschen sehen.

Die chemische Forschung hat ferner ergeben, daß die Magnesiumsalze für die Bildung des phosphorsauren Kalkes eine notwendige Voraussetzung sind. Wir sehen also, daß das Knochensystem analog der Phylogenie das pflanzliche Element zur Voraussetzung hat. So enthält der Knochen:

	Kalk = CaO	Magnesium = MgO
Gleich nach der Geburt .	52,17%	1,38%
Mit 3 bis 4 Jahren . . .	52,84%	0,83%

Magnesium allein würde aber nicht genügen, um Knochen zu bilden; wir sehen das am rachitischen Organismus, der mehr Magnesium enthält als der gesunde. Für die Knochenbildung ist vielmehr das eigentlich aktive Element der *Phosphor*. Er hat als weißer Phosphor eine ungeheure Tendenz, sich mit Sauerstoff zu verbinden. Rudolf Steiner sieht in ihm das Element, das in einzigartiger Weise geeignet ist, das Ich des Menschen in die irdische Welt hineinzuführen, eben vermöge seiner ungeheuren Tendenz zur Verbindung mit Sauerstoff und zur Salzbildung. Der Phosphor hat von allen Stoffen gewissermaßen das höchste „Potentialgefälle" zum Irdischen hin, deswegen kann das Ich sich dieser Dynamik bedienen, um die irdische Leiblichkeit innerlich zu ergreifen. Der Phosphor „drängt zu den anorganischen Substanzen hin, die in dem Bereich der Ich-Organisation ihre Bedeutung haben". (Gr. K. 13.)

Der Phosphor gehört zu den lebenswichtigen Stoffen. Er findet sich im Kasein der Milch sowie in den Substanzen der Zellkerne, die ja bei der Befruchtung und Entwicklung der Zelle eine Rolle spielen. Hier tritt der Phosphor in Verbindung mit Stickstoff und Zucker auf, bildet also eine sehr komplizierte Substanz. — Im Gehirn kommt er als Lezithin vor.

Doch das Vorkommen allein läßt noch nicht die universelle Bedeutung dieses Elementes für den Organismus erkennen, die sich bei der Betrachtung des Zuckerstoffwechsels, der Atmung und des Stoffwechsels der Fette ergibt. Zucker kann nämlich nicht unmittelbar vom Organismus angegriffen werden. Da tritt nun das Merkwürdige ein, daß sich der Phosphor zuerst mit dem Zucker verbindet (Phosphorylierung), wodurch der Zucker für den Organismus angreifbar wird. Der Phosphor selber löst sich vor der Verbrennung des Zuckers wieder von demselben los, so daß er dem Organismus erhalten bleibt. In dieser Art spielen phosphorhaltige Enzyme bei der Verbrennung des Zuckers in den roten Blutkörperchen und bei der Zellatmung überhaupt eine umfassende Rolle, die man geradezu als „Schlüsselstellung" bezeichnet hat — ohne sich allerdings zu fragen, *wer* diesen Schlüssel benutzt.

Mengenmäßig findet sich der meiste Phosphor in der Verbindung mit Kalk im Knochensystem. Hier erreicht er auf seinem „Sturz in die Materie" den Endpunkt seiner Bahn. Wir dürfen aber diesen Vorgang keineswegs als einen rein materiellen auffassen, sondern müssen immer in der Anwesenheit des Phosphors die Wirksamkeit des Ich sehen. Dann enthüllt sich die wahre Natur des Knochensystems, das sich dem geistigen Durchdringen am meisten entzieht: es ist wirklich bis zum letzten Fußknöchelchen „das Bild der Ich-Organisation".

Haben wir somit im phosphorsauren Anteil des Knochens das Resultat des eigentlichen Aufbauprozesses zu sehen, so liegt beim *kohlensauren Kalk* doch noch etwas Besonderes vor. Denn dieser wird insbesondere vom Gebiet des Kopfes aus dem Knochen einorganisiert. Dort ist ja das Ich als bewußtes Wesen im Denken und den an die Sinneswahrnehmung sich anschließenden Vorgängen tätig. Diese Vorgänge in der Kopforganisation sind aber, wie wir gesehen haben, keine Aufbau-, sondern Abbauprozesse, von denen Tendenzen zum Sklerosieren, zum Ablagern von Salzen ausgehen. So wirkt nach Rudolf Steiners Angabe von der im Organismus gebildeten Kohlensäure ein kleiner Teil „noch weiter im Organismus in die Vorgänge hinein, die in der Kopforganisation ihren Mittelpunkt haben. Dieser Teil zeigt eine starke Neigung, ins Leblose, Unorganische überzugehen, obgleich er nicht ganz leblos wird." (Gr. K. 6.)

Dieser Teil der Kohlensäure wird im Gebiet des Kopfes „durch die Verbindung mit dem Kalzium geneigt gemacht, in die Wirkungen der Ich-Organisation einzutreten. Es wird dadurch der kohlensaure Kalk unter dem Einfluß der von der Ich-Organisation innerlich impulsierten Kopfnerven auf den Weg zur Knochenbildung getrieben". (Gr. K. 6.)

Unter diesem Gesichtspunkt wird begreiflich, daß der Gehalt an Kohlensäure im Verlauf des Lebens ziemlich regelmäßig zunimmt, während der Phosphorsäuregehalt in entsprechendem Maße abnimmt. Auch hierin zeigt sich, daß das Knochensystem der Niederschlag des Lebensprozesses ist. Das jugendliche Lebensalter ist, wie sich später genauer ergeben wird, in starkem Maße auf die Wirksamkeit des Phosphors angewiesen. Alle Lebensprozesse sind hier intensiv und eigentlich fortwährend zu Entzündungen geneigt. Das Alter dagegen zeigt eine Ablähmung aller Lebensprozesse; die Oxydationsprozesse verlaufen träger, die Kohlensäure wird nicht mehr so gründlich ausgeschieden. Das alles spiegelt sich darin, daß die Knochen in der Jugend mehr Phosphor, im Alter mehr Kohlensäure enthalten. So enthält der Knochen:

	Kohlensäure	*Phosphorsäure*
gleich nach der Geburt .	3,65%	42,05%
mit 3 bis 4 Jahren . . .	5,66%	39,80%.

Die anatomische Forschung bestätigt, daß der Verknöcherungsprozeß an den Kopfknochen beginnt, auf die Schlüsselbeine überspringt und dann die übrigen Knochen ergreift. Der Kopf ist ja auch sonst zweifellos das voranschreitende Zentrum der embryonalen Entwicklung; er ist gewissermaßen der Keim, in dem die Entwicklungsimpulse des ganzen Organismus konzentriert sind und von dem sie in den übrigen Organismus ausstrahlen. Dies kommt auch in der Verschiebung der Proportion zwischen Kopf und übrigem Organismus während der embryonalen Entwicklung zum Ausdruck.

Der Kopf ist also der Ausgangspunkt „mineralisierender" Tendenzen. Solange der Organismus noch im Aufbau begriffen ist, kommen diese in der Knochenbildung zum Ausdruck. Und das Gehirn des Neugeborenen zeigt, wie wir sahen, einen höheren Kalkgehalt als später. „Man wird das Gehirn nur begreifen, wenn man in ihm die knochenbildende Tendenz sehen kann, die im allerersten Entstehen unterbrochen wird. Und man durchschaut die Knochenbildung nur, wenn man in ihr eine völlig zu Ende gekommene Gehirn-Impulswirkung erkennt, die von außen von den Impulsen des mittleren Organismus durchzogen

wird...". „In der Knochenasche... sind die Ergebnisse des obersten Gebietes der Menschenorganisation vorhanden." (Gr. K. 6.)
Wir hätten also in den mineralischen Ablagerungen des Knochensystems den physischen Niederschlag der Kopfprozesse zu sehen, wie wir etwa die Kalkschichten der Erde als den mineralisch-festgewordenen Rest einstiger riesiger Meere voll lebender Organismen erkennen. Dies ist sogar nicht ein bloßer Vergleich, sondern es besteht hier insofern eine Parallele, als Kalzium und Phosphor im Knochen (worauf *Hoppe-Seyler* aufmerksam machte) in demselben Verhältnis vorkommen wie im Apatit, dem natürlich vorkommenden Kalkphosphat. Die alte Bezeichnung „Knochenerde" für die mineralischen Bestandteile des Knochens ist demnach sehr treffend.

Die erdigen Elemente entstehen also im Organismus aus dem Lebensprozeß heraus. Das Auftreten der anorganischen Stoffe zeigt uns, daß hier der Lebensprozeß an seinem Ende angekommen ist: die Bildung der Knochenerde ist ein Todesprozeß. Wir finden darum den Salzgehalt der Knochen dem Alter entsprechend zu-, den Wassergehalt in demselben Maße abnehmen. Das gilt allerdings nur für die Wachstumsperiode; vom Ende derselben ab bleibt das Verhältnis konstant, um im späteren Alter sogar wieder abzunehmen. Nach *Wildt* ist beim Kaninchen der Gehalt der Knochen an:

	Wasser	anorgan. *Substanz*
	%	%
beim Neugeborenen ..	65,67	15,56
mit 3 Tagen	60,17	17,23
mit 1 Monat	56,11	23,39
mit 3 Monaten....	51,16	30,90
mit 1 Jahr	20,88	44,39

Man ersieht daraus den ungeheuren Mineralisierungsprozeß in den ersten Wochen und Monaten, während vom zweiten Lebensjahr an nur noch eine geringe Zunahme stattfindet. Ganz ähnliches gilt vom Menschen. Nur daß hier, entsprechend dem langsamen Wachstum, auch der Mineralisierungsprozeß ein viel langsamerer ist. Der Gehalt an organischen Substanzen bleibt sich dagegen während des Lebens ziemlich gleich.

Die verschiedenen Knochen des Skeletts zeigen durchaus verschiedene Verhältnisse in bezug auf ihren Wassergehalt. Am wasserreichsten sind die Wirbelkörper und Rippen, dann folgen Schulterblatt und die an den Rumpf anschließenden Extremitätenknochen, schließlich die äußeren Extremitätenknochen und der Gesichtsschädel; Atlas, Epistropheus und Hirnschädel sind die trockensten

Knochen des ganzen Skeletts. Wie groß diese Unterschiede sind, mögen einige Zahlen zeigen:

zweijähriger Hund	Wassergehalt	anorgan. Substanz
	%	%
Hirnschädel	15,68	51,93
Oberschenkel	19,15	38,18
Schienbein	15,05	45,20
Wirbelkörper . . .	40—44	28—29.

Wir sehen also, daß die in dem Rumpf eingebetteten Knochen am reichsten an Wasser sind, während mit zunehmender Entfernung von ihm auch der Wassergehalt abnimmt. Dies wird ja ohne weiteres verständlich, wenn man sich vergegenwärtigt, daß der Lebensprozeß an das Wasser gebunden ist und sich im Wesentlichen im Bereich des Rumpfes abspielt. Auch hierin zeigt sich die passive Rolle der Knochen: wo der im Flüssigen sich abspielende Lebensprozeß intensiv ist, werden auch die Knochen stark vom Wasser durchsetzt; nach der Peripherie hin trocknet das Knochensystem aus.
Noch intensiver als die Knochen setzen die *Zähne* das Wasser aus sich heraus. Das Zahnbein enthält nur etwa 10%, der Schmelz fast gar kein Wasser. — In den Zähnen ist also der Mensch am meisten mineralisiert.
Wir sagten oben, daß das Knochensystem in seiner Bedeutung für den Menschen verkannt wird. Nun hat zwar die Erforschung des Kalkhaushaltes das Knochensystem über die Rolle eines bloßen Stützsystems erhoben, indem man in ihm den zur Aufrechterhaltung des Kalkspiegels so wichtigen Kalkspeicher erkannte. Von hier aus ergibt sich die Möglichkeit, die Bedeutung des Knochensystems für den Bewußtseinsprozeß zu erkennen. Denn wenn es zu ausgesprochenem Mangel an Kalk kommt, wie bei der Rachitis oder der Osteomalacie, ja selbst bei den leichteren Demineralisationserscheinungen, wie wir sie infolge der Unterernährung in den Kriegs- und Nachkriegszeiten vielfach beobachten konnten, sind immer auch Bewußtseinsstörungen die Folge. Darauf soll später eingegangen werden. Hier sei nur darauf hingewiesen, daß auch der normale Knochenprozeß für den Bewußtseinsprozeß von Bedeutung ist.
Bewußtsein kann nur dort entstehen, wo Differenzen, sei es in der Außenwelt, oder zwischen dem Organismus und der Außenwelt, oder im Organismus selbst wahrgenommen werden. So wenig ein schwarzer Punkt auf einer schwarzen Fläche wahrgenommen werden kann, ebensowenig könnte ein äußerer Vorgang, der auf einen innermenschlichen gleichartigen Vorgang auftreffen würde, zum

Bewußtsein kommen. Bewußtsein kann nur entstehen auf Grund von Differenzerlebnissen. Solche entstehen innerhalb des Organismus überall dort, wo Absonderungen stattfinden, insbesondere wenn diese nach dem Anorganischen hin tendieren. Wir haben oben schon auf die „Absonderung" des Gehirns hingewiesen, sowie auf die Absonderung der Kohlensäure, bzw. die Polarität zwischen sauerstoffreichem und kohlensäurereichem Blut. Wir haben ferner gesehen, wie die Kohlensäure zum Teil in den Knochenprozeß einorganisiert wird. In dem Knochenprozeß haben wir also eine zweite Stufe des Absonderungsprozesses vor uns, und zwar einen solchen, der für das Bewußtsein deswegen von größter Bedeutung sein muß, weil er den höchst lebendigen Phosphor mit dem trägen Kalk zu einem anorganischen Salz vereinigt und dieses in symmetrischer Anordnung im ganzen Organismus in das Skelett ausscheidet. Daß ferner das Skelett am Kopf außen, in den Gliedmaßen aber innen liegt, während der Brustkorb eine Mittelstellung einnimmt, muß zweifellos für die Art des durch die betreffenden Organe vermittelten Bewußtseins von Wichtigkeit sein: der Kopf vermittelt uns ein Wissen von der Außenwelt, das Gliedmaßensystem läßt uns willensmäßig uns selber erleben.

Die Absonderung des starren, mit anorganischen Salzen angefüllten Knochensystems in den von Lebensprozessen durchdrungenen Wasserorganismus ergibt das auf dieser Grundstruktur des Organismus beruhende dumpfe Bewußtsein unserer leiblichen Existenz.

Nach innen zu aber wird diese Polarität der Struktur noch einmal wiederholt: innerhalb der Knochen liegt das Knochenmark, die Bildungsstätte des Blutes, von dem aus die Ichorganisation in den Stoffwechsel eingreift, und das selber „die Blüte" desselben darstellt.

Die Wirksamkeit der Ich-Organisation im Stoffwechselsystem

Schon die Aufnahme der Nahrungsmittel geschieht unter Kontrolle und Beteiligung des Ich vom Sinnes-Nerven-System aus: wir wählen die Speisen nach Aussehen, Geruch, Geschmack, kurz nach „Appetitlichkeit", und vielerlei Berufe sind tätig, um sie so zuzubereiten, daß sie unseren verwöhnten Ansprüchen in dieser Beziehung genügen. Zweifellos könnten wir einen großen Teil unserer Nahrungsmittel auch ohne eine so komplizierte Zubereitung zu uns nehmen, zum Beispiel Getreide und Gemüse in Form von Brei oder Suppe genießen, aber seit alten Zeiten bemühen sich die Menschen durch Kochen, Backen und Würzen usw. die Nahrung so zu gestalten, daß sie auch etwas dabei erleben —

oft zum Nachteil der Nahrhaftigkeit. Aber wir wollen nun einmal nicht nur satt werden, wir wollen zum Beispiel auch etwas zu kauen haben. Der gesunde Instinkt verlangt, daß das Brot eine Rinde habe: wir wollen bei seiner Verarbeitung tätig sein, unsere Muskeln gebrauchen, den Geschmacksvorgang intensivieren. Und mancherlei Erzeugnisse, wie zum Beispiel die Freiburger (und anders beheimatete) „Brezeln" werden überhaupt nicht zum Zweck der materiellen Ernährung hergestellt, sondern um eine sonst eintönige Nahrung durch das Erlebnis der „Knusprigkeit" interessanter zu gestalten. Es würde zu weit führen, wollten wir alles betrachten, was der Mensch unternimmt, um den Ernährungsprozeß so abwechslungsreich zu machen, daß das Ich etwas daran erleben kann. Vor allem wäre hier auch auf die Rolle der Gewürze sowie des Zuckers hinzuweisen, auf die wir später zurückkommen werden. — Alle diese Zubereitungsformen haben den einen Hauptzweck: die Teilnahme des Ich am Ernährungsprozeß anzuregen.

Bei der Betrachtung der Ernährung und des Aufbauprozesses erfordern die *Eiweißstoffe* und die *Kohlehydrate* eine gesonderte Darstellung. Und dies nicht nur, weil die Art ihrer Verdauung und die dabei tätigen Drüsen verschieden sind, sondern auch wegen der verschiedenen Rolle, die diese Stoffe im Organismus spielen.

Schon äußerlich unterscheiden sich die Eiweißstoffe von den Kohlehydraten dadurch, daß bei ihrem Aufbau der Stickstoff (und in geringem Grade der Schwefel) eine maßgebende Rolle spielt. Der Stickstoff ist aber das Element, dessen Einorganisierung eigentlich spezifisch für Tier und Mensch ist; im Pflanzenreich spielt er eine bedeutend geringere Rolle, obwohl auch hier das Protoplasma aus Eiweiß besteht. Holz aber enthält zum Beispiel verschwindend wenig Eiweiß, es ist fast reines Kohlehydrat (Zellulose), während die Samen der Leguminosen sehr eiweißreich sind.

Eiweiß gehört zu den sogenannten „hochmolekularen Verbindungen". So wird zum Beispiel für Hämoglobin ein Molekulargewicht von 68 000, für Serumglobulin ein solches von 103 800 berechnet. Mit dieser komplizierten Struktur hängt die Labilität der Eiweißkörper zusammen, die sie andererseits gerade für den Aufbau von höheren Organismen so geeignet macht. Denn es ergibt sich aus dem komplizierten Aufbau der Eiweißstoffe, „daß es unendlich viele Eiweißkörper geben könnte, die durch ihre chemischen und biologischen Eigenschaften voneinander verschieden sein müssen. Tatsächlich ist auch eine sehr große Anzahl von verschiedenen Proteinen und Proteiden bekannt, und mit Sicherheit sind die Eiweißkörper von verschiedenen Tierarten verschieden, sie sind *artspezifisch*. Wahrscheinlich unterscheiden sich aber auch Angehörige der gleichen Tierart durch den Aufbau ihres Eiweißes und sicherlich haben die Eiweißkörper aus verschiedenen Organen des gleichen Organismus einen spezifischen Bau. Schließlich ist damit zu rechnen, daß unter wechselnden funktionellen Bedingungen, etwa krankhaften Störungen, auch die Eiweißkörper Änderungen in ihrer Zusammensetzung erfahren können" *).

Der Chemiker sieht sich also von seinen Voraussetzungen aus zu der Vorstellung gedrängt, daß die verschiedene Natur und Zusammensetzung der Eiweißstoffe durch die „wechselnden funktionellen Bedingungen" bestimmt wird. Der nächste, unausbleibliche Schritt wird sein, anzuerkennen, daß die verschiedenen Arten der Tiere, Menschen und ihrer Organe usw. nicht durch deren verschiedene Aufbaustoffe bedingt sind, sondern daß im Gegenteil *die Art der Wesen und Organe die Struktur der Aufbaustoffe, insbesondere der Eiweißstoffe bedingt.*

Unter „Art" verstehen wir mit Rudolf Steiner die Ganzheit der Bildekräfte, den Ätherleib. Dieser ist gegenüber den wechselnden Stoffen das Beständige, während Eiweiß, wie jede Köchin weiß, sehr leicht zerfällt und auch nach den theoretischen Vorstellungen der Chemiker *nichts Beständiges sein kann.* Eiweiß ist vielmehr, und je höher aufgebaut umsomehr, das am meisten plastische Material des lebenden Organismus, das seine Eigenstruktur nicht bewahren kann, weil infolge seines hochmolekularen Aufbaus in ihm die Eigenwirksamkeit der Grundstoffe so sehr zurücktritt, daß es eigentlich immer im Begriff ist zu zerfallen. Aber eben gerade dadurch wird es, wie Rudolf Steiner ausführt, der Einwirkung der ätherischen Bildekräfte zugänglich: „Das Eiweiß ist diejenige Substanz des lebenden Körpers, die von seinen Bildekräften in der mannigfaltigsten Art umgewandelt werden kann, so daß, was sich aus der umgeformten Eiweißsubstanz ergibt, in den Formen der Organe und des ganzen Organismus erscheint. Um in solcher Art verwendet werden zu können, muß das Eiweiß die Fähigkeit haben, jede Form, die sich aus der Natur seiner materiellen Teile ergibt, in dem Augenblicke zu verlieren, in dem es im Organismus aufgerufen wird, einer von ihm geforderten Form zu dienen". (Vergl. das Kapitel „Die Rolle des Eiweißes im Menschenkörper und die Albuminurie" in „Grundlegendes".)

Den Beginn der Eiweißverdauung sieht man im allgemeinen bei der Einwirkung des Pepsins im Magen, da man den schon im Speichel vorkommenden geringen Mengen von eiweiß- und fettspaltenden Fermenten (Proteinasen, Peptidasen und Lipase) keine Bedeutung für die Verdauung zuschreibt. Gewiß werden diese Fermente, zumal bei der kurzen Zeit, die der Speichel auf die Speisen einwirken kann, materiell keine große Rolle spielen können; ihnen aber jede Bedeutung abzusprechen, ist zweifellos unbiologisch gedacht. Dazu

---

*) E. Lehnartz: „Chemische Physiologie", 9. Aufl., Berlin 1949.

kommt, daß mit dem Speichel pro cmm etwa 4000 Leukozyten, das heißt pro Tag (bei einer Gesamtmenge von etwa 1 Liter) ungefähr 4 Milliarden Leukozyten verschluckt werden. Lehnartz bemerkt dazu: „Möglicherweise ist das für die Verdauungsvorgänge in den tieferen Abschnitten des Verdauungskanals nicht ganz bedeutungslos".

Zweifellos besteht ja die Hauptwirkung des Speichels in der Vorbereitung der Kohlehydratverdauung durch das Ptyalin, worauf wir gleich noch eingehen werden. Wenn aber die Natur außerdem noch diese geringen Mengen anderer Fermente hinzugefügt hat, so ist es erlaubt, darin einen Sinn zu suchen.

Hier scheint mir bemerkenswert, daß die Aufspaltung der Kohlehydrate durch das Ptyalin nur zum kleinsten Teil vollzogen und durch die Wirkung des Pankreassaftes übertroffen wird, so daß theoretisch die Fermentwirkung des Ptyalins entbehrt werden könnte. Andererseits wird aber die Abgabe des Pankreassaftes in den Darm bereits bei der Nahrungsaufnahme reflektorisch von der Mundhöhle aus angeregt.

Diese Tatsachen weisen doch darauf hin, daß die Bearbeitung der Nahrung in der Mundhöhle eine größere Bedeutung hat, als nur die dem Ptyalin zuerkannte. Die letztere bezeichnet Rudolf Steiner als „an der Grenze der Ich-Organisation" sich abspielend, das heißt die Nahrung wird hier vorbereitet, im Sinne der Ich-Organisation in den Körper aufgenommen zu werden. Und da der menschliche Organismus Bewußtseinsträger sein soll, so ist es von großer Bedeutung, daß an der Aufnahme der Nahrung und dem Beginn der Verdauung das Ich bewußt Anteil hat. — Vor allem die Beteiligung der Leukozyten, also eines Blutelementes, ist in dieser Beziehung aufschlußreich: das Organ des Ich schickt der Nahrung einen Abgesandten voraus; später beteiligt es sich allerdings in viel intensiverer Weise am Verdauungsprozeß durch Pankreas und Galle.

Aber auch die geringen Mengen eiweiß- und fettspaltender Fermente im Speichel können unter diesem Gesichtspunkt nicht bedeutungslos erscheinen. Denn bei der Nahrungsaufnahme wird im Geschmacksvorgang durch die in der Zunge vorhandenen Geschmacksorgane, die „Chemorezeptoren", der Organismus über die inneren Qualitäten der Nahrung orientiert, und entsprechend dieser Orientierung bereitet sich die Absonderung der Verdauungssäfte vor. So löst die Wahrnehmung des „Sauren" die Sekretion eines Speichels aus, der je nach dem Säuregrad mehr oder weniger alkalisch ist, das heißt „puffernde" Eigenschaften hat. Aber auch die Hauptverdauungsdrüse, das Pankreas, tritt daraufhin bereits in Tätigkeit: „Die aus dem Magen übertretenden Chymusmassen werden so bereits vom Bauchspeichel erwartet" (Rein). Da nun die Geschmacksorgane für unser Bewußtsein nur allgemeine Qualitäten wie: salzig, sauer, bitter, süß, vermitteln, könnten sie über die Qualität der aufgenommenen Eiweißstoffe und Fette nichts aussagen; das Pankreas könnte also gar nicht über die zu leistende Arbeit orientiert werden. — In diesem Zusammenhang scheinen mir die eiweiß- und fettspaltenden Fermente und die Leukozyten des Speichels eine Rolle zu spielen, indem sie mikrochemische „Probereaktionen" als unterbewußt-sensibilisierende Vorgänge für die Chemorezeptoren auslösen, von denen dann reflektorisch die Pankreassekretion angeregt wird. Denn daß diese immer der Zusammensetzung der Nahrung entspricht, ist bekannt. So sondert der Darm ein milchzuckerspaltendes Ferment, die Laktase nur dann ab, wenn wirklich Milch mit der Nahrung zugeführt wird. „Dies ist ein Beispiel für die sogenannte ‚adaptive Fermentbildung': die betreffenden Organe haben die Fähigkeit, bestimmte Fermente zu bilden, sie betätigen sie aber nur, wenn die Notwendigkeit dazu besteht" (Lehnartz).

Von all diesen Vorgängen im Mund haben wir nur das summarische Erlebnis des „Schmeckens", aber dieses ist eben für die ganze Art der Aufnahme und Verdauung der Speisen von grundlegender Bedeutung. Die Mundverdauung bereitet also die Speisen vor, in die Ich-Organisation aufgenommen zu werden.

Die eigentliche Verdauung des Eiweißes erfolgt erst im Magen, wo es durch die Einwirkung des Pepsins in immerhin noch recht komplizierte Spaltprodukte (Peptone) zerlegt wird. Vor allem aber werden die Eiweißstoffe dadurch wasserlöslich und damit der Einwirkung der im Wasserorganismus wirkenden Bildekräfte des Organismus zugänglich. Dies ist von der hier entwickelten Anschauung aus von großer Wichtigkeit, denn „das aufgenommene Eiweiß ist zunächst, wenn es als Nahrungsmittel aufgenommen wird, ein Fremdkörper des menschlichen Organismus. Es enthält die Nachwirkungen der Äthervorgänge desjenigen Lebewesens, aus dem es entnommen wird. Diese müssen ganz von ihm entfernt werden. Es muß in die Ätherwirkungen des menschlichen Organismus aufgenommen werden". (Gr. K. 9.)

Die endgültige Verdauung aller Nahrungsstoffe vollzieht sich durch die auch zur Ich-Organisation gehörige Pankreasdrüse, die Trypsin, Lipase und Amylase absondert und damit Eiweiß, Fett und Kohlehydrate spalten kann. Es ist aber von funktionellen Gesichtspunkten aus auch hier interessant, daß diese Fermente erst ihre volle Wirksamkeit entfalten können, wenn einerseits die Galle, andererseits die Enterokinase, ein Ferment, das im Darm gebildet wird und das Trypsinogen aktiviert, dazukommen. Ein solches Zusammenspiel der Stoffe hätte ja keinen Sinn, wenn nicht die verschiedenen Kräfte des Organismus darin zum Ausdruck kämen. So haben wir nach Rudolf Steiners Angaben im Magen-Darmgebiet mit seinen Drüsen den Bereich der ätherischen Bildekräfte im engeren

Sinne zu sehen, wo die aufgenommene Nahrung weitgehend entvitalisiert, das heißt von den ihr noch anhaftenden ätherischen Kräften (der Pflanzen und Tiere) befreit wird. Insbesondere durch die Wirksamkeit des Pankreassaftes werden die Eiweißstoffe geradezu „ertötet", sie werden „nur für einen Augenblick im Organismus leblos". In diesem Zustand können sie aber auch erst eigentlich in den menschlichen physischen Leib, „der in seiner Form ein Ergebnis der menschlichen Ich-Organisation ist", aufgenommen werden. Die Ich-Organisation muß nun die Kraft haben, „das, was aus der Eiweißsubstanz geworden ist, in den Bereich des menschlichen Ätherleibes überzuführen. Das Nahrungs-Eiweiß wird damit Bildestoff für den menschlichen Organismus" *).

Wir müssen hier noch die Rolle der *Galle* kurz betrachten. Ihre spezifischen Stoffe, die Gallensäuren und der Gallenfarbstoff, werden durch die Tätigkeit der Leberzellen gebildet, wozu das Blut den „Rohstoff" liefert. Das dabei freiwerdende Eisen wird von der Leber zurückgehalten. — Es ist nun sehr interessant, daß die Galle zunächst die Pankreaslipase aktiviert, so daß diese die aufgenommenen Fette auflösen kann. Dann verbinden sich die Gallensäuren vorübergehend mit den durch die Spaltung entstandenen Fettsäuren, nämlich nur so lange, bis sie in die Darmschleimhaut aufgenommen sind. Sobald sie diesen „Lotsendienst" getan haben, trennen sie sich wieder von ihnen, kehren auf dem Blutwege in die Leber zurück und werden von dieser über die Galle zu demselben Zweck wieder in den Darm ausgeschieden. Man nennt das den „Kreislauf der Gallensäuren".

Merkwürdigerweise macht nun ein Teil des Gallenfarbstoffes denselben „Kreislauf" durch: er wird von der Galle in den Darm abgesondert, im Darm verändert und zum Teil mit Kot und Harn ausgeschieden, zum Teil aber ebenfalls auf dem Blutwege zur Leber zurückbefördert. Lehnartz bemerkt dazu: „Der biologische Sinn dieses ‚enterohepatischen Kreislaufs des Gallenfarbstoffs' ist unklar". — Daß er sinnlos sei, ist natürlich nicht anzunehmen; es ist vielmehr zu erwarten, daß die Bedeutung dieses doch sehr merkwürdigen Vorganges durch weitere Forschungen noch aufgeklärt werden wird.

Vergleichsweise könnte man sagen: das Gallensekret kreist um sein Organ wie ein Mond um seinen Planeten und fängt dabei die wie Planetoiden vorbeiziehenden Fett-Tröpfchen ein, sie so dem Organismus einverleibend.

---

*) In der „orthostatischen Albuminurie" jugendlicher Individuen liegt offenbar ein Zustand vor, wo die Ich-Organisation noch zu schwach entwickelt ist, um das aufgenommene Eiweiß ganz entvitalisieren zu können, so daß die ätherische Organisation nicht imstande ist, alles in den Verdauungstrakt aufgenommene Eiweiß sich einzuorganisieren; es wird deswegen durch die Nieren ausgeschieden.

Am Anfang und am Endpunkt des Verdauungsprozesses ist also das Blut beteiligt: im Speichel das weiße durch die Absonderung der Leukozyten, in der Galle das rote Blutelement.

Die mit der Nahrung aufgenommenen *Kohlehydrate* sind — abgesehen vom Traubenzucker — für den menschlichen Organismus zunächst ebenso Fremdkörper wie die Eiweißstoffe; sie stehen eben auf der Stufe, die sie in der Pflanze erreichen konnten. Diese Stoffe werden deshalb vom Organismus in solche umgewandelt, die seinen eigenen Tätigkeiten entsprechen, das heißt in Traubenzucker. Diese Umwandlung der Kohlehydrate in Zucker, die mit der Wirkung des Ptyalins im Munde beginnt und bei der Wirkung des Pankreas-Ptyalins endet, muß deswegen als zur Ich-Organisation gehörig betrachtet werden. Allerdings ist diese, wie wir gesehen haben, noch umfassender. „Die Ich-Organisation wirkt von den Vorgängen, die in Begleitung bewußter Empfindung — in der Zunge, im Gaumen — vor sich gehen, bis in die unbewußten und unterbewußten Vorgänge hinein — in Pepsin-, Pankreas-, Gallenwirkung usw.". (Gr. K. 6.)

Der durch die Aufspaltung der Kohlehydrate gebildete Traubenzucker wird auf dem Blutwege der Leber zugeführt, dort in Glykogen (der pflanzlichen „Stärke" entsprechend) verwandelt und gespeichert. Andererseits wird bei stärkerem Verbrauch von Zucker das Glykogen wieder in Zucker verwandelt. Der Blutzucker wird durch zahlreiche nervöse (Hypophysenvorderlappen), humorale (Leber) u. a. Sicherungen auf einer Höhe gehalten. (Konstanz des Blutzuckerspiegels). Der Schutz gegen starke, überraschende Änderungen des Blutzuckers wird einerseits durch die Nebenniere (Adrenalin), andererseits durch das Pankreas (Insulin) gewährleistet.

Dieses Verhalten des Zuckerspiegels ist für den Organismus von lebenswichtiger Bedeutung. Sinkt (zum Beispiel durch Zufuhr von Insulin) der Zuckergehalt des Blutes unter die Norm, so treten lebensbedrohliche Zustände (Krämpfe, Bewußtlosigkeit) und unter Umständen der Tod ein. Die Bedeutung des Zuckers für den Organismus läßt sich also kaum mit irgend einem anderen Stoff in Parallele setzen — seine Anwesenheit im Blut ist eine ebenso elementare Voraussetzung für unser Ich-Bewußtsein, wie etwa die Unversehrtheit des Gehirns und dessen ungestörte Blutversorgung.

Diese einzigartige Bedeutung des Zuckers für den Organismus findet ihr Gegenstück in der Bevorzugung desselben als Nahrungs- und Genußmittel. Da Zucker leichter als alle anderen Nahrungstoffe assimiliert wird, da er ohne weitere Verarbeitung in die Blutbahn übergehen und an den Stellen des Bedarfs verbraucht werden kann, wird er gern bei plötzlichen starken Anforderungen an den Haushalt des Organismus (Sport, Militär) genossen.

Doch diese Anwendung genügt nicht zur Erklärung der enormen Steigerung des Zuckerverbrauchs in den zivilisierten Ländern. (So hat sich der Verbrauch an Zucker in Deutschland und Frankreich seit 1870 in einem Vierteljahrhundert etwa verdreifacht.) Hier müssen andere Gründe vorliegen, und diese sind offenbar nicht rein physiologischer Natur. Denn der Organismus ist durchaus imstande, durch Verarbeitung der Kohlehydrate das Blut genügend mit Zucker zu versorgen; bei körperlicher Arbeit wird entsprechend mehr Zucker gebildet, und zwar bei Trainierten wesentlich mehr als bei Untrainierten. Insofern bestände keine Notwendigkeit, Zucker direkt aufzunehmen. Es ist aber leicht einzusehen, daß diese physiologisch vorgesehene Zuckerversorgung des Blutes zwar kontinuierlich und gleichmäßig sein würde, gegenüber ungewöhnlichen und unerwarteten Anforderungen aber unter Umständen versagen könnte. Der Aktivität des Menschen würden dadurch physiologische Grenzen gezogen sein; denn der Wille würde bei eintretendem Zuckermangel erlahmen. Andererseits würde der ausschließlich auf die Zuckerquelle der Kohlehydrate angewiesene Organismus durch die hormonale Harmonie zwischen Nebenniere und Pankreas auf das Willensleben harmonisierend wirken.

In diese hormonale Harmonie schlägt der direkt aufgenommene Zucker gewissermaßen eine Bresche; er eröffnet dem Willen neue, außergewöhnliche Möglichkeiten.

Und die Beanspruchung des Willens ist es ja, die den Menschen der neueren Zeit von allen vorhergehenden Epochen unterscheidet. Was heute der Mensch im Sport, bei Forschungsreisen oder gar im Krieg von sich verlangt, übersteigt offenbar alles bisher Dagewesene. Und eben mit diesem stärkeren Eingreifen des „Ich" in die Organisation, der größeren Beherrschung derselben, hängt — wie Rudolf Steiner ausführte — das gesteigerte Zuckerbedürfnis zusammen.

In diesem Zusammenhang gewinnt die Tatsache Bedeutung, daß die Glucose sich nicht nur im Blut als Blutzucker findet, sondern auch in die roten Blutkörperchen eindringt, aber nur beim Menschen, nicht bei den Tieren, mit Ausnahme der Affen.

Ein solches stärkeres Eingreifen bzw. eine stärkere Beanspruchung des Ich liegt aber nicht nur in körperlicher Leistung vor, sondern in den tausenderlei Ansprüchen, die durch die moderne Zivilisation an den Menschen gestellt werden. Die Anforderungen in Büros, Telefonzentralen, Banken, Fabriken usw. bedingen durch die erforderte Schnelligkeit der Reaktion, die unausgesetzte Konzentration, die hundertfache Umstellung der Aufmerksamkeit auf neue Objekte, einen bedeutend höheren Abbau des Organismus, als ihn frühere, ruhigere Zeiten kannten. Hier bedeutet der Zucker ein Mittel, das den Abbauprozeß sozusagen im Blut abfängt und sein tieferes Eindringen in den Organismus verhindert.

Konditoreien sind in gewisser Hinsicht zwar Luxuseinrichtungen, andererseits erleichtern sie zweifellos vielen Menschen das Leben, und manchen machen sie es vielleicht überhaupt erst erträglich.

Durchschaut man diese Rolle des Zuckers in der Ich-Organisation, so wird die Vorliebe des Kindes und des Ich-schwachen Menschen für ihn begreiflich: sie suchen vom Physiologischen her ihr Ich-Gefühl zu stärken. Denn die Bedeutung des Zuckers für den Organismus ist nicht auf die Möglichkeit eines zusätzlichen Verbrauches begrenzt, sondern liegt nach Rudolf Steiner in der zentralen Rolle, die ihm im ganzen menschlichen Stoffwechsel zukommt: „Man kann also im Bereich des Materiellen die Ich-Organisation an der Anwesenheit des Zuckers verfolgen. Wo Zucker ist, da ist Ich-Organisation; wo Zucker entsteht, da tritt die Ich-Organisation auf, um die untermenschliche (vegetative, animalische) Körperlichkeit zum Menschen hin zu orientieren". Gr. K. 8.) Mit anderen Worten: Würde der Mensch nur eiweißhaltige Nahrung zu sich nehmen und würde sein Organismus und sein Blut keinen Zucker enthalten, so würde das Ich in solch einem Organismus keine Angriffsmöglichkeit finden. Eine Ich-fremde Leiblichkeit würde sich aufbauen, die nur ein animalisches Leben führen könnte.

Um diesen Gesichtspunkt zu illustrieren, sei der Eiweiß- und der Zuckergehalt der Frauen- und Kuhmilch verglichen:

	Eiweiß	Milchzucker	Eiweiß : Zucker
Frauenmilch . .	1,9%	6,6%	1 : 3,47
Kuhmilch . .	3,7%	4,5%	1 : 1,31

Wenn wir die Milch als Ausdruck der Grundorganisation eines Wesens betrachten dürfen, so geht aus diesem Vergleich hervor, daß die Kuh einen stärkeren Eiweißbildungsprozeß hat, während dieser beim Menschen zugunsten des Zuckerprozesses stark zurücktritt. Die Frauenmilch hat von allen Milcharten den höchsten Zuckergehalt und ist demnach von vornherein auf eine stärkere Anregung der Ich-Organisation hin veranlagt. — Erst durch die Anwesenheit des Zuckers wird also der ganze Aufbau der Leiblichkeit gemäß den Impulsen des Ich ermöglicht. Und galt bisher schon der Satz: „Im Feuer der Kohlehydrate verbrennen die Fette", so können wir hier sagen: „Die Süßigkeit des Zuckers geleitet das Ich in die Leiblichkeit hinein, und im Feuer des Zuckers schmiedet und gestaltet das Ich den ganzen Organismus zu einem ihm gemäßen Werkzeug." — Man könnte den Zucker also vergleichsweise das „Ich-Ferment" des Organismus nennen, insbesondere wegen seiner engen Beziehung zur Wärme.

Denn die *Wärme* ist, wie wir gesehen haben, das eigentliche Element des Ich, in dem es unmittelbar leben kann; mit Luft, Wasser und Mineralischem muß es sich auseinandersetzen.

Für das Verständnis der Zuckerwirkung im Menschen ist zweifellos wichtig, daß Zucker kristalline, leicht wasserlösliche Stoffe sind. Ihre kristalline, also dem Anorganischen zuneigende Natur macht sie der Ich-Organisation verwandt. Sie sind außerdem sehr einfach gebaute Stoffe und stehen damit in auffallendem Gegensatz zu den Eiweißstoffen. Während diese infolge ihrer Kompliziertheit bei jedem Menschen, ja in jedem Organ eine spezifische Gestaltung annehmen können, bleibt der Traubenzucker nicht nur in allen Organen des Organismus, sondern auch bei allen Menschen der gleiche. Das Eiweiß, speziell das Globin im Hämoglobin dient den individualisierenden Prozessen der Ich-Organisation; der Zucker stellt ihm gegenüber ein für alle Menschen gleiches und gleichartig wirkendes, vereinheitlichendes Prinzip dar. Mit der Ich-Organisation in Zusammenhang steht die Tatsache, daß der Kieselsäuregehalt der Frauenmilch doppelt so hoch ist wie der der Kuhmilch. Verstehen kann man das nur, wenn man weiß, daß die Kieselsäure der physische Träger der Ich-Organisation ist. Die Kieselsäure tritt bei höher entwickelten Tieren niemals mehr grobstofflich auf — wie z. B. bei den Radiolarien — sondern nur feinst verteilt, „homöopathisiert". — Unser Blut läßt uns unser Ich erleben; der Zucker dürfte zu den Elementen gehören, die uns ein Erleben bzw. Verstehen eines anderen Ich ermöglichen (vergl. „Ich-Sinn").

Der Zucker dient dem Wärmeprozeß, indem er mit dem Sauerstoff in Beziehung tritt und verbrannt wird. Dies ist aber nur die stoffliche Seite dieses Prozesses, die man gewöhnlich allein betrachtet. Ebenso wichtig aber ist die innere Dynamik desselben. Ich meine damit folgendes: durch die Verdauungsorgane wird den Nahrungsmitteln ihre eigene Natur genommen; durch Leber, Milz und den oben dargestellten Einfluß des Zuckers werden sie in die Eigengesetzlichkeit des Organismus aufgenommen. Würde aber nichts weiteres geschehen, so müßte der Mensch ein völlig in sich abgeschlossenes Wesen bleiben. Da geschieht das Wunderbare, daß in der Lunge der Mensch mit einem Element der Außenwelt, dem Sauerstoff, in unmittelbare Verbindung tritt. Der Sauerstoff braucht von der menschlichen Organisation nicht vorbereitet zu werden, er kann als Element der Außenwelt aufgenommen werden und ohne weiteres wirken. Dadurch, daß in der Lunge Sauerstoffaufnahme und Kohlensäureabgabe in rhythmischer Aufeinanderfolge wechseln, entsteht ein Differenz-Erlebnis im Gebiet des Lebenssinnes, das dem Menschen das dumpfe Bewußtsein der eigenen Existenz vermittelt.

Dieses elementare Existenzerlebnis ist also einerseits etwas Subjektives, es enthält aber andererseits auch die Möglichkeit, es ins Objektive zu erweitern und die Existenz anderer atmender Wesen fühlend mitzuerleben. Und hier ist sicherlich die Tatsache, daß der Sauerstoff über die ganze Erde hin gleich und keiner Differenzierung zugänglich ist, von grundlegender Bedeutung. Indem alle Menschen sich bei jedem Atemzug mit ihm durchdringen, nehmen sie alle an einem bei der Entstehung des Bewußtseins beteiligten, unveränderlichen Element teil. Das zunächst subjektive Existenzerlebnis enthält durch den Sauerstoff die objektive Möglichkeit für die Entstehung des Bewußtseins, einer „Menschheit" anzugehören.

Die Fähigkeit der Sauerstoffbindung verdankt das Blut dem im Hämoglobin enthaltenen *Eisen*. Auch dieses Element bringt in dem extrem individualisierten Blut eine objektive Tendenz zur Geltung, indem sich in seiner Neigung zur Kristallisationsfähigkeit die in ihm wirkenden mineralischen Kräfte bemerkbar machen. „Sie bilden innerhalb des menschlichen Organismus ein im Sinne der äußeren, physischen Natur orientiertes Kräftesystem. Dieses aber wird fortdauernd durch die Ich-Organisation überwunden." (Gr. K. 7.)

Durch dieses Hereintragen der mineralisch-irdischen Naturgesetzlichkeit in den Organismus ist das Eisen eigentlich das Element, das den Menschen an die Erde bindet, andererseits sein Verhältnis zur Erde reguliert. Enthält das Blut zu wenig Eisen, wie bei der Chlorose, so kann sich der Mensch nicht als Ich-Wesen gegenüber dem Stoffwechselprozeß behaupten; er leidet unter Dumpfheit des Bewußtseins und kann sich nicht richtig mit der Erde verbinden. Dem entsprechend enthält das Blut der Frau, die ja in jeder Beziehung sich weniger intensiv mit der Erde verbindet, im Durchschnitt 14,5—15 g Hämoglobin in 100 ccm Blut, das des Mannes dagegen 16,3 g.

Sehr bemerkenswert ist, daß der Säugling in seiner Leber einen großen Eisenvorrat mit auf die Welt bringt, — seine Leber enthält fünfmal soviel Eisen wie die des Erwachsenen. Dieses „Eisendepot" ist während der Embryonalzeit aus dem Eisengehalt des mütterlichen Blutes erworben. Andererseits enthält die Muttermilch sehr wenig Eisen. Das Kind müßte darum bald an Eisenmangel leiden, wenn es nicht sein Eisendepot in der Leber hätte. Ein ähnliches, wenn auch nicht ganz so stark ausgeprägtes Verhältnis besteht für den Menschen bei Phosphor und Kalzium, für welche der prozentuale Anteil in der Muttermilch wesentlich geringer ist, als man ihn in den Körperstoffen findet. In deutlichem Gegensatz hierzu steht das Tier, welches in der Milch Phosphor und Kalzium in nahezu demselben Mengenverhältnis zugeführt bekommt, wie sie sich schon bei der Geburt in seinem Organismus vorfinden. (Vergl. hierzu das über Phosphor und Kalzium an früherer Stelle Ausgeführte S. 166 ff.)

Der prozentuale Anteil an Kalzium, Eisen und Phosphor in der Asche der Milch und der Säuglinge von Mensch und Hund beträgt nach Abderhalden (aus Lehnartz):

	Mensch		Hund	
	Säugling	Milch	Säugling	Milch
Ca O	38,08	13,9	35,84	33,74
Fe_2O_3	0,94	0,07	0,34	0,12
P_2O_5	37,66	11,4	39,82	36,79

Ein physiologischer Grund für diese Depotbildung ist nicht ersichtlich, denn die meistens dazu gemachte Bemerkung: das Depot sei notwendig wegen des geringen Eisengehaltes der Muttermilch, führt ja notwendig zu der Frage, warum denn dieser nicht höher ist, da zum Beispiel die Milch des Hundes 0,12, die des Meerschweinchens sogar 0,17 % Eisen (Fe_2O_3) enthält. Es gibt keinen physiologischen Grund, warum nicht auch beim Menschen die Milch mehr Eisen enthalten könnte, so daß die Anlegung des embryonalen Eisendepots unnötig wäre.

Es bestände dann aber die Gefahr, daß die Muttermilch trotz ihres hochmolekularen Aufbaus durch den hohen Eisengehalt einen sehr stabilen chemischen Bau hätte, den vielleicht der kindliche Organismus nicht genügend abbauen könnte, so daß mit dem organisch gebundenen Eisen der Mutter deren individuelle Konstitution, insbesondere die im Eisen verankerte Ich-Organisation, in zu starkem Grade auf das Kind übergehen würde.

Diese Gefahr wird vermieden durch die Anlage des Eisendepots während der Embryonalzeit, wo alle in den Embryo gelangenden Stoffe ganz nach kosmischen Gesetzmäßigkeiten im Zusammenhang mit der Ich-Organisation des sich verkörpernden Wesens aufgebaut werden. — Das Eisendepot des Embryo ist dadurch zugleich ein kosmisches Kräfte-Reservoir. Bestände aber für den Neugeborenen (bei fehlendem Eisendepot) die Notwendigkeit, gleich nach der Geburt mit der Nahrung das für den Aufbau des Organismus notwendige Eisen aufzunehmen, so würde dieses auch die Kräfte der Mutter bzw. die Gesetzmäßigkeiten der äußeren Welt in den Organismus hineintragen, mit denen er sich auseinandersetzen müßte. An dieser Tätigkeit würde er zu früh für die Außenwelt erwachen. Das Eisendepot aber erlaubt ihm, sich die ersten 3—4 Monate hindurch gemäß seinen eigenen Gesetzmäßigkeiten, das heißt gemäß seiner Ich-Organisation zu entwickeln. Erst dann ist er auf Zufuhr des Eisens mit der Nahrung angewiesen.

Hier sei noch kurz auf die ausgleichende Rolle des Eisens gegenüber dem Stoffwechselprozeß auf der einen, dem Nervenprozeß auf der anderen Seite hingewiesen; zwischen beiden stellt das Eisen normalerweise das Gleichgewicht her. Rudolf Steiner sieht hierin, wie schon erwähnt, geradezu das Urphänomen eines Heilungsprozesses.

Auf die weitere Bedeutung des Eisens im Organismus soll im zweiten Teil dieses Werkes eingegangen werden.

Das Blut

Das Blut ist das Zentralorgan des menschlichen Organismus. Alle Prozesse der Leiblichkeit treffen in ihm zusammen; der Ernährungsprozeß, das System der Drüsen mit innerer Sekretion, der Atmungsprozeß wie die Vorgänge im Sinnesnervensystem üben ihre Wirkungen in ihm aus. Sie alle werden im Blut zum Gleichgewicht gebracht und zu einer inneren Einheit verbunden. Die mannigfaltigen Bestandteile des Blutes werden in ihm mit ganz geringen Schwankungen auf einer konstanten Höhe gehalten; es besteht trotz der wechselnden Bedingungen des Organismus Ionengleichgewicht (Isoionie), wovon das Säure-Basengleichgewicht (Isohydrie) einen Sonderfall darstellt. Aber auch für die organischen Stoffe wie Cholesterin, Eiweißstoffe usw. trifft das zu. Von ganz besonderer Wichtigkeit ist aber — wie schon erwähnt wurde — der Gehalt des Blutes an Zucker; sinkt dieser unter ein bestimmtes Minimum, so kann sich das Ich nicht im Organismus halten; es tritt Bewußtlosigkeit und schließlich der Tod ein.

Diese — hier nur kurz angedeutete — sehr komplizierte Struktur des Blutes stellt einen Querschnitt durch den ganzen Organismus dar. Da die Existenz des Ich als bewußtes und lebendes Wesen von dieser Struktur abhängt, müssen wir sie zur Ich-Organisation rechnen.

Das Blut bringt es als Organ zu keiner eigenen Form, aber gerade deswegen kann es das alle anderen Organe lebendig verbindende Element sein. Es stellt gewissermaßen einen Querschnitt dar durch die Elemente, aus denen sich die Leiblichkeit zusammensetzt: es besteht zu 79—90% aus Wasser, es enthält als geformte Elemente die roten und weißen Blutkörperchen (mit dem Eisengehalt der ersteren), die Zwischenstufen des Stoffwechsels, die Hormone usw., es vermittelt den Sauerstoff- und Kohlensäureaustausch der Gewebe, und schließlich ist es Träger und Regulator der Körperwärme.

Blut

Wärme	37,0°	Isothermie
Gase	Sauerstoff, Kohlensäure	Isoionie, Isohydrie
Wasser	90%	
mineralische und feste Bestandteile	Ca, Mg, K, Na, Fe u. a.	

Wenn wir uns aber das Blut lediglich als Flüssigkeit vorstellen, so ist das einseitig und nicht geeignet, die überragende Bedeutung dieses Systems für den Organismus zu erkennen. Dieser kommen wir schon näher, wenn wir einmal das Verhältnis der *Oberflächen* der Hauptorgane zueinander und in ihrem Verhältnis zum Blute betrachten.

Die *Gesamt-Oberfläche* des menschlichen Organismus beträgt etwa 1,6 bis 2 qm. Sie spielt nicht nur als Schutz für die inneren Organe, sondern auch als Sinnes- und Atmungsorgan eine gewisse Rolle im Ablauf der normalen wie pathologischen Vorgänge im Organismus.

In viel intensiverem Maße aber dienen diesen Funktionen Gehirn, Lunge und Blut. Die Gesamfunktion der Haut ist in diesen Organen in spezielle Funktionen differenziert. Bei allen dreien handelt es sich um eingestülpte Organe, deren funktionierende Flächen weit größer sind als der von ihnen eingenommene Raum vermuten läßt. — So bekommt das *Gehirn* durch Faltung (Einstülpung) der Rinde eine Oberfläche von über 2000 qcm. Die *Lunge* erreicht durch Ausstülpung des funktionierenden Epithels in kleinste Alveolen eine atmende Oberfläche bis zu 150 qm. — Die Länge der Kapillaren beider *Nieren* wird auf zusammen etwa 50 km, deren Gesamtfläche auf ¾ bis 1½ qm geschätzt.

Auf das *Blut* scheint der Begriff der Oberfläche nicht anwendbar. Aber wenn seine einzelnen Elemente auch nicht materiell miteinander verbunden sind, so ist es doch eine funktionierende Einheit und wird mit Recht als ein „Gewebe" bezeichnet. Berechnet man die Gesamtoberfläche der roten Blutkörperchen, deren Durchmesser 7,2 Mikron (1 Mikron = $^{1}/_{1000}$ mm) beträgt, so ergibt sich eine Fläche von 3000 bis 3500 qm. Die Aufteilung dieses Gebildes in die einzelnen Blutkörperchen ermöglicht es also, daß diese unglaublich große Fläche funktionell in die relativ kleine Blutmenge „hineingefaltet" ist. —

Die Darmbildung ist die erste Einstülpung (Gastrulation) und stellt die „Verinnerlichung" oder „Einverleibung" des Ätherleibes dar. Der Darm entwickelt sich dann aus einem eingestülpten Blindschlauch zu einem solchen mit zwei Öffnungen. Er ermöglicht dadurch den Durchgang der Außenwelt durch den Organismus. — Durch die Einstülpung der Lunge wird der Astralleib verinnerlicht. Sie bleibt aber auf dem Stadium des Blindsackes stehen: die eingeatmete Luft muß auf demselben Wege wieder ausgeatmet werden. — Das Blut wird im embryonalen Zustand auch zunächst in der Peripherie des Embryos (im Dottersack) gebildet; nach dessen Rückbildung geht die Funktion der Blutbildung auf Leber und Milz und schließlich auf das Knochenmark über, das nach der Geburt die einzige Bildungsstätte für die roten Blutkörperchen bleibt. — Das Blutgefäßsystem bildet ein in sich geschlossenes Schlauchsystem, das keine materielle Verbindung mit der Außenwelt hat. Wenn es auch, wie eben gesagt, nicht durch einen physischen Einstülpungsvorgang entsteht, so ist doch festzustellen, daß die Funktion der Blutbildung zunächst den außerembryonalen Bezirk ergreift und dann erst auf die Organe des Embryos selber „überspringt". Insofern liegt auch hier ein „Verinnerlichungsprozeß" vor.

Zweifellos haben wir es in diesen Verinnerlichungsprozessen unter gleichzeitiger Vergrößerung der funktionierenden Oberflächen mit einem Geheimnis der höheren Organismen, insbesondere des Menschen, zu tun. Diese unsichtbaren großen Flächen sind ein sprechender Hinweis darauf, daß die Beziehung des menschlichen Wesens zur Umwelt nicht mit der Haut und den sichtbaren Organen überhaupt aufhört. Die durch diese bedingte Begrenzung wird insbesondere durch Lunge und Blut durchbrochen. Der Organismus erweitert durch sie seine Beziehung zur Welt; sie wird umfassender und beweglicher. Denn diese großen Flächen bieten genügend Spielraum für die verschiedensten Ansprüche an ihre Funktion, insbesondere den Sauerstoffverbrauch; der ruhig sitzende geistige Arbeiter wie der Bauer oder Sportler finden in Lunge und Blutsystem ein elastisches Organ von enormer Schwingungsbreite. Nur ein so bewegliches System konnte dem Ich als Grundlage zur Entwicklung der Freiheit dienen. Und letzten Endes ist die überragende Größe der Oberfläche des Blutes ein Ausdruck für das Primat des Ichs im Organismus. Aber es ist hiermit wie mit allen physiologischen Tatsachen: Die Herrschaft des Ich ist damit nur veranlagt, noch nicht realisiert; dies ist eine Aufgabe, die das Ich durch eigene Arbeit zu lösen hat.

In der Zusammensetzung des Blutes aus den verschiedenen Formelementen spiegelt sich die Dynamik des Kräftesystems, dessen vollkommenster Ausdruck der ganze Organismus ist, in der Ebene des Flüssig-Ätherischen, so wie das Knochensystem das mineralische Diagramm dieses Kräftesystems ist. —

Bevor wir auf die einzelnen Formelemente des Blutes eingehen, müssen wir uns kurz ihre verschiedenen Bildungsstätten vergegenwärtigen. Diese sind

1. das *myeloische System*, in dem Erythrozyten, Granulozyten (polymorphkernige neutrophile Leukozyten und Eosinophile) und Blutplättchen entstehen.

Normalerweise bildet nur das rote Knochenmark Blut; nur wenn ein Krankheitsprozeß eine übermäßige Neubildung erfordert, wird auch das Fettmark der langen Röhrenknochen wieder (wie in der Jugend) in blutbildendes Mark umgewandelt. Gerade dieser Vorgang ist als Beispiel für eine Verschiebung in der Dynamik des Organismus bemerkenswert.

2. Das *lymphatische System* (Milz, Thymus, Drüsen, verstreutes Lymphgewebe) ist der Ursprungsort der Lymphozyten. — Dieses System ist also verbreiteter im Organismus als das rote Knochenmark.

3. Das *Retikulo-endotheliale System* in Milz, Leber, Knochenmark und Bindegewebe liefert die Monozyten und „Übergangsformen"; hier wird mehr oder weniger der ganze Organismus zur Blutbildung herangezogen.

Alle drei Systeme gehen ursprünglich aus dem embryonalen Mesenchym hervor, das Bindegewebe, Knochen, Blut und Muskulatur bildet und somit als das eigentlich der *Ich-Organisation* entsprechende Keimblatt erscheint. „Alle drei Zellstämme stehen in uralter phylogenetischer Entwicklung von den Knochenfischen an als selbständige Zweige der mesenchymatischen Ur-Blutzellen nebeneinander und nähern sich unter pathologischen Verhältnissen wieder ihrem Ur-Typus" (Schilling).

Betrachten wir zunächst das System der *roten Blutkörperchen*. Merkwürdigerweise wird es schon sehr früh in der Phylogenie veranlagt; finden sich doch schon im Blut einiger Echinodermen kernlose rote Blutkörperchen! Dies ist um so auffallender, als Fische, Amphibien, Reptilien und Vögel länglich-elliptische Blutkörperchen mit Kern haben; erst das Blut der Säugetiere weist durchweg kreisrunde, kernlose rote Blutkörperchen auf. (Offenbar liegt hier ein Fall von „prospektiver Tendenz" vor, wie er auch sonst im Tierreich zu beobachten ist. — Vergl. H. Poppelbaum: Tierwesenskunde.)

Im menschlichen Embryo finden sich bis zur vierten Woche nur kernhaltige rote Blutkörperchen, dann nehmen die kernlosen zu, so daß im dritten Monat die kernhaltigen nur noch ein Drittel bis ein Viertel der Gesamtmenge ausmachen. Bei der Geburt sind im strömenden Blut nur noch kernlose vorhanden. Aber auch im postembryonalen Leben gehen die kernlosen aus kernhaltigen Stadien im Knochenmark hervor.

Zweifellos verliert das Blut durch den Kernverlust an Vitalität. Wir haben aber trotzdem in dem Kernverlust insofern eine Höherentwicklung zu sehen, als erst durch diesen Vorgang das Blut geeignet wird, Werkzeug des Ich zu sein. Denn das Ich kann — wie schon ausgeführt wurde — überhaupt nur da eingreifen, wo die vitalen organischen Prozesse bis zu einem gewissen Grade abgebaut werden.

Das Blutkörperchen macht in einer ungeheuren Schnelligkeit diesen Weg vom Aufbauprozeß bis zum Absterben durch. Dauert doch sein Lebenslauf von seinem Erscheinen in der Blutbahn bis zu seinem Untergang nur 80—100 Tage! Nimmt man eine Gesamtmenge von 5—7 Litern an, so ergibt das unter Zugrundelegung von 4,5 Millionen (bei der Frau) bzw. 5 Millionen roter Blutkörperchen (beim Mann) im cmm eine Gesamtmenge von ca. 25—35 Billionen roter Blutkörperchen. Schätzt man dementsprechend den täglichen Verlust auf rund 400 000 Millionen — die natürlich im gesunden Zustand auch ersetzt werden — dann würde das bedeuten, daß pro Sekunde etwa 4 Millionen frische roten Blutkörperchen in die Blutbahn hineinströmen. — Es ist gut, sich diesen Vorgang einmal ins Bewußtsein zu rufen; denn er gibt ein eindrucksvolles Bild von der Intensität der Lebens- und Todesprozesse, in denen wir dauernd darin stehen und die im Blut im Gleichgewicht gehalten werden.

Angesichts dieser Tatsachen muß man sich fragen: welchen Sinn hat es im Zusammenhang des biologischen Geschehens, daß Aufbau- und Abbauprozeß in solcher Steigerung im Blut aufeinanderstoßen? Einerseits kann man diesen Sinn schon im biologischen Geschehen selber sehen. Wenn zum Beispiel durch einen Stoß eine Muskelpartie gequetscht wurde und ein Bluterguß entstanden ist, so wird durch den Zerfall der Blutkörperchen die darin gebundene ätherische Bildekraft frei und strömt wieder in den Bildekräfteleib ein, der dadurch einen stärkeren Impuls zur regenerativen Tätigkeit bekommt.

Im Blut liegt also nicht nur ein Gleichgewichtszustand vor, sondern von ihm gehen auch *ausgleichende, heilende Wirkungen* aus. Gerade durch den Zerfall des Blutes und die dadurch freiwerdenden ätherischen Bildekräfte können solche Wirkungen in umfassendem Sinne zustande kommen. Die therapeutische Anwendung von *Eigenblutinjektionen* beruht auch auf diesen Zusammenhängen. Wenn zum Beispiel durch geistige Überanstrengung die ätherischen Kräfte des Kopfes geschwächt sind, können sie durch Anwendung von Eigenblutinjektionen am schnellsten regeneriert werden. (Die Anwendung dieser Therapie ist aber nicht auf diese Indikation beschränkt.) — Die den krankmachenden Nervenvorgängen gegenüberstehende, heilende Wirkung des Blutes sah Rudolf Steiner vor allem in dem Eisengehalt desselben begründet. (Vergl. Gr. K. 7.)

Die im normalen Ablauf des Lebens notwendigen Ausgleichsprozesse werden so auf dem Wege des Abbaus der roten Blutkörperchen ermöglicht. Wir wissen nichts darüber, wie sich die Schnelligkeit ihres Auf- und Abbaus den wechselnden Anforderungen entsprechend ändert, aber sicherlich ist dies ein außerordentlich bewegtes Kräftespiel.

Tiefer eingreifend sind die Vorgänge im Gebiet der *weißen Blutkörperchen*, die mit einer Gesamtzahl von 5500 bis 8000 im cmm das zweite Hauptelement im Blutsystem bilden. Etwa ein Viertel davon (ca. 25—35%) besteht aus *Lymphozyten*. Diese haben die Fähigkeit amöboider Bewegung, dagegen nicht die der Phagozytose. Auch enthalten sie keine proteolytischen oder oxydierenden Fermente. Oft findet man bei ihnen Mitosen; sie können sich also durch Zellteilung vermehren. (Dies weist auf die ursprüngliche, ätherische Natur der Lymphozyten hin.) — Es ist auffallend, daß sie beim Neugeborenen 50% aller weißen ausmachen, im 2. Lebensjahr aber bereits an Häufigkeit abnehmen und beim Erwachsenen nur noch zu ca 25—30% vorhanden sind. — Sehen wir diese Tatsachen im Zusammenhang, so ergibt sich, daß die Lymphozyten im besonderen mit den ätherischen Kräften im Organismus zusammenhängen. Der jugendliche Organismus ist ja fast ausschließlich von ätherischen Kräften durchdrungen; erst allmählich gewinnen Astralleib und Ich an Einfluß; und in demselben Maße, wie sich diese Verschiebung der Kräfte vollzieht, nehmen die Lymphozyten an Häufigkeit ab.

Damit stimmt zusammen, daß bei lymphatischer Konstitution, bei der ein dauerndes Übergewicht des ätherischen Leibes vorliegt, auch die Lymphozyten in vermehrtem Grade gefunden werden. Aber auch sonst findet sich Lymphozytose mit erhöhter Gesamtzahl bei manchen Individuen konstitutionell. Die Lymphozyten sind ferner bei vorwiegend vegetarischer Lebensweise dauernd in leichtem Maße vermehrt. Man kann oft beobachten, daß Patienten, die gemischte Kost gewohnt waren, einige Zeit nach dem Übergang zu vorwiegend pflanzlicher, also alkalischer Ernährung deutlich höhere Lymphozytenwerte zeigen als anfänglich (durchschnittlich 30—35%), wie denn überhaupt nach den Erfahrungen von Klinik, Sportmedizin, Physiologie und Morphologie immer die alkalotische Stoffwechselrichtung mit Lymphozytose, die azidotische mit Leukozytose einhergeht. — Dabei blieb aber die innere Beziehung der parallelen Erscheinungen zunächst unklar. *Hoepke**) wies nun darauf hin, daß durch den (hauptsächlich in Thymus und Milz stattfindenden) Zerfall kleiner Lymphozyten, die fast nur aus Chromatin bestehen, u. a. sehr viel Phosphorsäure frei wird; er sieht in der Lymphozytose einen Versuch des Organismus, einer durch Nahrung oder Zufuhr von Alkalien bedingten Alkalose durch die aus den Lymphozyten frei werdenden Säuren entgegen zu wirken.

Die bei Alkalose auftretende Lymphozytose wäre demnach ein ebenfalls der Aufrechterhaltung des Säure-Basen-Gleichgewichtes dienender Regulationsvorgang. Dieses Gleichgewicht haben wir oben (vgl. „Luftorganismus") als Ausdruck des übergeordneten Gleichgewichts zwischen Ätherleib und Astralleib dargestellt. Wir fanden dort, daß ein Vorherrschen des Ätherischen zur alkalischen, des Astralischen zur sauren Reaktion tendiere. Wenn nun Alkalose zur Ausschüttung von Lymphozyten führt, so stellt sich unter diesen Gesichtspunkten der Vorgang so dar: ein Überschuß an ätherischen Kräften führt zur Ausschüttung der speziell im Gebiet des Ätherleibes heimischen Lymphozyten, die durch ihren Zerfall Säure bilden, wodurch wiederum der Astralleib die Möglichkeit des stärkeren Eingreifens findet. Dadurch, daß an der Blutproduktion alle Systeme des Organismus teilnehmen und das Blut in der Mitte des Gleichgewichtssystems steht, führt ein Überschuß der alkalischen Seite durch

---

*) „Die Stellung des Lymphgewebes im Säure-Basen-Haushalt des Körpers" in „Klinische Wochenschrift", 17. Jahrgang, Nr. 47.

das Überfließen der Lymphozythen von der einen Seite in das Blut und deren Untergang auf der anderen Seite zur Produktion von Säure und zur Herstellung der neutralen Reaktion.

Als Bild für diese Verhältnisse ergibt sich das der Waage, von deren zuviel belasteter Seite ein Gewicht über den Unterstützungspunkt auf die andere Seite verschoben wird und nun im entgegengesetzten Sinne wirkt.

	Blut	
Ätherleib		Astralleib
	△	
Aufbau		Abbau
basisch	⟶	sauer
Lymphozyten		

Lymphozytose findet sich ferner vorübergehend und physiologisch während des Verdauungsvorganges, bei intensiven Bewegungen, beim Schreien des Säuglings, sowie im epileptischen Anfall. — Häufiger ist *relative Lymphozytose*, zum Beispiel bei Basedow, Stoffwechselstörungen, lymphozytär wirksamen Infektionen (reiner Tuberkulose, reiner Syphilis, rheumatischen Infektionen und vor allem als *postinfektiöse Lymphozytose in der Rekonvaleszenz* (s. u.).

Der größte Teil (ca. 70%) der weißen Blutkörperchen besteht beim Erwachsenen aus den *polymorphkernigen Leukozyten* (Granulozyten). Sie sind größer als die Lymphozyten, haben einen großen gelappten Kern, der in einem großen Protoplasmaleib eingebettet ist. Der letztere zeigt lebhafte aktive Beweglichkeit in der Art der Amöben. Für die Erkenntnis der feineren Zusammenhänge ist es wichtig, die *Entwicklung der Kernformen* zu beachten. Diese ist nämlich nicht ursprünglich gelappt, sondern entwickelt sich aus der runden in eine gestreckte und schließlich zu der segmentierten Form. Dieser Prozeß wird auch als „Reifung" bezeichnet. Schilling kommt zu der Formulierung, daß „die gesamte Kernstruktur unter allgemeinen regulierenden Reizen des Organismus steht", sowie daß durch gewisse pathologische Erscheinungen (familiäre Kernanomalien) „die *konstitutionelle* Regulierung selbst der Kernformung der Leukozyten erwiesen und die Möglichkeit allgemeiner *zentraler Beeinflussung der Zellbildung* ... voll bestätigt wird".

Das heißt aber doch nichts anderes, als daß die Form der Blutzellen von denselben Kräften bestimmt wird, wie der ganze Organismus. Hier wird es sozusagen mit der Ganzheits-Betrachtung ernst. Denn diese Beobachtungen zwingen zu der Annahme, daß diese Kräfte (etwa nach Art von Strahlungen) den ganzen Organismus durchdringen, so daß sie *ohne materielle Vermittlung* die Formung des Kernes in jedem einzelnen Leukozyten bewirken.

Als Beispiel für diese Auffassung führt Schilling noch charakteristische Kernformen in der Tierreihe an, zum Beispiel undeutliche Segmente bei Katzen, zahlreiche beim Gürteltier. — In diesen Fällen hätten wir einen völligen Parallelismus zwischen der äußeren Erscheinung des Tieres und der Kerngestaltung (Katze — äußerlich und im Blut wenig differenzierte Form; Gürteltier — äußerlich und im Blut stark segmentiert). — Schilling spricht zwar diese Folgerung nicht aus, aber sie liegt auf der Hand.
Ferner gehört hierher die Beobachtung *Malls*, daß im Zustand der Entzündung beim Pykniker mehr die Lymphozyten, beim Leptosomen die Granulozyten hervortreten.
Wir können eben den menschlichen Organismus im ganzen wie im einzelnen nicht verstehen, wenn wir ihn nicht als Ausdruck des sich gegenseitig durchdringenden, überräumlichen Kräftesystems betrachten, das wir als Ätherleib, Astralleib und Ich bezeichnet haben. Denn nur ein überräumlich wirksames Kräftesystem ist imstande, räumlich getrennte Elemente im gleichen Sinne innerlich-formativ zu beeinflussen.
Und wenn Schilling zu der Formulierung kommt, das tatsächlich vorhandene Blutbild sei das „Resultat oder ein Symptom der regenerativen und der degenerativen Zusammenwirkung", so haben wir darin wieder einen der Fälle, wo die empirisch vorgehende Wissenschaft zu Erkenntnissen kommt, die sie mit *ihren* Begriffen noch nicht einmal konkret formulieren kann.*) Wir können, an die Erkenntnis Schillings anknüpfend, diese dahin erweitern: nicht nur das Blutbild, sondern alle Prozesse im Organismus werden nur verständlich, wenn man sie im Zusammenhang mit der in ihm wirkenden Polarität erkennt: der vom Nervensinnessystem ausgehenden formierenden, aber auch abbauenden und schließlich degenerativ wirkenden Kraft des Astralleibes, und der vom Stoffwechselsystem aus aufbauenden, regenerativ wirkenden des Ätherleibes. In diesem Kräftespiel scheinen mir die Leukozyten in dem Bereich zu entstehen, wo Ätherleib und Astralleib sich gleichmäßig durchdringen.**) Aus einem ursprünglich mehr ätherischen Zustand hervorgehend, unterliegen sie allmählich immer stärker dem Einfluß des Astralleibes; die Abnahme des Kernsaftes, die Zunahme der Segmentierung des Kernes, kurz die Reifung sind der Ausdruck der Verschiebung im Kräftespiel.
In wenigen Tagen vollzieht sich so mit den Leukozyten dieselbe Verwandlung, die der ganze Organismus im Laufe des Lebens durchmacht.
Die Leukozyten nehmen durch die Vereinigung ätherischer und astralischer Kräfte eine mittlere Stellung zwischen den anderen Elementen des weißen Blutbildes ein; auch ihr neutrales Verhalten in bezug auf die Färbbarkeit deutet auf diese mittlere Stellung hin. Sie haben die Fähigkeit amöboider Bewegung und

---
*) Wie ja überhaupt, genau genommen, eine rein induktive Wissenschaft nicht möglich ist; vgl. „Philosophie der Freiheit".
**) Vgl. dazu Gr. K. 6.

der Phagozytose. Die ausgleichende Funktion des roten Blutes ist in ihnen bis zur Abwehr- und Heilkraft gesteigert. Überall, wo die Differenz der astralischen und ätherischen Kräfte bis zur Entzündung führt, treten sie durch die Blutbahn hindurch in die Gewebe, schließen eingedrungene Schädlinge (zum Beispiel Bakterien) in ihre Leiblichkeit ein und lösen sie vermöge der von ihnen gebildeten proteolytischen und oxydierenden Fermente auf, um schließlich selber zugrunde zu gehen.*) In Krankheitszuständen sind deswegen Produktion und Untergang der Leukozyten ins Ungemessene gesteigert. Durch ihr Eingreifen wird der Krankheitsprozeß aus dem Ganzen auf die Teile übertragen und hier im Untergang der Leukozyten („Eiterbildung") zu Ende geführt.

Die *Eosinophilen* kommen im normalen Blut zu 1—4% vor, sind aber bei Scharlach, Asthma, Ekzem, Wurm- und Serumerkrankungen usw. vermehrt. Mit Ausnahme des Scharlach handelt es sich dabei um sogenannte „allergische" Erkrankungen, die bei empfindlichen Menschen dadurch zustande kommen, daß artfremdes Eiweiß in den Bereich des Organismus eindringt, ohne daß ihm dieser (wie das bei der normalen Ernährung geschieht) seine biologische Eigenart nehmen kann. Da die Eosinophilen proteolytische und oxydierende Fermente enthalten, kann man die Vermehrung dieser Elemente im Blut als Versuch des Organismus ansehen, die ins Blut eingedrungenen Eiweißstoffe auf diesem Wege zu zerstören. Auf die gleichzeitig auftretende Tendenz zu Verkrampfung (Asthma) werden wir noch zurückkommen.

Sehr interessant ist aber, daß gerade für die Eosinophilen die biologische Regel gilt, daß sehr starke Reize eine geringere oder die umgekehrte Reaktion hervorrufen als schwache und mittlere Reize („paradoxe Reaktion"); bei starken Reizen (Infektionen) verschwinden sie nämlich ganz aus dem Blutbild.

Die Eosinophilen sind nicht immer in gleicher Zahl im Blut vorhanden, sondern zeigen, wie W. *Appel* feststellen konnte, einen deutlichen 24-Stunden-Rhythmus. Kurze Zeit nach Sonnenaufgang sinkt die Zahl der Eosinophilen stark ab. Von etwa 10 Uhr vormittags aber steigt sie allmählich an, besonders am Nachmittag. Auch bei den Leukozyten und Lymphozyten wurde ein 24-Stunden-Rhythmus festgestellt, der sich zum Teil mit dem der Eosinophilen zu überschneiden scheint. Während der Zusammenhang der Lymphozytenkurve mit dem Ernährungsprozeß bekannt ist, ist der Rhythmus der Eosinophilen vom Ernährungs- wie auch vom Wach-Schlafrhythmus unabhängig; soviel man aus den bisherigen Beobachtungen entnehmen kann, ist dagegen der Zusammenhang mit dem Rhythmus des Tageslichtes deutlich. Versuche an Schwestern, die Nachtwache hatten, ergaben, daß auch bei ihnen ein Absinken der Eosinophilen am Morgen und ein Ansteigen gegen Abend stattfand, und zwar trat die morgendliche Senkung um so früher ein, je eher die Sonne aufging. Diese Tagesschwankung, die auch bei Hunden

---

*) Wenn (wie bei den meisten infektiösen oder toxischen Erkrankungen) infolge vermehrten Zerfalles die blutbildenden Organe vermehrte Jugendformen produzieren, spricht man von „Linksverschiebung".

die gleiche ist, konnte dadurch aufgehoben werden, daß man die Hunde in einen dunklen Keller brachte. Schon nach zwei Tagen war keine regelmäßige Schwankung mehr festzustellen, doch trat diese nach 24stündigem Aufenthalt unter normalen Lichtverhältnissen wieder auf. — Außer dem Tagesrhythmus zeigen die Eosinophilen auch einen jahreszeitlichen Rhythmus: ihre Kurve steigt im Frühjahr an, während sie bei Beginn des Sommers wieder zu normalen Werten absinkt.

Die Eosinophilen werden also vom Blut gegenüber dem Eindringen von fremdartigem Eiweiß mobilisiert. Häufig geht, wie gesagt, dieses Auftreten der Eosinophilen mit einer funktionellen Tendenz zu Verkrampfung (Asthma) einher. Dabei handelt es sich um ein abnormes, zu starkes Eingreifen des Astralleibes, wie es oft bei einem Versagen des Astralleibes in der inneren Dynamik zu beobachten ist. *Strubing* berichtete sogar von Experimenten, bei denen er durch willkürlich geübte Atmung in Form des Asthma, also durch ein stärkeres Hineinpressen des Astralleibes, Eosinophilie hervorrufen konnte.

Das Auftreten der Eosinophilen im Tages- und Jahresrhythmus*) weist darauf hin, daß der menschliche Organismus bis in sein inneres Gefüge von diesen Rhythmen ergriffen und beeinflußt wird, wie es ja ohne weiteres aus den mannigfachen Störungen im Ablauf der biologischen Vorgänge („Frühjahrskrise") hervorgeht. Auch gegenüber diesen feineren, aus der Umwelt eindringenden Störungen, die ebenfalls mit einem stärkeren Hereinziehen des Astralleibes einhergehen, werden vom Blut die Eosinophilen vorgeschickt. — Immer wieder tritt also der Zusammenhang der Eosinophilen mit den astralischen Kräften zu Tage.

Als besonderes System kennzeichnen sich die *Monozyten* (4—8%) durch ihr klinisches Verhalten, indem sie entweder zusammen mit Leukozytose oder Lymphozytose, oder auch selbständig vermehrt (Monozytose) auftreten können. „Monozytosen" treten vor allem in der *Krisis* akuter Infektionen auf oder als Zeichen *chronischer* Infektionen, die weder Fieber noch Leukozytose bewirken; „die vollkommene Heilung zeigt sich dann erst im Normalwerden der Monozytenwerte" (Schilling). — Die Monozyten entstehen im retikuloendothelialen System, das am meisten von allen Geweben seinen ursprünglichen embryonalen Charakter bewahrt. Es stellt gewissermaßen eine durch den ganzen Organismus verbreitete embryonale Reserve dar, die nur dann herangezogen wird, wenn die anderen Regulationen nicht ausreichen, wie bei der Überwindung von Infektionen.

Bei Infektionen kommt es zuerst zu einer Leukozytose mit Linksverschiebung und Abfall der Eosinophilen (Neutrophile Kampfphase I Schillings). Es ist die mit Fieberanstieg und Azidosis einhergehende Phase starken Abbaus. Der

---

*) Über die Rhythmen im Erdgeschehen vgl. das folgende Kapitel.

Krankheitsprozeß wird dabei, wie oben schon angedeutet, vom Ganzen auf die Teile übertragen und dadurch „aufgelöst", sozusagen „desintegriert".

Zur Unschädlichmachung und Eliminierung der Trümmer werden dann die *Monozyten* mobilisiert: der Abwehrprozeß geht aus dem Gebiet des sozusagen „ständig mobilen Blutsystemes" auf den *ganzen* Organismus über, indem die überall im retikulo-endothelialen System bereitliegenden Monozyten durch den Ätherleib aktiviert werden. Damit wird der Kampf gegen den isolierten Krankheitsprozeß von der *Ganzheit* des Organismus aufgenommen; das Auftreten der Monozyten stellt deswegen den Höhepunkt des Abwehrprozesses und im allgemeinen zugleich die „Krisis" dar (Phase II Schillings).

Die mit dem Wiedererscheinen der *Eosinophilen* und einer Vermehrung der *Lymphozyten* eingeleitete „lymphozytär-eosinophile Heilphase" stellt durch Ausbalanzierung der feineren Regulationen den normalen Zustand wieder her.

Verfolgt man die verschiedenen Phasen des Blutbildes bei einzelnen Krankheiten, zum Beispiel Masern, Lungenentzündung, Typhus usw., so hat man darin einen Spiegel für das Eingreifen der verschiedenen Wesensglieder und Organisationen in den Krankheitsprozeß. Im einzelnen kann darauf hier nicht eingegangen werden.

Aus dem Dargestellten dürfte sich ergeben, daß das Blutbild einerseits ein Ausdruck des Gleichgewichtszustandes im Kräftespiel des Organismus ist, doch so, daß das Blut nicht einfach ein passiver Teil der Gesamtorganisation ist, sondern sich andererseits als etwas besonderes der Gesamtorganisation entgegenstellt. Das ist deswegen möglich, weil sich in ihm in erster Linie die Ich-Organisation verkörpert: „Die Blutvorgänge sind solche, in denen die Ich-Organisation im menschlichen Organismus der äußeren, in ihn fortgesetzten physischen Natur gegenübersteht, die aber in die Gestaltung der Ich-Organisation hineingezwungen wird." (Gr. K. 7.) — Das Blut ist sozusagen der Ich-Organismus im menschlichen Organismus.

Den Abdruck der Individualität kann man bis in das Bluteiweiß verfolgen. Während beim Menschen zahlreiche Blutgruppen und -untergruppen gefunden wurden, so daß man tatsächlich ein individuelles menschliches Eiweiß annehmen kann, herrscht innerhalb der Tierblutarten weitgehend Gleichheit. „Es werden einst die Blutgruppen so individuell verschieden sein wie ein menschlicher Fingerabdruck" (Landsteiner). Damit in Zusammenhang steht die Tatsache, daß bei Säuglingen noch keine so hochgradige Differenzierung zu finden ist wie bei Erwachsenen. Das Eingreifen des Ich erfolgt ja erst etwa mit dem 3. Lebensjahre. So bereiten Bluttransfusionen bei Säuglingen lange nicht die Schwierigkeiten wie bei Erwachsenen. Der Säugling „empfindet" anderes Blut nicht so sehr als fremd, da er selbst noch nicht so stark individualisiert ist. Deshalb sind Säuglinge auch schlechte Antikörper-Bildner.

Experimentelle Nachweise des Bildekräfte-Wirkens im Organismus, besonders im Blut

*I. Die Kupferchlorid-Kristallisationsmethode**)

Die hier entwickelte Anschauung, daß der Organismus durch das Zusammenwirken von Bildekräften zustande kommt, wird durch die Arbeiten an der empfindlichen Kupferchlorid-Kristallisationsmethode experimentell bestätigt. Ehrenfried *Pfeiffer,* der Begründer dieser Methode, ging von der Frage aus: „Lassen sich die Bildekräfte, die Gestaltungskräfte darstellen?" Er bekam von Rudolf *Steiner* den Hinweis, „in kristallisierenden Salzlösungen ein solches Reagens auf Bildekräfte zu suchen, das mit Formveränderungen ebenso sicher auf diese reagiert, wie Lackmus auf Säure und Base mit Farbveränderungen reagiert." Pfeiffer nahm diesen Hinweis auf und fand nach zahlreichen experimentellen Vorarbeiten dieses formbare Reagens im Kupferchlorid. Er schlug den Weg ein, die Einwirkung organischer Zusätze auf Formveränderungen von Kupferchlorid-Kristallen zu studieren.

Die Habitus-Beeinflussung kristallisierender Salzlösungen durch Lösungsgenossen organischen und anorganischen Ursprungs ist eine bekannte naturwissenschaftliche Tatsache. Die Phänomene werden ihrem Mechanismus nach durch Adsorption der Lösungsgenossen an die Kristalloberflächen erklärt. Solche Kristallisations-Phänomene gehen aus einer Wechselwirkung der Eigengesetzmäßigkeit des Mineralsalzes mit der Form-Gesetzmäßigkeit des organischen Zusatzes hervor. Es ist zu bemerken, daß bei der Pfeifferschen Versuchsanordnung die klar ausgeprägten, fein durchgestalteten Formen nur bei einem bestimmten Verhältnis von Zusatz zu Mineralsalz entstehen. Verschwindend *kleine* Zusatzmengen ergeben optimale charakteristische Formen im Kupferchlorid, während größere Zusatzmengen nur chaotische Vielzentrigkeit von Kristallmassen

---

*) Dieses Kapitel wurde für die 2. Auflage von Dr. med. A. *Selawry-Lippold* völlig neu gestaltet, wofür ihr auch an dieser Stelle herzlich gedankt sei. — Bild 4 ist mit freundlicher Erlaubnis des Verfassers dem Werk von Hans *Krüger:* Kupferchlorid-Kristallisationen — ein Reagenz auf Bildekräfte des Lebendigen (Weleda-Verlag Schwäbisch Gmünd in Gemeinschaft mit dem Verlag Freies Geistesleben Stuttgart) entnommen.

hervorrufen. Die formgebende Beeinflussung des Kupferchlorids durch die Bildekräfte des Organischen, welche bei höheren Verdünnungen optimal ist, wird also durch die physikalisch-chemischen Reaktionen größerer Zusatzmengen gestört. Was uns an den Kristallisations-Phänomenen beschäftigt, ist nicht die bekannte Technik ihres Zustandekommens, auch nicht die Erörterung des Mosaiks der einzelnen Kristall-Bausteine, sondern das Eingehen auf die entstehenden *Formen* als solche. In systematischem Studium ist es *Pfeiffer* gelungen, zusatzcharakteristische reproduzierbare Formungen an Kristallen nachzuweisen, aus welchen die Art des untersuchten Zusatzes zu erkennen ist. Formen-*Typen* der ordnenden Bild-Gestaltung ließen sich abgrenzen, welche sich in verschiedener, ihnen gemäßer Weise des Kristallmosaiks bedienen, um sich in diesem gesetzmäßig zu veranschaulichen.

Zur Versuchsanordnung: Eine wässrige Lösung von 3—20% $CuCl_2$ wird auf ebenen Glasplatten bei konstanter Temperatur und Luftfeuchtigkeit zum Kristallisieren gebracht. Die Flüssigkeit verdunstet, auf der Glasplatte wird eine dünne Schicht grüner Kristallnadelzüge zurückgelassen.

Das *zusatzlose Mineralsalz* $CuCl_2$ (Abb. 1) zeigt gradlinige, feine Kristallnadelzüge, welche zu größeren oder kleineren, sternartig zusammengelagerten Kristallbüscheln gefügt sind. Die Gesamtgestaltung ist ungeordnet, indifferent zufällig, nach der Plattenmitte hin zusammengedrängt.

Fügt man dem Kupferchlorid kleinste Mengen *organischer* Stofflichkeit zu, so wird das Kristallbild grundlegend verändert. Die Kristalle bedecken die Glasplatte bis zum Rande, sie gliedern sich zu den verschiedenartigsten Anordnungen. Eine Fülle einzelner Formungen wie radiär verstrahlende Sterne (Abb. 2), tangential umgrenzte Hohlformen (Abb. 4), schwingende Doppelbündelformen (Abb. 6) und viele andere Kristallgruppierungen werden bei den einzelnen Zusätzen beobachtet. Die entstehenden Formen sind für den jeweiligen organischen Zusatz charakteristisch. In ihrer Vielfalt vermitteln sie Ausblicke auf die Fülle der Bildekräfte innerhalb einer Werde-Welt, welche die Welt des Gewordenen ordnend gestaltet.

Im Folgenden sollen Formen betrachtet werden, wie sie durch Zusatz einzelner Gewebe im Kupfersalz entstehen und verschiedene, deutlich voneinander zu unterscheidende Baustile darstellen.

Das *Nervengewebe* (Hirn, substantia alba, Abb. 2) lehnt sich an den Kristallisations-Typ des Mineralsalzes an: die feinen, fast gradlinigen Kristallnadeln bilden sternförmige Zentren. Von diesen aus verzweigen sich die Nadelzüge nach der Peripherie hin, zu immer feineren Ästchen sich aufsplitternd, Pflanzenwurzeln vergleichbar. So erhält man also eine Gestaltung, welche sich sinnesnervenartig aufgliedert, gleichsam von tastend-rezeptivem Charakter. Die im Nerv wirksamen Bildekräfte werden in ihrem Abdruck anschaubar.

Das *Muskelgewebe* (Herz, Abb. 4) zeigt eine andere Gestaltung. Die Kristallnadeln breiten sich in gröberen Nadelzügen über das Gesamtbild hin, ein Maschenwerk gleichmäßiger Lufträume zwischen sich einschließend. Sie haben keine Tendenz, sich randständig aufzugliedern. Man steht vor einer Gestaltung, welche schwingend oder strömend über das Gesamtbild hingebreitet ist, oft zu gedrehten Doppelfächern gefügt, welche polygonale Hohlformen einschließen.

Das *Drüsengewebe* (Thyreoidea, Abb. 6) weist Kristallnadelzüge auf, welche sich als derbe, stoffdurchsättigte Gestaltungen wirbelnd-bewegt über das Bild hinbreiten. Die Aufgliederungstendenz fehlt; auch das rhythmisch-Strömende tritt zurück. Die runden Hohlformen werden von Kristallzügen eingeschlossen, welche tangential aneinander gelagerte Wirbel bilden.

Drei verschiedene Bilde-Konfigurationen stehen vor uns, die sich ebenso eindeutig voneinander unterscheiden wie etwa der Baustil der Gotik von demjenigen romanischer Bauten. Das kristallisierende Mineralsalz dient als Indikator für diese Bildekräfte des Organismus.

Das Experiment veranschaulicht auf empirischem Wege den Hinweis R. *Steiners:* „Wir müssen uns die Gestalt des Menschen geistig vorstellen — ... Die *Gestalt,* die nur ein *Kraftkörper* ist, hält dies, was sonst in einen Haufen Bröselchen auseinanderfallen würde (das Physische), gestaltmäßig zusammen" (Der Mensch als Zusammenklang des schaffenden, bildenden und gestaltenden Weltenwortes, 12. Vortr.). Und an anderer Stelle: „Wir wissen ja, daß der Mensch ein *dreigliederiges* Wesen ist mit drei selbständigen Gliedern — ich meine zunächst in Bezug auf die *Form*-Kräfte des *physischen* Leibes, der physischen Organisation" (Irdische und kosmische Gesetzmäßigkeiten, 4. Vortr.).

So begegnen sich die auf dem Wege der Geistesforschung gewonnenen Erkenntnisse über die Gestaltung des menschlichen Organismus mit den auf experimentellem, empirischem Wege gewonnenen Ergebnissen.

Jedes Gewebe prägt dem Kristallisationsbild die ihm innewohnenden Gestaltungskräfte auf. Ebenso zeigen auch die inneren Organe Gestaltungen, welche sich mehr an die Eigengesetzmäßigkeit des Mineralischen anlehnen — oder sich aus dieser herauslösen, je nachdem, wie das einzelne Organ in seiner Funktion innerhalb der aufbauenden oder der abbauenden Tätigkeiten des dreigliedrigen Organismus darinnen steht.

Der Bildetyp des Mineralischen weist radiäre *Zentral*gestaltung auf. An diesen lehnt sich die im Abbaustrom stehende Stofflichkeit an. So die Exkrete: Galle,

Urin, aber auch Organe, welche abgelähmtes Leben zeigen, wie z. B. das Hirn und die Nervenorgane. Einen Gegentyp dazu bildet die stark vitalisierte, im Aufbaustrom stehende Stofflichkeit in der Prägung von tangential umgrenzten *Hohlformen* und Wirbelbildungen. So Organe, welche stark am Aufbau tätig sind, wie Drüsen, Leber, Uterus u. a.

Alle beschriebenen Gestaltungen sind am lebendigen Organismus wirksam. Im Blute, das Träger aller Bildekräfte ist, das an allen Organfunktionen teil hat, würde man erwarten, alle die beschriebenen organ- und gewebscharakteristischen Gestaltungen anzutreffen. Das *Blut* des *Gesunden* (Abb. 3) zeigt aber keinerlei Formen. Von einem etwas exzentrisch gelegenen Plattenmittelpunkt strahlen gleichmäßige Kristallnadelzüge allseitig nach der Plattenperipherie hin, den Lichtstrahlen eines Lichtquells vergleichbar. Dieses Auslöschphänomen läßt sich aus der Physiologie des Blutorganes verstehen: das *Blut*, dieses *Urorgan* der *Bildekräfte*, trägt alle diese in statu nascendi in sich, hält sie aber im Keim zurück. Sie kommen nur im einseitig werdenden pathologischen Prozeß zur Auswirkung.

Die Blutkristallisationsbilder *Kranker* zeigen hingegen eine Fülle verschiedener Gestaltungen. So treten erkrankte Organe in ihren *organ*-charakteristischen Formen im Blutbild auf, wie sie im Organextrakt gezeigt werden konnten. Das Gleichgewicht innerhalb der Bildekräfte und ihrer Produkte, der chemischen Stoffe, ist hier gestört. Die Ganzheit wird von einem erkrankten Herzen, einer erkrankten Leber beherrscht, gleichsam „übertönt". Eigengestaltung des Erkrankten macht sich geltend.

Auch bestimmte Krankheits-Abläufe wie Entzündung, Tuberkulose, gutartige und bösartige Geschwülste prägen sich in ihren bestimmten, *krankheits*-charakteristischen Formen im Blutkristallisationsbild aus. Der Nachweis solcher krankheitscharakteristischen Formen, besonders der der Querform des Krebses (Abb. 5), war eine grundlegende Entdeckung *Pfeiffers*, welche er bereits 1935 publizierte. Alle folgenden Arbeiten schließen sich an diese an.

Die Arbeiten Pfeiffers erschließen auf medizinischem Felde eine neue diagnostische Methode zur Erfassung von Erkrankungen aus dem Blut. Die empfindliche $CuCl_2$-Kristallisationsmethode bietet ein Reagens nicht nur auf manifest gewordene organische Erkrankungen, sondern oft schon auf beginnende funktionelle Störungen. Damit eröffnet sich die Möglichkeit einer *Frühdiagnostik* aus dem Blute.

Eine Reihe von Ärzten und Laboratorien arbeiten am Ausbau einer Blut-$CuCl_2$-Kristallisations-Diagnostik. So wurden Pfeiffers Ergebnisse am Carcinom von einer Reihe deutscher und ausländischer Autoren wie *Begouin* 1937,

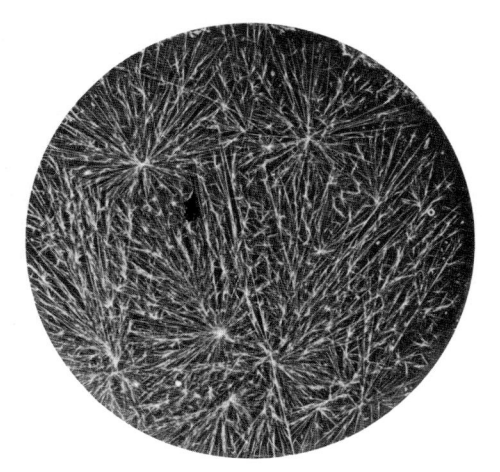

Abb. 1: Cu Cl₂ ohne Zusatz

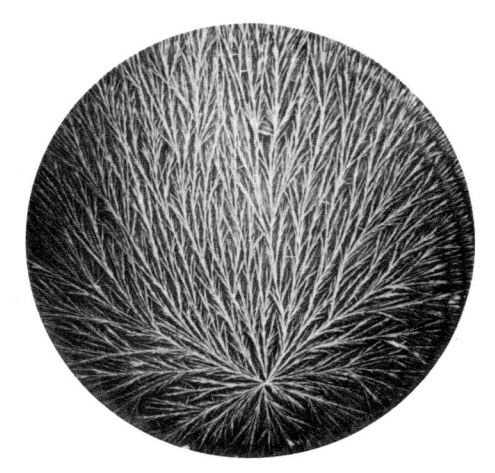

Abb. 2: Extrakt aus Nervengewebe
(Hirn, substantia alba)

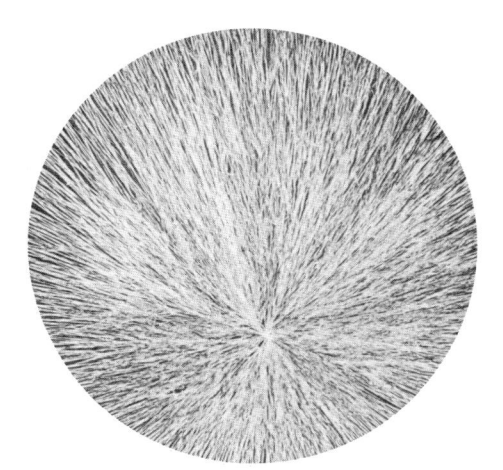

Abb. 3: Blutbild des Gesunden

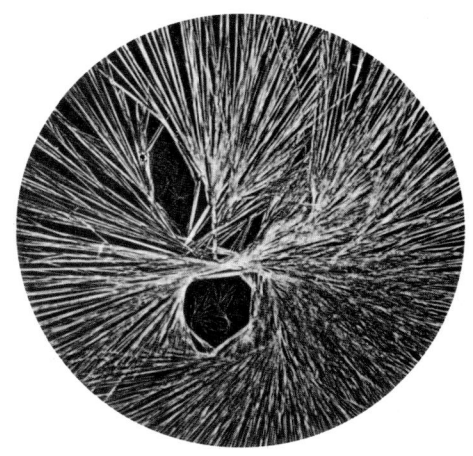

Abb. 4: Extrakt aus Muskelgewebe (Herz)

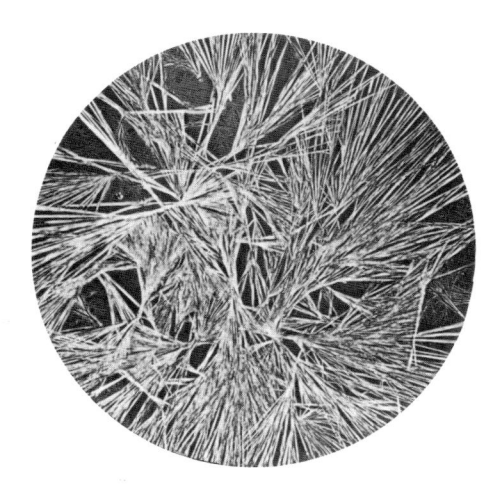

Abb. 5: Blutbild eines Krebskranken
mit Querformen (1613)

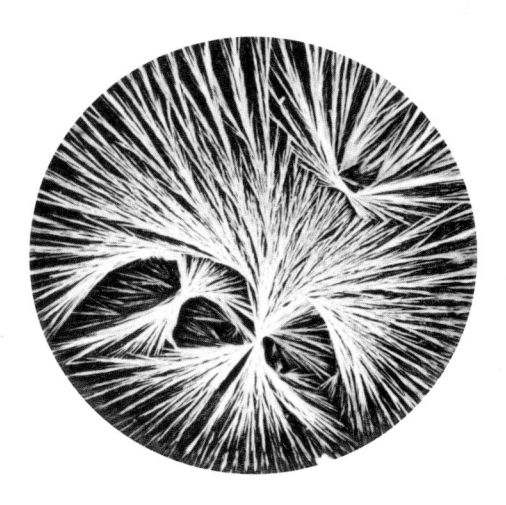

Abb. 6: Extrakt aus Drüsengewebe
(Thyreoidea)

Miley 1939, *Trumpp* 1939, *Gruner* und *Gill* 1940, *Krebs* 1947, *Selawry* 1949 bis 1951, *Garn* 1950 überprüft und bestätigt. Die Sicherheit der Krebs-Diagnose aus dem Blut wird von ihnen zwischen 79—83% angegeben.

Die Anwendung der Kristallisationsmethode wurde durch den Nachweis *organ*-charakteristischer Formen im Blute Organkranker von *Selawry* auf eine Organ-Diagnostik aus dem Blut erweitert. Solche organ-charakteristische Formen wurden für *Magen* und *Uterus*, für *Herz* und *Leber* mit ca. 90% Sicherheit ihres Auftretens an einem Gesamtmaterial von 4550 Versuchsserien bei ca. 20 000 Einzelplatten im Blutbild Organkranker nachgewiesen, woraus die praktisch klinische Bedeutung der Methode hervorgehen dürfte.

Auf dem Gebiete der Landwirtschaft werden die Einflüsse von Bodenbeschaffenheit, von Düngeverfahren u. a. auf die Qualität von Naturprodukten am Kristallisationsbild beobachtet; die wechselnde Intensität der Bildekräfte während einzelner Tageszeiten und Jahreszeiten wird verfolgt; einzelne Pflanzen und Pflanzenteile werden in ihren charakteristischen Formungen beobachtet. Auch Konservierungsverfahren werden in ihrer Auswirkung untersucht. Die Pfeiffer-schen Ergebnisse auf den genannten Gebieten wurden von 1930 bis jetzt durch die umfassenden Arbeiten von Hans *Krüger* im Laboratorium der *Weleda* in Schwäbisch Gmünd an etwa 100 000 Einzelplatten nachgeprüft und bestätigt. Darüber hinaus konnten optimale Bedingungen pharmazeutischer Herstellungs-Verfahren der Weleda anhand der Kristallisations-Kontrollen ausgearbeitet werden. Die Methode konnte zu Qualitäts-Untersuchungen der Arzneimittelherstellung dienen. Ergebnisse aus dieser umfassenden Arbeit wurden in dem bilderreichen Umriß von Hans *Krüger*: „$CuCl_2$-Kristallisationen — ein Reagenz auf Bildekräfte des Lebendigen" 1950 veröffentlicht.

Die Pfeiffer'sche Methode wird seit Jahren auch von *F. Bessenich* am Forschungsinstitut am Goetheanum angewandt. Pfeiffer selbst arbeitet jetzt in USA an umfassenden biologischen Fragen.

So ist es möglich, anhand der $CuCl_2$-Kristallisationsmethode die innerhalb der Welt der Pflanzen, der Tiere und auch des Menschen wirksamen Bildekräfte auf der einheitlichen Ebene des Mineralischen in einer gewissen Weise in ihrem Abbild zu veranschaulichen. Die Beurteilung dieser Formen-Sprache erfordert eine eingehende, gewissenhafte Einarbeit in die Kristallformen einerseits — in die Bildekräfte-Forschung als solche andererseits.

Versuchsanordnung und ausführliches Literaturverzeichnis sind aus der Publikation von Selawry (Deutsche med. Wschr. 8, 49) zu ersehen. Die hier angeführte Literatur umfaßt nur einige wesentliche grundlegende Arbeiten.

Literaturverzeichnis

1. *Pfeiffer,* E.: Empfindliche Kristallisationen als Nachweis von Formkräften im Blut. (Emil Weises Verlag, Dresden 1936.)
2. *Pfeiffer,* E.: Über die Beeinflussung des Kristallisationsbildes des Kupferchlorides durch tuberkulöses Material. (Münch. med. Wschr. 3 (1938), 92.)
3. *Krüger,* H.: Kupferchlorid-Kristallisationen — ein Reagens auf Bildekräfte des Lebendigen. Weleda-Schriftenreihe, H. 1 (1950). Verlag Freies Geistesleben, Stuttgart.
4. *Bessenich,* F.: Offenbare Geheimnisse in der Pflanzenwelt. Goethe in unserer Zeit (1949) Hybernia-Verlag, Dornach-Basel.
5. *Selawry,* A.: Neue Ergebnisse auf dem Gebiete der $CuCl_2$-Blut-Kristallisations-Diagnostik. DMW 8, 236—240 (1949).
6. *Selawry,* A.: $CuCl_2$-Kristallisation als polyvalentes Reagens auf Organ-Funktionsstörungen aus dem Blut. Herz- und Leberkrankheiten im Kristallisationsbild. In Veröffentlichung.

II. Die kapillar-dynamische Methode von W. Kaelin

Außer der geschilderten Pfeiffer'schen Methode ist es vor allem die kapillardynamische Methode, die auch darauf beruht, das Wirken der Bildekräfte zur Darstellung zu bringen. Da sie speziell im Hinblick auf die Krebskrankheit ausgebaut wurde, soll sie näher im zweiten Teil des Buches behandelt werden. Es kann deshalb hier nur kurz darauf eingegangen werden.
Das Prinzip ist kurz folgendes: Frisches, venöses Blut wird in sterilem, destilliertem Wasser in bestimmtem Verdünnungsgrad hämolysiert. Davon läßt man 1 ccm in einer Spezialglasschale von einem zum Zylinder zusammengerollten Fließpapier aufsaugen. Dieses Papier ist wegen seiner hohen Anforderung bezüglich Konstanz, Reinheit usw. eine Spezialanfertigung. Es werden 15 solcher Rollen hergestellt, die man bei bestimmter Temperatur und Feuchtigkeit trocknen läßt. Dann hat sich eine ca. 5 cm hohe rote Zone im Zylinder gebildet. Nun läßt man jeweils 2,5 ccm von einem Reagens aus Mistel in abgestufter Verdünnung in dem Zylinder nachsteigen. Dieses Reagens bricht durch die geschilderte rote Zone durch und bildet dabei ganz bestimmte Formen. Diese sind nicht zufällig, sondern kehren immer wieder und zeigen ganz bestimmte Beziehungen zu jeweils vorliegenden Organstörungen. Aus der Art der Formen und den auftretenden zeitlichen Verhältnissen kann man Hinweise auf Art und Sitz der Erkrankung bekommen. Es ist selbstverständlich, daß zum Lesen dieser Formen

ebenfalls eine große Erfahrung notwendig ist. Kaelin hat die Methode vor allem zur Erkennung des praecanzerösen Zustandes ausgebaut und hat seine Erfahrungen zuletzt niedergelegt in der Schrift: Krebsfrühdiagnose — Krebsvorbeugung (Hybernia-Verlag Dornach-Basel 1949). Er zeigt darin, daß es nicht nur möglich ist, den Krebs bereits vor seinem Auftreten mit Hilfe dieser Methode zu erkennen (praecanzeröser Zustand), sondern daß es auch gelingt, durch entsprechende Behandlung mit dem Mistelpräparat Iscador diesen Zustand zu beheben und damit den Ausbruch der Krebserkrankung zu verhindern.

Das Licht als Vermittler zwischen Kosmos und Erde

„Licht und Geist, jenes im Physischen, dieser im Sittlichen herrschend, sind die höchsten denkbaren unteilbaren Energien."
Goethe

Die geisteswissenschaftlich orientierte Betrachtung unterscheidet sich von der gegenwärtig üblichen dadurch, daß sie das auf der Erde in Pflanzen-, Tier- und Menschenwelt sich offenbarende Leben nicht aus rein irdischen Stoffen und Kräften zu erklären sucht, sondern dabei kosmische Wirkungen einbezieht. Vom naturwissenschaftlichen Standpunkt aus liegt das Bedenken nahe, eine solche „dualistische" Auffassung könnte, falls sie an Verbreitung gewänne, die bisherige fruchtbare Entwicklung der Naturwissenschaft hemmen oder illusorisch machen, wenn sie nämlich dazu führen würde, alles, was sich nach den bisherigen naturwissenschaftlichen Methoden nicht erklären läßt, auf „kosmische Wirkungen" abzuschieben.

Wollte man sich mit einem solchen Ausweichen in das Metaphysische begnügen, so wäre das allerdings ein Rückfall in Denkgewohnheiten früherer Zeitalter. Das kann natürlich hier nicht gemeint sein. Vielmehr betrachten wir es als Aufgabe einer geisteswissenschaftlich orientierten Naturwissenschaft, die irdischen und kosmischen Wirkungen in ihrer Verschiedenheit immer genauer zu erforschen. Nicht eine Verkennung der materiellen und methodischen Bedeutung der Naturwissenschaft liegt dieser Forderung zugrunde, sondern die Anerkennung dieser Bedeutung und ihre bewußte Einordnung in das Gesamtgeschehen der Menschheitsentwicklung. Unter dieser Voraussetzung wird die Berücksichtigung der kosmischen Wirkungen die Entwicklung der Naturwissenschaft nicht hemmen, sondern im Gegenteil erweitern und für die Zukunft fruchtbar machen.

In der Erforschung der kosmischen Kräfte sehen wir darum nicht eine rein gedankliche Aufgabe, sondern eine solche, bei der naturwissenschaftliches Anschauen und Experiment mit meditativer Besinnung Hand in Hand gehen müssen. Man könnte auch sagen: sie besteht in der Herausarbeitung einer *neuen Lichtlehre*. Denn das Licht ist die unserem heutigen Bewußtsein zunächst zugängliche Form, in der sich die kosmischen Kräfte offenbaren.

Verfolgt man die Anschauungen, die sich die Menschheit im Laufe ihrer Entwicklung über das Wesen des Lichtes gebildet hat, so ergibt sich, daß frühere Zeiten auch in dieser Beziehung weniger abstrakt waren als wir: sie erlebten das Licht unmittelbar als etwas Wesenhaftes. Man empfand es als die Offenbarung des höchsten göttlichen Wesens; schon allein die uns überlieferten Sonnensymbole würden das zeigen, wenn wir es nicht auch sonst aus den religiösen Urkunden entnehmen könnten.

Im alten *Indien* erlebte man noch eine unmittelbare Beziehung zwischen dem in der Sonne geschauten göttlichen Wesen und dem Menschen. *Zarathustra* betrachtete den Gegensatz Licht — Finsternis geradezu als identisch mit den moralischen Qualitäten gut — böse, und regelte so auf anschauliche Weise das ganze Leben bis in alle Einzelheiten hinein. Die Wissenschaft dieser Epoche hatte zum Hauptgegenstand die Beziehungen des Sonnenlichtes zum Leben auf der Erde; sie war zu gleicher Zeit Religion, Moral und Heilkunde, wie Goethe es in seinem „Vermächtnis altpersischen Glaubens" schildert. Der scheinbare Dualismus war in Wirklichkeit ein großartiger, geistiger Monismus. — In *Ägypten* verblaßte diese umfassende Erkenntnis bereits, und auch Echnatons fanatisch-großzügiger Versuch, die Geistigkeit der alten Anschauungen wiederherzustellen, konnte deren Verlöschen nicht aufhalten. —

Im *Alten Testament* sind die Folgen dieses Verlöschens zu beobachten. Das Licht wird hier zwar noch als Offenbarung Gottes empfunden, jedoch ist deutlich zu erkennen, daß dies nur noch auf religiöser Empfindung, nicht mehr auf Geist-Erkenntnis beruht. Der religiöse Mensch, der Prophet, erlebt die Offenbarung durch das Geisteslicht nur noch in besonderen Zuständen der „Erleuchtung", nicht mehr in unmittelbarem Zusammenhang mit der sinnlichen Wahrnehmung. — Die in dieser Epoche zutage tretende Trennung zwischen geistiger und sinnlicher Wahrnehmung des Lichtes durchzieht seitdem die Menschheitsgeschichte.

Das *Griechentum* erlebt die neue Bewußtseinsstufe als Polarität von Denken und sinnlicher Anschauung. Es ist, wie wenn die Menschen bis dahin geträumt hätten und jetzt erst die Welt mit Augen sehen würden. Und immer genauer sehen sie die Welt, je mehr die Reste einer Erinnerung an früheres Schauen (in Form platonisierender Weltanschauungen) ihnen entschwinden. — Der Riß zwischen dem Licht der sinnlichen Wahrnehmung und dem der geistigen Offenbarung scheint unüberbrückbar. Die aristotelischen Begriffe von Form und Stoff, diese nur dem Denken, letzterer nur der Sinneswahrnehmung zugänglich, beherrschen seitdem die abendländische Entwicklung. — Das Licht, früher die Königin der Welt, war zur Stufe der Magd herabgesunken, die nur noch die Aufgabe hat, die Dinge der Welt sichtbar zu machen.*)

---

*) Daß dieser Verlust des Geistesbewußtseins andererseits notwendig war, um die Menschheit zur Freiheit gelangen zu lassen, habe ich in dem Buch „Vom Bild und Sinn des Todes" darzustellen versucht.

Einzelne Geister versuchten aber immer, den Riß zu überbrücken, so *Parazelsus* (1493—1541), der durch Naturerkenntnis zum „Licht der Natur" gelangen will, oder sein Zeitgenosse Michael *Servet*, sowie die platonisierenden Naturphilosophen und Ärzte, wie *Cardanus*, Bernhardius *Telesius* und Francesco *Patrizzi*.*)

Sonst aber entfernen sich die Wege der Mystiker, die das innere Licht zu entfachen versuchen, und die der Naturwissenschaftler, die alles messen, was äußerlich sichtbar ist, und auch das Licht in ihre physikalischen Messungen einbeziehen, immer mehr voneinander.

Bis dann *Goethe* das Problem aufgreift, zunächst wie von seinem Erkenntnisinstinkt geleitet, dann immer mehr bewußt erkennend, daß hier eins der Hauptprobleme der neueren Zeit vorliegt. Zwar hat er sich in der Hauptsache auf die Farbenlehre beschränkt, dabei aber doch deutlich auf den allgemein-wissenschaftlichen und weltanschaulichen Hintergrund hingewiesen. Ihm war das Licht eine Wesensoffenbarung des Kosmos, der er in allen lebendigen Äußerungen, in ihren „Taten und Leiden" nachgehen wollte. Newtons Lehre klang ihm wie ein Sektionsbericht, der wissenschaftlich einwandfrei sein mag, von dem Wesen der Individualität aber, der Art der Untersuchung entsprechend, nichts enthalten kann. Daher sein erbitterter Kampf gegen Newton, weil er spürte: wenn diese einseitige Art von Wissenschaft mit ihrem Anspruch auf Alleingültigkeit durchdringt, dann muß jede Empfindung von dem wirklichen Wesen des Lichts und von den lebendigen Kräften des Kosmos in den Menschen ertötet werden. Diese tieferen Zusammenhänge der menschlichen Seele mit dem Kosmos, die durch das Licht vermittelt und aufrechterhalten werden, hat er im Faust eindringlich genug dargestellt: fast jede einzelne Szene stellt durch die Beziehung zum Licht die Seelenstimmung im künstlerischen Bilde dar, so etwa wenn die Nacht, der Sonnenaufgang, die Abendsonne, der Mondenschein als szenischer Hintergrund der Seelenstimmung erscheinen. Wenn er aber den Mephisto vom Licht sagen läßt:

> „Von Körpern strömt's, die Körper macht es schön,
> Ein Körper hemmt's auf seinem Gange;
> So, hoff ich, dauert es nicht lange,
> Und mit den Körpern wird's zu Grunde gehn",

so charakterisiert er ihn damit als den Genius einer Wissenschaftlichkeit, die nur noch das vom Licht als wirklich gelten lassen will, was sinnlich beobachtbar ist, — und die dadurch die lebendigen Kräfte der menschlichen Seele allmählich ertöten und ihren Zusammenhang mit dem Kosmos untergraben muß.

Und wenn Goethe im zweiten Teil den Faust in das lebendige Erfassen des Kosmos eindringen läßt, so muß man berücksichtigen, daß *dieser* Faust zum Ausdruck bringt, was Goethe inzwischen durch seine Betrachtung der Pflanzenwelt, der Welt des Lichts, durch seine geologischen und meteorologischen Studien sich erworben hat — besser gesagt: was er durch diese Erkenntnisbemühungen selber geworden ist.

Denn weil er sich durch jedes neue Gebiet, das er sich in der Natur eroberte, verwandeln ließ, konnte es ihm sein Geheimnis offenbaren. So führten ihn seine meteorologischen und geologischen Studien zu der Erkenntnis, daß die Erde ein lebendes Wesen ist. Wenn man seine Werke daraufhin durchsieht, so findet man eine ganze Lehre vom

---

*) Vergl. hierzu Werner *Leibbrand:* „Der göttliche Stab des Äskulap". 1939.

Leben der Elemente in ihrer Beziehung zum Lebensprozeß der Erde bei ihm ausgebildet, die wie konzentriert erscheint in den Versen:

> Das Leben wohnt in jedem Sterne,
> Er wandelt mit den andern gerne
> Die selbsterwählte, reine Bahn.
> Im innern Erdenball pulsieren
> Die Kräfte, die zur Nacht uns führen
> Und wieder zu dem Tag heran.

Falls man gar nichts weiter über Goethes Erkenntnisse vom Wesen der Erde wüßte, so würde schon aus diesen Versen hervorgehen, daß er in das Wissen vom *lebendigen Wesen der Erde* eingedrungen war. Und wenn er etwa das Erlebnis des Morgens in die Worte faßt:

> „Der junge Tag erhob sich mit Entzücken,
> Und alles war erquickt, mich zu erquicken",

so ist das bei ihm durchaus nicht nur Ausdruck einer gesunden Naturverbundenheit, sondern einer konkreten Naturerkenntnis, für die der eigene Organismus das feinste Instrument zum Erleben der Naturvorgänge ist.

Durch geistig vertiefte Naturbeobachtung kam Goethe zu der Erkenntnis: Natur und Mensch stehen sich nicht fremd gegenüber, sie sind in ihrem innersten Wesen verbunden. Ihre Rhythmen tragen ihn ins Leben hinein, sie nehmen ihn im Schlaf und dann im Tod wieder in sich auf. Der Mensch könnte kein lebendiges Wesen sein, wenn die Erde es nicht auch wäre; er könnte nicht atmen, wenn sie nicht atmete; und er könnte sie nicht erkennen, wenn nicht der „Kern der Natur" in seinem Herzen pulsieren würde. Nicht nur tote, mechanische, errechenbare Beziehungen bestehen zwischen Mensch und Erde, sondern „Himmelskräfte" steigen auf und nieder, wie sie nur zwischen lebendigen Wesen ausgetauscht werden können.

Morgen und Abend — Schlafen und Wachen; Sommer und Winter — Leben und Sterben sind einzelne Phänomene, die sich uns zunächst isoliert aufdrängen, die aber alle in einem einzigen großen, lebendigen Zusammenhang stehen. Indessen — die Zeit fühlte sich vielleicht noch nicht reif genug, Goethes Licht-Erkenntnis und Ganzheitsschau der Natur (die selbstverständlich eine mathematische Behandlung der Probleme nicht aus-, sondern einschließt) aufzunehmen; die Menschen wollten erst lernen, exakte Begriffe im Erfassen der toten Natur auszubilden. Goethe wurde als zur „Literatur" gehörig anerkannt; über sein lebendiges Werk ging die naturwissenschaftliche Entwicklung hinweg. Newton und Darwin siegten.

Es wäre sinnlos, gegen die Wirklichkeit und die Entwicklung, wie sie tatsächlich war, zu polemisieren. Aber ebensowenig dürfen wir uns scheuen, die Einseitigkeit und Erweiterungsbedürftigkeit einer wissenschaftlichen Denkart anzuerkennen, wenn Krisenzeichen zu einer Revision ihrer Methoden auffordern.

Die *heutige Physik* betrachtet das Licht zusammen mit den elektrischen Wellen, den Ultrarot- und Wärmestrahlen, ferner den ultravioletten, den Röntgen- und einem Teil der Radiumstrahlen als „elektromagnetische Schwingungen". Betrachtet man den kleinen Raum, den innerhalb des „Elektromagnetischen Spektrums" die sichtbaren Strahlen einnehmen, also was wir „Licht" nennen, so könnte es in der Tat scheinen, als sei uns nicht nur die „Geisterwelt" verschlossen, sondern auch der allergrößte Teil der physischen Welt, als würden wir durch unser „Licht" die ungeheuer große Welt nur wie durch einen engen Spalt sehen, der schon durch die Kleinheit seines Bereiches gegenüber der unseren Sinnen unzugänglichen Wirklichkeit eine Erkenntnis derselben als aussichtslos erscheinen lassen müßte.*) — Und wirklich: sind nicht an Stelle der Erkenntnistheorie, die früheren Zeiten maßgeblich für die „Grenzen der Erkenntnis" war, die im „Elektromagnetischen Spektrum" aufgezeigten „Grenzen der Lichtwahrnehmung" getreten? — Wir müssen uns aber gegenwärtig halten, daß diese Gesichtspunkte ja Ergebnisse einer rein quantitativen Betrachtung der Natur sind. Eine solche kann auch die Welt des Lichtes und der übrigen Strahlungen nur messen, das heißt sie versucht die qualitativen Unterschiede auf quantitative zurückzuführen.

Es ist selbstverständlich, daß eine solche Betrachtungsart nicht die Lebenserscheinungen erfassen kann; dazu bedarf es, wie wir gesehen haben, der Ausbildung von Ganzheitsbegriffen.

Nun stehen aber, wie die alltägliche Erfahrung zeigt, die Lebenserscheinungen auf der Erde mit dem Licht in engster Beziehung, und die Frage ergibt sich: ist diese Beziehung eine rein physikalisch-chemische, das heißt mit quantitativen Begriffen faßbare, oder haben wir es auch auf diesem Gebiet mit Ganzheitsbeziehungen zu tun? Mir scheint, daß vieles, was die heutige Physik und Meteorologie über dieses Gebiet zu sagen haben, zu einer solchen Vorstellung hinführt.

So haben die neueren Beobachtungen der Physik zu der Annahme genötigt, daß die alte Anschauung, wonach die Temperatur unserer Atmosphäre mit größerer Entfernung von der Erde immer niedriger werde, sich nicht halten läßt. Es kann vielmehr heute als sehr wahrscheinlich gelten, daß in der oberhalb der „Troposphäre" (der Schicht mit abnehmender Temperatur) liegenden „Stratosphäre" eine konstante Temperatur von etwa —50° bis —60° herrscht, während in etwa 100 km Abstand von der Erdoberfläche ungefähr dieselben Temperaturverhältnisse angenommen werden wie auf dem Erdboden. In der bei

---

*) Vgl. „Das Wesen des Lichts", Vortrag von Prof. Dr. Max Planck. Verlag Springer Berlin.

etwa 100 km beginnenden und bis etwa 300 km vorausgesetzten „Ionosphäre" dagegen nimmt die Temperatur nach wissenschaftlicher Anschauung rasch zu.

Die Erde ist also nach dem Kosmos zu mit einem „Wärmemantel" umgeben, der, soviel ich sehe, nach den physikalischen Vorstellungen nicht zu erwarten war. Durch diesen Wärmemantel schließt sich aber die Erde in gewisser Weise gegen den Weltenraum ab und gliedert das von ihm umschlossene Gebiet als zu sich gehörig aus dem Kosmos heraus. Wir wollen deswegen dieses gesamte Gebiet, das sich also in Atmosphäre (Troposphäre), Stratosphäre und Ionosphäre gliedert, im folgenden als „Kosmosphäre" zusammenfassen.

Die Kosmosphäre steht nun einerseits, wie sich aus dem folgenden ergeben wird, in einem unmittelbaren Zusammenhang mit den Lebewesen auf der Erde; andererseits hält sie gewisse kosmische Kräfte ab, die dem Leben auf der Erde gefährlich werden würden, wenn sie ungeschwächt die Erdoberfläche erreichen könnten. — Der Wärmemantel spielt für die Erde also wirklich weitgehend dieselbe Rolle, wie es die Haut mit ihren Schutz- und Regulationsvorrichtungen für den höheren Organismus tut.

Wir müssen nun die schirmenden Funktionen der Kosmosphäre noch genauer betrachten. Die Atmosphäre mit ihrer Wolkenbildung, ihrem Staubgehalt usw. drängt sich dem Beobachter hier am meisten auf. Erst seit einem Vierteljahrhundert aber wurde festgestellt, daß eine bis dahin unbekannte Strahlenart durch die Atmosphäre zum großen Teil abgehalten wird, die sogenannte *Höhenstrahlung*. Diese Strahlen sind außerordentlich wirksam: sie haben eine mindestens tausendfach größere Energie als die stärksten künstlich herstellbaren Strahlen und dringen noch bis zu 300 m in festes Erdreich und bis zu 700 m in Wasser ein. *Kolhörster*, der sich speziell um die Erforschung dieser Strahlen verdient gemacht hat, äußert angesichts der Abschirmung dieser Strahlen durch die Atmosphäre und der sonst wahrscheinlich auf der Erde angerichteten Zerstörungen: „Es ist also schon recht gut, daß diese Strahlung nur in so geringer Menge vom Weltall zu uns dringt und daß unser Schutzpanzer, die Atmosphäre, sie noch um das 15fache schwächt. Immerhin sind wir Menschen der Höhenstrahlung doch in hohem Grade ausgesetzt; denn rund 100 Millionen Strahlen „durchschießen" den Erwachsenen an einem einzigen Tage. Vielleicht sind es diese Strahlen, die das Leben der höheren Organismen begrenzen, sei es direkt durch Zerstörung der Zellen, sei es indirekt durch Erzeugung von Nekro-(Todes-)Hormonen." — Wenn das letztere auch nur eine Vermutung Kolhörsters ist, so geht daraus doch hervor, daß er sich das Leben der Erde nur in Verbindung mit dem ganzen Kosmos denken kann. —

Aber auch die weiteren und äußeren Schichten der Kosmosphäre sind für das Leben auf der Erde von grundlegender Bedeutung. So schirmt die *Ionosphäre* infolge ihrer hohen elektrischen Leitfähigkeit die Erde gegen die von der Sonne kommenden elektrischen Strahlen, sowie gegen die aus der Korpuskularstrahlung der Sonne stammende α- und β-Teilchen ab.

Am wichtigsten in dieser Beziehung ist vielleicht — soweit wir das heute beurteilen können — die in der *Stratosphäre* enthaltene Sauerstoff- und Ozonschicht. Diese fängt nämlich den größten Teil der ultravioletten Strahlen des Sonnenlichtes ab, so daß nur ein kleiner Teil derselben auf der Erde zur Wirksamkeit kommt. Die Ozonschicht wird darum geradezu als das „natürliche Ultraviolettfilter" bezeichnet. Die Wichtigkeit dieser Tatsachen erhellt erst, wenn man sich klar macht, welche ungeheure Bedeutung gerade die Ultraviolettstrahlung für das Leben auf der Erde und besonders für den Menschen hat. Sind es doch diese Strahlen, die den menschlichen Organismus befähigen, ein festes Knochensystem auszubilden, und deren Fehlen oder ungenügendes Vorhandensein im Licht zum Auftreten der Rachitis führt. Andererseits ist die Wirkung dieser Strahlen so stark, daß es leicht zu einer mehr oder weniger schweren Erkrankung kommt, wenn der Mensch sich zufällig oder absichtlich (bei Hochgebirgstouren, im Sonnenbad usw.) ihnen zu stark aussetzt; es kommt dann zum sogenannten Sonnenbrand und unter Umständen zu schweren Allgemeinsymptomen. — Unter allen Strahlen des zu uns kommenden Sonnenlichtes sind die ultravioletten also die gefährlichsten, die deswegen bei therapeutischer Anwendung genau so vorsichtig dosiert werden müssen wie eine stark wirkende Arznei.

Und nun sehen wir das Wunderbare, daß die Erde mit ihren Hüllen so eingerichtet ist, daß diese als „Filter" wirken und nur soviel von diesen stark wirkenden Strahlen durchlassen, als zur Aufrechterhaltung des pflanzlichen, tierischen und menschlichen Lebens notwendig ist; und diese Filter sind so genau eingestellt wie ein Präzisionsinstrument!

Eine geringe Änderung in diesem Filtersystem müßte zweifellos die einschneidendsten Folgen für die Lebewesen auf der Erde haben. So hält es H. T. *Marshall*, der amerikanische Forscher, für wahrscheinlich, daß das Aussterben der großen Tierarten in der Trias-, Jura- und Kreidezeit und die Verwandlung anderer Arten mit einer Änderung in der Zusammensetzung der von der Sonne zur Erde gelangenden Strahlenmenge, insbesondere mit einem Mangel an ultravioletten Strahlen, zusammenhängen könne. Nur auf diesem Wege erscheint ihm die Schnelligkeit dieser gewaltigen Änderungen im Leben der Erde begreiflich; denn von einem starken Mangel an Ultraviolett tritt ein Tiersterben über die ganze Erde hin ein, während die Pflanzenwelt wenig oder gar nicht darunter leidet. (Vergl. „Die Naturwissenschaften" 1930, Heft 16.)

Diese Zusammenhänge fordern geradezu, die Erde mit all ihren Lebewesen einschließlich des Menschen als ein *Ganzes* zu betrachten. Hüllt sie sich doch, beginnend mit der äußersten Ionosphäre, in einen schützenden Wärmemantel, der zugleich nach außen alles aus dem Kosmos abweist, was dem Leben auf der Erde schädlich werden könnte!

Newton erkannte, daß auch der Apfel, der zur Erde fällt, demselben Gravitationsgesetz folgt wie das ganze Planetensystem. Doch da handelt es sich nur um physikalische Gesetzmäßigkeiten. Hier aber ergibt sich: die Erde mit ihrer Kosmosphäre ist ein *lebendiges* Ganzes, und dieses Ganze steht mit dem Menschen in einer so harmonischen Lebensbeziehung, daß auch er ein Ganzes werden kann! — Daß diese Beziehung außerdem so ins Gleichgewicht gesetzt ist, daß der Mensch, obgleich er Naturwesen ist, zugleich ein freies Wesen werden kann, werden wir in dem Kapitel „Physiologie der Freiheit" näher betrachten.

Welches Kräftesystem aber ist es, das den Menschen dem Lebewesen Erde harmonisch eingliedert? — Die unmittelbare Anschauung weist uns darauf hin, daß es *das Licht* sein muß. Seine belebende, wärmende, erfrischende, Gemüt und Geist erheiternde und erhaltende Wirkung empfindet jeder unbefangene Mensch als Grundlage des Lebens. Durch das Licht werden, schon ganz äußerlich, gemeinsame Lebensgrundlagen für die Menschen geschaffen, wie in den gemeinsam erlebten Jahres- und Tageszeiten; ja auch für Nahrung und Klima gilt das.*)

Faßt man das Licht allerdings lediglich als „elektromagnetische Schwingung" auf, so besteht keine Möglichkeit, mit einer solchen Vorstellung dem Verständnis dieser Ganzheitsbeziehungen näher zu kommen. Aber die gemessene Wellenlänge ist ja, vergleichsweise gesprochen, nur die Fußspur derjenigen Wirklichkeit, die uns im Licht anschaubar wird. Eine unvoreingenommene Ganzheitsbetrachtung kann deswegen unmöglich die rein quantitativen Wahrnehmungen für wesentlicher halten als die qualitativen. Im Gegenteil: wenn ich sehe, daß Farben, chemische Wirkungen und sogar Lebenserscheinungen und seelische Wirkungen vom Licht ausgehen, so ist das für die Erkenntnis des Lichtes ebenso wesentlich, als wenn ich nur die Wellenlänge messe. Und so kommen wir zurück auf die bereits oben gestellte Forderung nach einer neuen Lichtlehre.

Eine solche, auf die Qualitäten Rücksicht nehmende und die im Zusammenhang mit dem Licht zu beobachtenden Lebenserscheinungen einbeziehende Lichtlehre hat *Rudolf Steiner* begründet. Nach seiner Darstellung (die im folgenden kurz

---

*) Vergl. die umfassende Darstellung in „Geopsyche, die Menschenseele unterm Einfluß von Wetter und Klima, Boden und Landschaft" von Prof. Dr. W. Hellpach. — Ferner: André Missenard: „Der Mensch und seine klimatische Umwelt".

skizziert sei) beruhen die verschiedenen Wirkungen des Lichtes darauf, daß in ihm verschiedenartige „ätherische Bildekräfte" *) oder „Ätherarten" vereinigt sind. Diese hängen zwar untereinander eng zusammen, sind aber insbesondere in ihren physischen Manifestationen deutlich voneinander unterschieden.

Auch hier drängt sich einem die Notwendigkeit auf, die Angaben Steiners an Hand physikalischer und biologischer Beobachtungen auf ihre Richtigkeit und Fruchtbarkeit zu erproben, wie er es selber immer wieder forderte.**) — Soweit dies zur Zeit dem Verfasser möglich ist, soll es hier geschehen. Schon bei diesem bescheidenen Versuch ergibt sich, daß auch auf diesem Gebiet in der heutigen Wissenschaft viele Forschungsergebnisse vorliegen, die in ihren Konsequenzen über die ihnen zugrundeliegenden Methoden weit hinausgehen und erst unter den von Steiner gegebenen Gesichtspunkten voll verständlich werden. — Andererseits wäre es natürlich falsch, eine Bestätigung ausschließlich von dieser Seite zu erwarten; denn diese Forschungsergebnisse haben sich ja aus ganz anderen Fragestellungen ergeben. So beruhen die heutigen Begriffe vom Licht auf rein physikalischen Versuchsanordnungen, während Rudolf Steiners Darstellungen aus der geisteswissenschaftlichen Erforschung der kosmischen Kräfte in ihrem Zusammenhang mit den Lebenserscheinungen hervorgegangen sind; damit hängt auch die Verschiedenheit der Formulierungen zusammen (die nicht immer auch eine Verschiedenheit der wirklichen Forschungsergebnisse bedeutet).

Bezüglich der sehr wichtigen experimentellen Bestätigungen Steinerscher Angaben durch die Forschungen von L. *Kolisko* sowie die Kristallisationsmethode von Dr. h. c. E. *Pfeiffer* verweise ich auf die Originalarbeiten der Verfasser.

Wir haben in den einleitenden Kapiteln zunächst von den ätherischen Bildekräften und dem Bildekräfteleib als der Grundlage der *Lebenserscheinungen* gesprochen. Die dabei in erster Linie wirksame Ätherart nennt Rudolf Steiner den *Lebensäther*. — Später hat sich uns ergeben, daß man unter den Kräften des Bildekräfteleibes den *Wärmeäther* und den *Chemischen Äther* (Klangäther) an ihren besonderen Wirkungen unterscheiden kann. — Inwiefern außer diesen Ätherarten noch der *Lichtäther* eine besondere Rolle spielt, wird im folgenden noch darzustellen sein.

Diese vier Ätherarten addieren sich aber nicht einfach in ihren Wirkungen, sondern wirken in Gruppen zu je zweien zusammen, und zwar so, daß Wärmeäther und Lichtäther der einen, Chemischer und Lebensäther der anderen Gruppe angehören. Die Wirkungen beider Gruppen sind in gewisser Weise entgegengesetzt, aber so harmonisch aufeinander abgestimmt, daß der Lebensprozeß durch sie ermöglicht wird.

---

*) Die Bezeichnung „Ätherische Bildekräfte" soll darauf hinweisen, daß nicht das physikalisch-meßbare, sondern die Bildetendenzen an ihnen das Wichtige sind. — Eine ausführliche Darstellung der „Ätherlehre" findet sich in „Die ätherischen Bildekräfte in Kosmos, Erde und Mensch" von Dr. G. Wachsmuth, Stuttgart, 1924.

**) Daß ihm selber die Begriffe und Methoden der heutigen Physik bekannt waren, braucht angesichts seines wissenschaftlichen Bildungsganges kaum erwähnt zu werden. (Vergl. die Selbstbiographie „Mein Lebensgang" von Dr. Rudolf Steiner.)

Im menschlichen Ätherleib wirken Licht- und Wärmeäther in der Richtung vom Kopf nach unten, Chemischer und Lebensäther von unten nach oben; das Gleichgewicht ihrer Wirkungen bedeutet Gesundheit des Lebensprozesses. (Auch für den Bildekräfteleib der Erde gilt ähnliches, worauf wir gleich zurückkommen werden.) —

Die Ätherarten entsprechen zum Teil den Wirkungen der verschiedenen Bezirke des Spektrums vom Ultrarot bis Ultraviolett, sind aber nicht mit ihnen identisch. So findet der *Wärmeäther* seinen wesentlichen Ausdruck im Ultrarot und Rot, doch gehen seine Wirkungen bis zur Grenze des Blau. *Chemische* Wirkungen gehen vom ganzen sichtbaren Teil des Spektrums aus, sind aber besonders stark im Ultraviolett und darüber hinaus nachzuweisen. Das Violett wird von Rudolf Steiner als der eigentlich dem *Lebensäther*, Blau als der dem Chemischen Äther entsprechende Bezirk bezeichnet. Der hier scheinbar auftretende Widerspruch der beiden Forschungsergebnisse löst sich, wenn man auf das Wesen des Lebensäthers näher eingeht.

Der Lebensäther hat für den Organismus insofern die wichtigste Aufgabe, als er imstande ist, auch das Mineralisch-Tote dem Lebensprozeß einzugliedern. Zieht der Lebensäther sich aus dem Lebenszusammenhang in einem gewissen Grade zurück, so entstehen im Organismus die festen Organe (zum Beispiel Knochen), die aber vom Lebensäther noch umgeben und im Bereich des Lebens gehalten werden; eine weitere, krankhafte Stufe dieses Zurückziehens stellt die Steinbildung (Harnsäureablagerungen, Gallensteine usw.) dar.

In analoger Art ist nach Rudolf Steiner die Entstehung des Mineralischen auf der Erde zu denken: es ist aus der ursprünglich belebten Erde hervorgegangen (siehe unten). Der Lebensäther ist nicht mehr in ihm wirksam, aber doch noch mit ihm verbunden. Soll er (zum Beispiel für therapeutische Zwecke) wirksam gemacht werden, so muß das Mineral durch einen Auflösungsprozeß seinem ursprünglichen Zustand wieder angenähert werden; dies geschieht durch den Potenzierungsprozeß, wie er von Hahnemann wieder entdeckt wurde.*) —
Manchem nachdenklichen Homöopathen schwebte etwas derartiges vor, wenn er den Sinn der Potenzierung darin sah, den „Geist" aus der Gebundenheit an die Materie zu befreien und wirksam zu machen.

Im Spektrum dürfte dem Lebensäther speziell das unterste von der Sonne zu uns gelangende „Wellengebiet" im Violett und Ultraviolett (297—313 μμ) entsprechen. Andererseits muß in das Gebiet des Lebensäthers gerechnet werden die von *Gurwitsch* ent-

---

*) Vergl. die experimentellen Arbeiten von L. Kolisko aus dem Biologischen Institut am Goetheanum: „Physiologischer und physikalischer Nachweis der Wirksamkeit kleinster Entitäten", 1923; „Physiologischer Nachweis der Wirksamkeit kleinster Entitäten bei 7 Metallen. — Wirkung von Licht und Finsternis auf das Pflanzenwachstum", 1926. Philosophisch-anthroposophischer Verlag Dornach.

deckte sogenannte *mitogenetische Strahlung,* die alle Teilungsprozesse von Zellen im Organismus begleitet. Gurwitsch konnte beobachten, daß kurz vor Eintritt der Zellteilung ein Aufleuchten der Zelle stattfindet. Aber auch andere Vorgänge im Organismus; wie Glykolyse, Verdauungs- und Abbauprozesse zeigten mitogenetische Strahlung; im Organismus der Wirbeltiere und des Menschen hauptsächlich das *Blut,* das durch Aussendung der Strahlung dem ganzen Organismus den die Zellteilung anregenden Reiz vermitteln soll. — Für die mitogenetische Strahlung wird das Wellengebiet von 180—250 µµ in Anspruch genommen. Dies liegt also in einem Bereich weit kürzerer Wellenlänge, als sie den von der Sonne zur Erde gelangenden Strahlen entspricht. — Wir werden auf diese Frage später zurückkommen.

Der Lebensäther darf aber in seinen Wirkungen noch weniger als die vorher genannten Ätherarten auf sein eigenes Gebiet beschränkt gedacht werden, weil er die anderen Ätherarten aus sich hervorgehen lassen kann (siehe unten).

Die Verbindung des Lebensäthers mit dem Zustand des Festen ist, wie Rudolf Steiner in seiner Kosmologie darstellte, in dem Verlauf der Erdenentwicklung begründet. Diese besteht, ebenso wie die Entwicklung der Organismen, gleichzeitig in einem allmählichen Verfestigungsprozeß.

Auf der ersten Stufe seiner Entwicklung bestand der Erdenorganismus nur aus Wärmeäther, der aber bereits in sich differenziert war und die späteren Strukturen der Erde sowohl wie des menschlichen Organismus als Anlagen enthielt.

Auf der zweiten Stufe entwickelte sich der Wärmeäther teilweise zum Lichtäther herauf, während ein anderer Teil sich bis zum Gaszustand verdichtete.

Auf der dritten Stufe verfestigte sich die Erde bis zum wässerigen Zustand, während im Gebiet des Ätherleibes der Erde der Chemische Äther dazu kam. — Erst auf der vierten Stufe entwickelte der Ätherleib der Erde den Lebensäther, während andererseits sich das Wässerige teilweise bis zum festen Zustand verdichtete.

Schema der Erdenentwicklung:

1. Epoche	2. Epoche	3. Epoche	4. Epoche
Wärme-Äther	Licht-Äther Wärme-Äther Luft	Chem. Äther Licht-Äther Wärme-Äther Luft Wasser	Lebens-Äther Chem. Äther Licht-Äther Wärme-Äther Luft Wasser Mineral

Der Zusammenhang dieser Entwicklung vom geisteswissenschaftlichen Gesichtspunkt mit den Ergebnissen der geologischen Forschung kann hier nicht erörtert werden; er ist dargestellt in der Arbeit von E. Pfeiffer: „Die geologische Erdentstehung im Lichte der Geisteswissenschaft in „Gäa-Sophia", Jahrbuch der naturwiss. Sektion der Freien Hochschule für Geisteswissenschaft am Goetheanum Dornach, Bd. I, 1926. — (Vergl. auch: „Paläontologische Gesichtspunkte" von Dr. O. Eckstein; „Menschwerdung und Tiergestalten" von Dr. H. Poppelbaum, beide in „Gäa-Sophia", Bd. V, 1930.) — Die ausführlichsten Darstellungen bringen S. von Gleich: Der Mensch der Eiszeit und Atlantis. Stuttgart 1936. Waldorf-Verlag, und G. Wachsmuth: Die Entwicklung der Erde. Kosmogonie und Erdgeschichte, ein organisches Werden. Phil.-anthrop. Verlag. Dornach 1950.

Es ist nun für das Verständnis der Ätherwirkungen außerordentlich wichtig daß auch auf sie das *biogenetische Grundgesetz* anwendbar ist. (Wie sich dies bei physikalischen Prozessen zeigt, hat Wachsmuth a. a. O. ausgeführt.) Damit hängt es zusammen, daß jede Ätherart die ihr vorangegangenen aus sich hervorgehen lassen kann, das heißt der Lichtäther den Wärmeäther, der Chemische Äther den Licht- und Wärmeäther, der Lebensäther die drei anderen Ätherarten.

In diesen Ätherarten kommen nun die Bildekräfte in verschiedener Art zum Ausdruck und zwar hat die Gruppe *Wärme- und Lichtäther:* formende, ausdehnende, zentrifugale Wirkungen; die Gruppe *Chemischer und Lebensäther:* saugende, zusammenziehende, zentripetale Wirkungen. — Dies wird insbesondere bei der Betrachtung der Pflanzenwelt anschaulich werden.

Was von der Sonne der Erde zugestrahlt wird, ist eigentlich Lebensäther. Im Bereich der Kosmosphäre der Erde entwickeln sich daraus die übrigen Ätherarten und strömen als „Licht" auf die Erde herunter; aber sie treffen hier nicht auf eine tote, mineralische Masse, — die wäre nicht imstande, sie aufzunehmen —, sondern die Erde selbst ist belebt. Das auf ihr befindliche Leben besteht nicht aus der Summe der einzelnen Lebewesen, sondern wird wiederum getragen und erst ermöglicht durch das Leben der Erde selber, oder — konkret gesagt — durch den Bildekräfteleib der Erde.

Auch der Bildekräfteleib der Erde ist gegliedert nach den Ätherarten, und zwar ist das Innere der Erde vom Lebensäther erfüllt, seiner zentripetalen Tendenz entsprechend. Der Chemische Äther schließt sich in Form einer Kugelschale an das Gebiet des Lebensäthers an; er durchdringt insbesondere die Hydrosphäre, oder besser gesagt, den Wasserorganismus der Erde, wozu natürlich auch das in der Atmosphäre enthaltene Wasser zu rechnen ist.

Andererseits ist in der Atmosphäre aber im wesentlichen der Lichtäther wirksam, und mit dem Ineinanderspielen dieser beiden Ätherarten hängt die Kompliziertheit der atmosphärischen Vorgänge zusammen, worauf wir gleich zurückkommen werden.

Die äußere Hülle des Erdorganismus wird gebildet vom Wärmeäther, dem oben bereits genannten Wärmemantel.

Der Bildekräfteleib der Erde ist es, der sie zu einem *Ganzen* macht, der ihre Substanzen in der Atmosphäre, Stratosphäre und Ionosphäre so anordnet, daß so viel von den kosmischen Kräften die Erde erreicht, daß Leben auf ihr möglich ist.

Mit dem Bildekräfteleib der Erde stehen andererseits die Erdenwesen in inniger Beziehung, aber wiederum nicht durch rein äußere, physikalische und substanzielle Wirkungen, sondern ebenfalls durch ihren Bildekräfteleib. Denn auch Mensch, Tier und Pflanze leben ja dadurch, daß sie einen Bildekräfteleib haben, und auch dieser ist eine in sich geschlossene und gegliederte „Ganzheit". *Oder, kurz gesagt, zwischen Erde und Pflanze, zwischen Erde und Mensch bestehen Ganzheitsbeziehungen durch ihren Bildekräfteleib.*

Die Atmung der Erde)*

Wir haben gesehen, daß der ätherische Organismus der Erde nur zum Teil (als Lebensäther und Chemischer Äther) mit dem Mineralisch-Wässerigen der Erdkugel zusammenfällt; Lichtäther und Wärmeäther erfüllen die Atmosphäre. — Das ist aber nur ein idealer Querschnitt, der nur einen vorübergehenden Ruhezustand (während der Nacht) darstellt.

Denn mit Beginn des Morgens, bzw. der Wirksamkeit der Sonne, vollzieht sich für das betreffende Erdgebiet ein „Atmungsvorgang": der Chemische Äther wird von der Erde ausgeatmet, gewissermaßen von der Sonne angezogen, Licht- und Wärmeäther dagegen werden von außen herein der Erdoberfläche zugestrahlt. Es kommt dadurch zu einer vorübergehenden „Chaotisierung" der ätherischen Struktur der Erde, die um die Mittagszeit ihren Höhepunkt erreicht. — Gegen Abend vollzieht sich dann die Umkehr dieses Prozesses: der Chemische Äther wird von der Erde wieder eingeatmet, der Wärmeäther kehrt in sein eigentliches Bereich an der Peripherie zurück.

Mit diesem zweimaligen Durchgehen des Chemischen Äthers mit seinen saugenden, feuchtigkeitserzeugenden Eigenschaften durch die Sphäre der Erdoberfläche hängen, wie Wachsmuth gezeigt hat, die verschiedensten Phänomene der Meteorologie zusammen, so das morgendliche und abendliche Maximum des Luftdrucks, das Auftreten des Taues usw.; ich muß in dieser Beziehung auf das angeführte Werk verweisen. Auch das morgendliche und nachmittägliche Öffnen der Spaltzellen der Laubblätter (mit einer Zeit der Schließung über Mittag) könnte hier angeführt werden, wie auch die parallele Erscheinung einer mittäglichen „Flaute" im Befinden sehr vieler Menschen und manches andere.

---

*) Die in diesem Kapitel dargestellten Gesichtspunkte sind in dem 1945 erschienenen Buch von Dr. G. *Wachsmuth*, Erde und Mensch, ihre Bildekräfte, Rhythmen und Lebensprozesse (Archimedes-Verlag, Kreuzlingen und Zürich) weit ausführlicher geschildert, als es an dieser Stelle geschehen konnte. Dieses umfassende Werk stellt eine wesentliche Ergänzung des vorliegenden Buches dar, dessen Studium dem Naturwissenschaftler wie auch dem angehenden Arzt nicht dringend genug empfohlen werden kann. — Angesichts des Erscheinens des Werkes von Dr. Wachsmuth kann ich auf eine Erweiterung dieses Kapitels verzichten, die sonst notwendig gewesen wäre.

Auf Grund genauer Beobachtungen am Barograph, die durch lange Zeit hindurch gemacht wurden, kommt *Maag* zu dem Ergebnis: „Die Erde atmet in unserer mittleren gemäßigten Zone zu verschiedenen Zeiten sehr verschieden. Den Winter hindurch sind die Atemzüge kaum merklich. Mit den ersten warmen Tagen jedoch erwacht das Erdwesen plötzlich und es setzt eine für unsere Breite ungewöhnlich starke Erdatmung ein. Schon von Februar, vor allem aber von Ende März an, nach dem Übertritt der Sonne über den Äquator, beginnt zwar eine immer stärker werdende Erdatmung; dieselbe erreicht bis Anfang Mai den Höhepunkt und erst vom Mai an wird die Erde allmählich ruhiger. Aber es ist hierbei nun keineswegs so, daß das Atmen sich ganz langsam, gleichmäßig steigert, sondern *an den ersten warmen Tagen lebt die Erdatmung plötzlich auf;* diese Tage sind Vorläufer, dabei atmet die Erde am heftigsten. Dann treten jedoch wieder Unterdrückungen ein.... Die Erdatmung legt sich in unserer gemäßigten Zone als ein gegen die kosmischen Einflüsse höchst empfindsamer Vorgang dar, die Erde ist ganz auf den kosmischen Umkreis eingestellt. Daß man bei diesen Untersuchungen auf Vergleiche mit Menschen stößt, läßt auf eine Beseelung der Erde schließen (Kepler, Goethe und Rudolf Steiner).*)

Dieser tägliche Atemrhythmus der Erde kombiniert sich nun mit einem solchen von jährlicher Periodik, das heißt im Frühling findet ein allmählich stärker werdendes Ausatmen des Chemischen Äthers statt, zwar immer unterbrochen von den abendlichen Einatmungen, im ganzen aber mit dem Resultat, daß die ätherische Konstellation im Hochsommer im verstärkten Maße eine „Mittagskonstellation", die im Winter eine „Nachtkonstellation" ist.

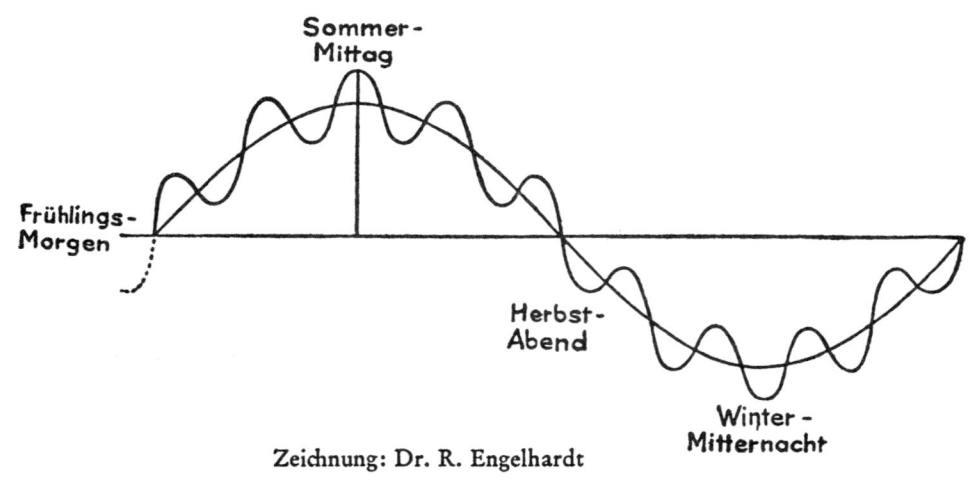

Zeichnung: Dr. R. Engelhardt

Das Schema soll den täglichen Atemrhythmus der Erde in seinem Hineingestelltsein in den Jahresrhythmus veranschaulichen. Die tägliche maximale Ausatmung um die Mittagszeit addiert sich zu der großen Jahresausatmung, die im Hochsommer ihren Höchststand erreicht, hinzu; ebenso addiert sich die maximale Einatmung um die Mitternacht zu der stärksten Jahreseinatmung um die Tiefwinterzeit hinzu.

---

*) „Erdatmung und Barograph" in „Demeter", Jahrg. 1939, Nr. 12, S. 149.

Mit diesem Ausatmen des Chemischen Äthers im Frühjahr hängt das Steigen des Saftstromes in den Pflanzen zusammen, das ja insbesondere bei den Bäumen eine enorme Energieleistung darstellt, deren Herkunft für die Botanik noch ein Rätsel ist.

Auch die Periodizität der Kambiumtätigkeit hängt mit der Atmung der Erde zusammen. Wenn man nämlich den Durchschnitt durch einen Baum mit den Jahresringen betrachtet, so kann man daran sehen, wie das Wachstum nach der Winterruhe plötzlich mit der Bildung großer Zellen einsetzt, die das weiche „Frühholz" bilden, denen dann im Laufe des Sommers immer kleinere Zellen folgen (das festere „Spätholz"), bis dann etwa in der zweiten Augusthälfte das Wachstum überhaupt aufhört. — Der herbstliche Einatmungsprozeß der Erde führt nicht zu einer Steigerung des Wachstums; einerseits wohl, weil die Vegetation schon zu verfestigt ist; andererseits weil die Bewegungsrichtung des chemischen Äthers im Herbst der Wachstumsrichtung der Pflanzen entgegengesetzt verläuft.

So läßt sich der Atmungsprozeß der Erde an der Periodizität der Kambiumtätigkeit ablesen; die Jahresringe sind bis in die Zellbildung hinein ein Zeugnis für den Lebensrhythmus der Erde und der Pflanzenwelt. (Vergl. den Querschnitt durch das Holz von Rhamnus Frangula, die Jahresgrenze g zeigend, v die weiten Gefäße des Frühjahrsholzes. Die untere Hälfte des Bildes zeigt, wie nach oben hin die Zellen immer kleiner werden [Sommer bis Herbst]. Oberhalb von g die großen Zellen des Frühjahrsholzes. Aus: Miehe, Botanik.)

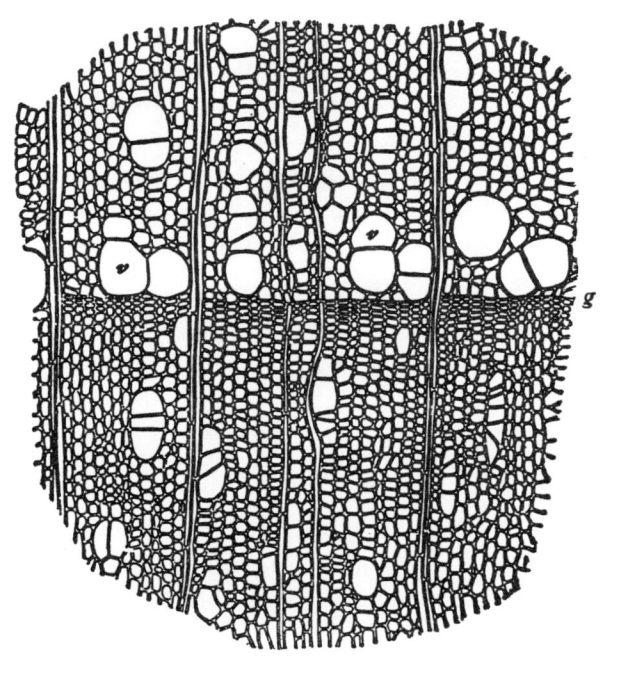

Querschnitt durch das Holz von Rhamnus Frangula

Diesen doppelten Atemrhythmus der Erde muß man kennen, wenn man die mannigfachen Erscheinungen des Lebens, auch die des menschlichen, verstehen will. Denn alle lebenden Wesen auf der Erde stehen in einem inneren Lebenszusammenhang, letzten Endes in einer „Symbiose", allerdings in einem tieferen Sinne als den man gewöhnlich mit diesem Begriff verbindet.

Daß zum Beispiel sogar die Duftstoffe der Pflanzen das Wachstum, die Formbildung, den ganzen Lebensprozeß der umgebenden Pflanzen tiefgehend beeinflussen, ist in den letzten Jahren in zahlreichen Experimenten festgestellt worden.*) Aber auch abgesehen von solchen, noch materiell verständlichen Wirkungen ist es nicht schwer festzustellen, daß alle Lebewesen eines bestimmten Bezirkes in einem gemeinsamen Lebensraum wurzeln. Ein sehr schönes Beispiel für das, was hier gemeint ist, findet man in August Biers**) lebendiger Schilderung der Bedeutung des Eichelhähers für die Erhaltung des Waldes, sowie in den vielen Beispielen von Symbiose.

Am deutlichsten zeigt sich die Zusammengehörigkeit scheinbar fremder Lebewesen in der von E. Becher aufgezeigten „fremddienlichen Zweckmäßigkeit der Pflanzengallen": Während sonst Symbiosen und sonstige Zweckmäßigkeiten in der Natur sich letzten Endes als selbstdienlich erweisen und der Erhaltung des eigenen Individuums bzw. dessen Art dienen, findet man bei den Pflanzengallen (vom Wirtsorganismus eigens gebildete Blattauswüchse, die den jungen Parasiten Unterkunft, Nahrung usw. geben), keine Gegenleistung, sie sind nur zum eigenen Schaden, d. h. „fremddienlich". Becher entwickelt daraus die Hypothese eines überindividuellen Seelischen. — Aber tausend andere Beispiele ließen sich finden, die illustrieren könnten dieses Geborgensein aller Lebewesen in einer gemeinsamen Lebens-Äther-Hülle, dieses Getragensein von einem gemeinsamen Atemrhythmus. — (S. Kapitel: Das Wesen des Tieres, S. 38.)

Die Pflanze im Licht

Die Pflanze muß als Erdenwesen zu den Elementen der Erde in Beziehung treten. Was sie aus dem Mineralischen durch ihre Wurzelsäfte auflöst, ist sehr wenig im Verhältnis zu ihren übrigen Stoffen. Sehr viel dagegen saugt die Wurzel an Wasser auf, doch den größten Teil davon atmet sie durch ihre Blätter wieder aus; nur einen geringen Teil verwendet sie, um aus der durch die Blätter

---

*) Vgl. Friedrich Boas, Dynamische Botanik.
**) Vgl. A. Bier, Über die Seele.

eingeatmeten Kohlensäure Kohlehydrate: Zucker, Stärke und Zellulose zu bilden.*) So bildet die Pflanze den größten Teil ihrer Substanz eigentlich direkt aus der Luft. Ein ungeheurer *Verfestigungsprozeß* ist also einerseits in der Pflanze wirksam, für den die saugenden Kräfte der Wurzel der deutlichste Ausdruck sind. — Nach oben hin dagegen sehen wir die Pflanze in Blüte, Duft, Blütenstaub und Wärmeproduktion sich auflösen. — Zwei entgegengesetzte Prozesse bilden also das Pflanzenwesen; aber beide können nur wirken, wenn die Sonne durch ihre ätherischen Bildekräfte sie dazu befähigt.

Bevor aber diese Differenzierung eintritt, sehen wir das Wesen der Pflanze im Samen aufs äußerste konzentriert. Seine Form ist der Kugel, dem konzentriertesten Raumgebilde, angenähert. Die darin eingeschlossenen Organe sind auf Rudimente von Blättern, die Keimblätter, reduziert, und auch die darin enthaltenen Stoffe sind konzentrierte Reservesubstanzen. Das Leben befindet sich, wie man sagt, im „latenten Zustand".**)

Aber es kann kein Zweifel sein, daß es vorhanden ist, und zwar ebenfalls in konzentriertester Form, und eben diese nennen wir „Lebensäther". Seiner zusammenziehenden Tendenz gemäß ist der Stoff im stärksten Maße konzentriert.

Vielfach findet man das Eiweiß sogar auskristallisiert. Solche „Eiweißkristalle" (die zumeist dem regulären oder hexagonalen System angehören) finden sich auch in den Eiern verschiedener Tiere und im Hoden des Menschen, also überall da, wo der Lebensäther seine Wirksamkeit entfaltet. (Auch das Stärkekorn und die Zellwände zeigen mikrokristalline Struktur.)

Zwischen Stoff und ätherischen Bildekräften besteht im Samen sozusagen die höchste „Potentialdifferenz", oder konkret gesagt: der Lebensäther ist, selbst im Zustand stärkster Konzentration, jederzeit bereit, die anderen Ätherarten aus sich hervorgehen, das heißt die Pflanze wachsen zu lassen, sobald die Gelegenheit dazu gegeben ist. Diese wird bekanntlich durch das *Wasser* herbeigeführt. Durch Wasser wird zunächst der im Samen bzw. im Lebensäther involvierte *Chemische Äther* hervorgelockt; der Same nimmt Wasser auf, und der Zyklus des Wachstums hat begonnen.

---

*) Ob bei diesem Assimilationsprozeß als erstes Produkt, wie *Sachs* meinte, Stärke gebildet und nachträglich in Zucker verwandelt wird, oder ob, nach neueren Anschauungen, ein lösliches Monosaccharid vorangeht und die Stärke das sekundäre Produkt ist, (vergl. Boysen-Jensen, „Die Elemente der Pflanzenphysiologie") ist in diesem Zusammenhang nicht von ausschlaggebender Bedeutung.

**) Die Naturwissenschaft denkt sich das Wesen des Organimus im Samen auch konzentriert, aber sie möchte vermeiden, dieses Wesen als Ganzheit zu denken und atomisiert es deswegen zu den sogen. „Genen".

Die ätherischen Bildekräfte wirken aber in der Pflanze nicht überall gleichmäßig, sondern ihre verschiedenen Organe haben je nach ihrer Art verschiedene Beziehungen zu diesen Kräften — man kann auch sagen: sie sind durch diese Kräfte geradezu gestaltet.

So wirkt in der *Wurzel* vor allem der Lebensäther mit seiner saugenden, zusammenziehenden Tendenz. Er ist es, der die Pflanze befähigt, das Mineralische der Umgebung aufzulösen und in sich hinein zu konzentrieren. In der Wurzel entfaltet die Pflanze die stärkste mineralisierende Kraft; sie enthält prozentual am meisten Mineralien, wie sich aus der Aschenanalyse ergibt. (Vergl. auch das Kristallbild Nr. 3.)

Und wenn eine Pflanze Holz ausbildet, so ist das derselbe Prozeß wie in der Wurzel: der Stamm eines Baumes ist im Grunde genommen durch die in die Pflanze hinaufwirkende Wurzeltendenz, das heißt den Lebensäther, entstanden. Grohmann sagt in seiner Pflanzenkunde: „Das Bild, welches man von der Wirkungsweise der Wurzel zeichnen kann, ist gleichzeitig das Bild von der Wirkungsweise des Lebensäthers." *)

Die Prozesse der *Blüte* sind durch das Wirken des Wärmeäthers bewirkt. Während der Lebensäther das Pflanzenwesen ins Irdische hineinzieht, überwindet der Wärmeäther die irdischen Gesetzmäßigkeiten. Das Grün wird zu Farbe aufgehellt, die Gewebe werden lockerer, sie zerstäuben schließlich in Duftbildung und Wärmeprozessen.

Das *Laubblatt* stellt in jeder Beziehung ein Mittelorgan der Pflanze dar. Nicht nur, daß es mit seiner Tendenz zur Horizontalen sich in die Mitte zwischen Wurzel und Sproß stellt, es ist auch sonst das Allgemein-Pflanzliche, in dem sich die Pflanzen am wenigsten voneinander unterscheiden. Und mit Recht sah Goethe im Blatt das „Urpflanzliche" in der Pflanze. Es kommt deswegen darin zum Ausdruck, weil in der Blattbildung der Pflanzenprozeß am wenigsten von den extremen Kräften der Wurzel wie der Blüte beeinflußt ist; die Pflanze zeigt im Laubblatt sozusagen am meisten, was sie an sich ist.

Im Laubblatt begegnet sich der aus der Wurzel aufsteigende Wasserstrom mit der durch die Spaltöffnungen des Blattes selbst aufgenommenen Kohlensäure. Beide Prozesse sind aber in feinster Weise aufeinander abgestimmt. Denn erst, wenn das Blatt und speziell die Schließzellen der Spaltöffnungen mit Wasser prall gefüllt sind, öffnen sich die Spalten, um Kohlensäure aufzunehmen. Dieses

---

*) Vgl. Dr. G. Grohmann, Die Pflanze. 2 Bde (Neuauflage Stuttgart 1959/1968). Wer sich ein anschauliches Bild von dem Wirken der verschiedenen Ätherkräfte machen will, dem kann nicht dringend genug das Studium dieses klar geschriebenen und vorzüglich illustrierten Buches empfohlen werden.

Öffnen aber vollzieht sich durch Vermittlung des Lichtes und zwar — wie durch Experimente festgestellt wurde — gerade des grünen und blauen Lichtes, also der Strahlen, die dem Chemischen Äther entsprechen. Dies geschieht so, daß die in den Blättern aufgespeicherte Stärke in Zucker verwandelt wird; dadurch wird Wasser angezogen, und die Schließzellen werden prall.

Die eigentliche Assimilation aber, die durch Vermittlung des Chlorophylls zustande kommt, wird besonders gut durch rotes, das heißt zur Farbe des Chlorophylls komplementäres, weniger durch grünes und am wenigsten durch blaues Licht gefördert. — Lichtäther und Chemischer Äther wirken also in genau abgestimmter Weise bei der Assimilation der Pflanze zusammen. Der Wärmeäther dagegen wird vom grünen Laubblatt zum Teil durchgelassen, zum Teil reflektiert, so daß das Blatt durch ihn nicht erwärmt wird (Kühle des Waldes!). Nur ein Teil des Wärmeäthers, das sogenannte Infrarot, wird von den Blättern der Baumkronen in beträchtlichem Maße absorbiert und fördert das Wachstum.

Daß die Pflanze den Prozeß der Photosynthese nicht aus eigener Kraft vollführen kann, zeigt sich darin, daß er sofort aufhört, wenn die Dunkelheit hereinbricht. Dann hört auch die Zuckerbildung auf, und der Prozeß der Stärkebildung setzt ein, das heißt der dann im Innern der Pflanze von der Wurzel heraufwirkende Lebensäther führt die Konzentration der Substanz herbei. — Man kann also sagen: die Zuckerbildung hängt mit dem Vorherrschen der Wirkung des Licht- und Wärmeäthers zusammen; der Chemische Äther wird von beiden Seiten her beeinflußt. — Beide Vorgänge vollziehen sich aber auch während des Tages nebeneinander in der gleichen Zelle, doch so, daß bei einer gewissen Konzentration des Zuckers Gleichgewicht zwischen ihnen besteht; dieses hängt also von der Wirkung des Lichtes ab, das heißt die Pflanze ist kein für sich abgeschlossenes Wesen, sie bildet mit dem Lichtraum eine funktionelle Einheit.

Im übrigen kann auch Chlorophyll die Kohlehydratsynthese nur innerhalb der lebenden Zelle vollführen, nicht wenn man das Blatt zerrieben im Reagenzglas prüft. Das zeigt wieder einmal, daß es nicht der Stoff ist, der die Synthese ausführt, sondern daß dieser nur wirken kann, wenn er durch den Bildekräfteleib der Pflanze im Kräftezusammenhang mit dem Licht steht.

Ich möchte aber hier einem naheliegenden Mißverständnis vorbeugen. — Die obige Darstellung könnte ja zu dem Schluß verleiten, daß in Wurzel, Blatt und Blüte jeweils nur eine Ätherart wirksam sei. Wäre das der Fall, so könnte es natürlich auch nur eine Pflanzenart auf der Erde geben. Hat man sich aber erst ein Verständnis für das Wirken der verschiedenen Ätherarten angeeignet, so kann man sich leicht überzeugen, daß selbstverständlich in allen Pflanzenorganen immer alle Ätherarten zugleich wirken, nur ist das Verhältnis derselben zueinander eben doch ein außerordentlich mannigfaltiges. (Insbesondere bei der Betrachtung der Wirkung der Heilpflanzen werden wir darauf zurückkommen.) Der Skeptiker könnte nun einwenden: was nützt mir die ganze Ätherlehre, wenn ich im einzelnen Fall dann doch nicht weiß, wie ich sie anzuwenden habe? — Nun, wir stehen erst im Beginn einer Epoche geisteswissenschaftlich orientierter Naturwissenschaft. Und jedes einzelne Gebiet erfordert, um es neu sehen zu lernen, mehr Kraft und Zeit, als ein einzelnes Menschenleben hergeben kann. So müssen wir ganz bescheiden mit Einzelheiten, zum Beispiel einzelnen Pflanzen, anfangen. Und gewiß erfordert jede einzelne Pflanze eine unbefangene Vertiefung in ihre Eigenart. Versucht man aber das zu tun, so wird man finden, daß solche Hinweise, wie die oben skizzierten Rudolf Steiners, einem doch weiter helfen können.

Beispielshalber sei nur auf den Zusammenhang von *Farbe* und *Form der Blüten* hingewiesen. Aus der obigen Darstellung geht hervor, daß wir im Gelb und Rot speziell das Wirken des Licht- und Wärmeäthers (zentrifugale, strahlende Wirkung), im Blau und Violett das des Chemischen und Lebensäthers (verdichtende, ballende Wirkung) sehen. Nun sind tatsächlich strahlige Blüten überwiegend gelb (zum Beispiel Löwenzahn, Sonnenblume); besonders große, breitflächige und vordrängende Blüten sehr oft rot (Mohn, Tulpe); glockenförmig-geschlossene dagegen auffällig häufig blau bis violett (Enzian, Glockenblume, Eisenhut). — W. *Troll* konnte durch eingehende pflanzenstatistische Untersuchungen feststellen, daß die getrenntblättrigen (also strahligen) Blüten zu über 80% gelb oder weiß und nur zu 17% blau oder rot sind, dagegen die verwachsenblättrigen (also glockenförmigen) Blüten umgekehrt zu nur 32% gelb oder weiß, dagegen zu über 60% blau oder rot. — Wie wir aus der Tagespresse entnehmen, unternahm der amerikanische Botaniker E. *Karrer* folgenden interessanten Versuch. Er ließ Pflanzen in verschiedenfarbigem Licht wachsen, statt sie dem normalen Tageslicht auszusetzen. Es zeigte sich, daß die dem roten Licht ausgesetzten Pflanzen sich voneinander abwandten, während die von blauem Licht bestrahlten Pflänzchen sich teils einander zuwandten, zum Teil sich gegeneinander bogen. Ferner ergab sich, daß Pflanzen in dunkelblauem Licht die längsten Wurzeln, Pflanzen in orangefarbenem Licht die kürzesten Wurzeln aufwiesen. —

Ein Zusammenhang zwischen Farbe und Formtendenz scheint demnach erwiesen; es wäre aber wünschenswert, daß diese Dinge in größerem Umfange nachgeprüft würden.

So ist die Pflanze mit ihrem ganzen Organismus und seinen Lebensfunktionen bis in die feinsten Einzelheiten der Struktur hinein in die Wirksamkeit des Lichtes eingegliedert. Und zwar nicht nur, indem sie passiv sich den Lichtwirkungen überläßt, sondern sie bestimmt zum Beispiel durch eigene Bewegung die Stellung ihrer Organe zur Richtung des Lichtes: der Stengel ist „positiv heliotrop". Die Wurzel wird als „negativ heliotrop" bezeichnet, richtiger aber wäre zu sagen: sie zeigt durch ihre Hinwendung zur Erde, daß sie dem dort waltenden Lebensäther verwandt ist.

Wir wissen, daß im Hochgebirge die Wirkung des Lebensäthers (Violett und Ultraviolett) besonders stark ist, und auch die Pole sind, wie *Wachsmuth* und *Grohmann* dargestellt haben, Zentren seiner besonderen Wirksamkeit. So wird verständlich, daß Pflanzen, die man aus der Ebene ins Hochgebirge bringt, einen „alpinen Habitus" annehmen, das heißt, daß der oberirdische Teil sehr gedrungen wird, die Wurzel dagegen sich stark entwickelt; das hängt mit der zusammenziehenden, verfestigenden Tendenz des Lebensäthers und seiner besonderen Wirksamkeit in der Wurzel zusammen. (Der Gärtner weiß übrigens, daß auch im Herbst und Frühwinter die Wurzelgemüse ihre Wurzeln besonders gut entwickeln, also dann, wenn die Erde den Chemischen und Lebensäther wieder eingeatmet hat.) Andererseits begreifen wir, daß in größeren Höhen die Bildung ätherischer Öle wieder abnimmt: der Wärmeäther kann sich gegenüber dem Lebensäther nicht durchsetzen — die ganze Pflanze unterliegt der Tendenz zum Wurzelhaften. — Der Lichtprozeß ist aber für die Pflanze in ihrer Beziehung zum Menschen insofern von ganz besonderer Wichtigkeit, als er ihr ermöglicht, die für den Menschen notwendigen *Nahrungsmittel* und *Vitamine**) (bzw. deren Vorstufen) auszubilden. — Wir werden darauf noch später eingehen.

Man kann also sagen: die Pflanze durchwandert im Laufe des Jahres das ganze Lichtspektrum: sie verbindet sich durch die Wurzel mit dem Lebensäther, sie verwandelt durch Chemischen und Lichtäther die Kohlensäure in ihre Lebenssubstanz, sie stößt endlich in das Gebiet des Wärmeäthers vor und löst sich darin auf. All diese Prozesse geschehen so, daß sie durch das Licht aufs feinste reguliert und zu einer Ganzheit zusammengeschlossen werden.

Oder, wenn wir nun den Mut haben, das nicht mehr abstrakt und im einzelnen auszudrücken, können wir dann nicht sagen: die Pflanze ist ein Lichtorganismus, der vom Licht der Sonne lebt, und durch dieses Leben im Licht den sichtbaren Leib aufbaut? — Lichtorganismus — von anderer Seite gesehen dasselbe, was wir oben den Bildekräfteleib genannt haben.

Daß der „Lichtorganismus" nicht eine begriffliche Konstruktion, sondern eine Lebenstatsache ist, geht auch aus den modernen Forschungen über die *Photoperiodizität* hervor.

Bei russischen Bauern ist es Brauch — und bis vor kurzem war dies auch bei alemannischen Bauern üblich — wenn das Wintergetreide wegen zu starken Frostes oder aus

---

*) Der Name Vitamine (von vita = das Leben) wurde eben wegen dieser engen Beziehung zum Lebensprozeß gewählt.

anderen Gründen nicht mehr im Herbst in den Boden gekommen war, kurz vor Beendigung des Winters das Saatgut in einem mit Wasser gefüllten Trog einige Zeit dem Frost auszusetzen; der so behandelte Weizen oder Dinkel wird dann im Frühjahr ausgesät und durchläuft in wenigen Monaten seine ganze Entwicklung bis zur Reife. — Ein nicht behandelter Winterweizen würde bei Frühjahrssaat nur das Bestockungsstadium erreichen und es nicht zur Halm- oder Ährenbildung, also auch nicht zur Reife bringen.*)

Diese bäuerliche Maßnahme wurde von *Lyssenko* und anderen in eingehenden wissenschaftlichen Experimenten nachgeprüft. „Es erwies sich als ein weitgehend gültiges Gesetz, daß Pflanzen, welche während des Keimstadiums niedrigen Temperaturen ausgesetzt werden, ihre weitere Entwicklung bis zur Reife beträchtlich beschleunigen. Es stellt sich ein voller Erfolg bereits ein, wenn die Temperatur während der Behandlung —0° bis +2° C beträgt. Bezüglich der Behandlungsdauer verhalten sich die einzelnen Pflanzenarten verschieden. Während bei manchen ein 5—10tägiger Einfluß niederer Temperatur genügt, sind bei anderen 50—60 Tage notwendig, um einen maximalen Erfolg zu erreichen.

Ähnlich verfahren die Gärtner beim sogenannten Forcieren der Tulpenzwiebel: „Die geerntete Zwiebel wird einige Zeit bei normaler Temperatur aufbewahrt. Dann bringt man sie längere Zeit in einen abgekühlten Raum (bei ca. plus 9° C), dann wieder in normale Tagestemperatur. Wird sie nun eingepflanzt und in ein Warmhaus gebracht, so beginnt sie rasch zu treiben. Man erhält so die allbekannten blühenden Tulpen im Winter."**) Wird dagegen Getreide, das zum Beispiel bei 24° C geerntet wurde, bis zur Aussaat bei dieser Temperatur aufbewahrt, so ist Zwergwachstum die Folge. — Mit einem Wort: die Pflanze braucht zum Wachstum nicht nur Wärme, sondern der Same muß auch eine Periode von Kälte durchgemacht haben, wenn das Wachstum sich in der richtigen Schnelligkeit und Größe vollziehen soll.

Es ergibt sich aus diesen (hier nur kurz skizzierten) Experimenten einwandfrei, daß der Same nicht nur, wie es scheint, eine ruhende organische Substanz hat, sondern daß der mit ihm verbundene Bildekräfteleib auch während der scheinbaren Ruhezeit imstande ist, Wirkungen der Außenwelt aufzunehmen und zu speichern, die das spätere Wachstum tiefgehend beeinflussen.

Die oben dargestellte Unterscheidung der verschiedenen Ätherarten macht uns ein Verständnis dieser Zusammenhänge möglich. Denn indem der Same der Kälte ausgesetzt, das heißt dem organischen Zustand angenähert wird, werden die höheren Ätherarten weitgehend aus ihm ausgetrieben; nur der die anorganischen Kräfte beherrschende Lebensäther verbindet sich um so intensiver mit

---

*) Diese und die im folgenden gebrachten Angaben und Zitate sind entnommen aus der Arbeit von Dipl.-Landwirt J. *Voegele:* „Der Lichthaushalt unserer Kulturpflanzen und seine Beeinflussung durch den Menschen". (In „*Demeter*", Zeitschrift für biologisch-dynamische Wirtschaftsweise, Jahrg. 1938 Nr. 2, in der sich auch weitere wichtige Arbeiten zu diesem Thema finden.)

**) „Biologische Zeitbetrachtungen" von Ehrenfried Pfeiffer. („Das Goetheanum", 12. Jahrg., Seite 366.)

ihm. Das Leben im Samen erreicht so durch die Unterkühlung das höchste „Potentialgefälle": die dem mineralischen Zustand angenäherte organische Substanz und der Lebensäther stehen sich in höchster Spannung gegenüber.

Wenn man die Wirkung der Unterkühlung in einer solchen spannungserhöhenden Wirkung auf die Dynamik des Bildekräfteleibes versteht, wird die um so größere Wirkung der Frühjahrswärme auf den so behandelten Samen begreiflich. — In ähnlicher Art dürfte die Beschleunigung der Vegetationsvorgänge im Frühjahr in den nördlichen Gegenden unserer Halbkugel zu verstehen sein: der lange Winter staut zunächst die Bildekräfte zurück, so daß sie bei Nachlassen der Kälte um so stärker und schneller hervorbrechen.

Im Zusammenhang mit diesen Forschungen ergab sich, daß das Wachstum auch durch den *Rhythmus der Belichtung* beeinflußt wird.

So kann durch künstliche Verlängerung des Tages während des Keimens der Blühtermin und die Sonnenreife beschleunigt, wie durch Verlängerung der Nacht verzögert werden. Merkwürdigerweise reagieren aber nicht alle Pflanzen gleich, sondern es gibt solche, für die ein Rhythmus von langem Tag und kurzer Nacht günstiger wirkt („Langtagpflanzen"), während andere bei kürzerer Belichtung und entsprechend längerer Nacht besser gedeihen („Kurztagpflanzen"). Es ließ sich nun feststellen, daß diese Eigenschaften mit der geographischen Breite des Ursprungsortes der betreffenden Pflanzen zusammenhängen. „Die in unseren Breiten beheimateten Pflanzen (zum Beispiel unsere Getreidearten) durchlaufen ihre Wachstums-Entwicklung vornehmlich vom März bis August, also zu einer Zeit, in welcher der Tag länger ist als die Nacht. Sie erweisen sich als Langtagpflanzen. — Die in tropischen Gebieten beheimateten Pflanzen stehen das ganze Jahr hindurch unter dem Einfluß des 12-Stunden-Tages und der 12-Stunden-Nacht. Sie erweisen sich fast durchweg als Kurztagpflanzen".

Die Ergebnisse der äußerst zahlreichen Versuche auf diesem Gebiet lassen sich dahin zusammenfassen: die Pflanze trägt in ihrem Lichtorganismus als Erbanlage eine Beziehung zu dem Lichtrhythmus, unter dessen Einfluß sie sich einmal gebildet hat.

Ein völlig unerwartetes Resultat dieser Forschungen aber war, daß die Pflanze zu ihrer Entwicklung nicht nur *Licht* benötigt, sondern auch *Finsternis*. Licht und Dunkelheit brauchen aber nicht, wie unter natürlichen Bedingungen, rhythmisch zu wechseln, sondern die benötigte Menge Dunkelheit (wie auch Licht) kann auch *ununterbrochen auf einmal* verabfolgt werden; die Pflanze kann also einen gewissen Vorrat an Licht und Finsternis aufnehmen und im Wachstumsprozeß in richtiger Mischung verwenden.

Die Bedeutung der Dunkelheit ist nicht zu verstehen, wenn man sie nur als Abwesenheit von Licht ansieht. Aber schon Goethe wollte sie als eine selbständige Qualität betrachtet wissen, und die eben genannten Forschungen haben seine Ansicht in überraschender Weise bestätigt: Finsternis bedeutet für die

Pflanze nicht einen Mangel, sondern ist eine genau so positiv wirksame Kraft wie das Licht.

Ziehen wir das oben über die Atmung der Erde Gesagte in Betracht, so wird die Wirkung der Finsternis verständlich. Denn gegen Abend wird der Chemische Äther von der Erde wieder eingeatmet, so daß die Pflanze nach Eintritt der Dunkelheit ausschließlich unter der Wirkung von Chemischem Äther und Lebensäther steht.

Wird die Pflanze dauernd belichtet, so herrscht ein Überwiegen von Licht- und Wärmeäther; das Gleichgewicht der Ätherwirkungen ist gestört, und die Pflanze kann nicht gedeihen, weil die vom Chemischen Äther und Lebensäther bewirkten vegetativen Prozesse zu kurz kommen.

Licht und Wärme dagegen verwandeln die im Wachstums- und Reproduktionsprozeß sich selbst auslebende Pflanze erst zur eigentlichen *Nahrungs*- und *Heilpflanze*: „Wir können sagen, die Pflanze hat die Fähigkeit, gegenüber den höheren Naturreichen ein schenkendes Element zu entwickeln. Sie hat dieses schenkende Element insofern, als sie die ihre Gestalt aufbauenden mineralischen und wässerigen Substanzen stärker mit Lichtenergien durchdringt, als es für ihre Selbsterhaltung (für Wachstum und Reproduktion) nötig wäre. Anders ausgedrückt, die Pflanze schafft eine der unentbehrlichsten und wichtigsten Voraussetzungen für das tierische Dasein, indem sie mehr Licht verarbeitet, als für ihr eigenes Dasein unbedingt erforderlich ist. Durch die vermehrte Lichtverarbeitung werden Nähr- und Heilkräfte ausgebildet. Was für die Pflanze selbst ohne wesentliche Bedeutung zu sein scheint; erweist sich demzufolge für den erweiterten Blick als ein weisheitsvolles Naturwirken." (J. Voegele.)

Für diese Wirksamkeit des Lichtes spielt der Gehalt des Bodens an *Kiesel* bzw. *Quarz* eine große Rolle. Rudolf Steiner wies die Landwirte eindringlich auf diesen Zusammenhang hin, und die nach seinen Angaben arbeitende *biologisch-dynamische Wirtschaftsweise* hat diesen Hinweis bestätigen können, wie sie überhaupt der lebendige Beweis für die Richtigkeit und praktische Anwendbarkeit der oben skizzierten Anschauung von den „ätherischen Bildekräften" ist. (Vergl. Dr. E. *Bartsch:* „Die biologisch-dynamische Wirtschaftsweise". — Fr. *Dreidax:* „Das Bauen im Lebendigen". — E. *Pfeiffer:* „Die Fruchtbarkeit der Erde — ihre Erhaltung und Erneuerung" und „Gesunde und kranke Landschaft".) — L. *Kolisko* hat in umfangreichen experimentellen Arbeiten im biologischen Institut am Goetheanum die Wirkung von Licht und Finsternis auf das Pflanzenwachstum untersucht und speziell die Angaben Steiners bezüglich des Zusammenhanges von Kiesel und Lichtprozeß bestätigt.

Zum Problem der Vitamine

Die Abhängigkeit des tierischen und menschlichen Organismus vom Pflanzenreich kommt auch in der Tatsache zum Ausdruck, daß eigentlich nur die Pflanze imstande ist, Vitamine zu bilden, und daß Tier und Mensch diese (bzw. deren Vorstufen) von der Pflanze übernehmen müssen. Das hängt mit dem früher erwähnten Unterschied des pflanzlichen Ätherleibes von dem der Tiere und des Menschen zusammen: in der Pflanze (abgesehen von den Giftpflanzen) wirken die Sonnenkräfte unvermindert, während sie beim Tier und erst recht beim Menschen durch das Eingreifen des Astralleibes bzw. des Ich weitgehend geschwächt werden.
Nur im Säuglingsalter und bei Ernährung mit Muttermilch kommt im menschlichen Organismus eine Vitaminsynthese zustande (B_1); aber diese ist nicht durch die eigenen Kräfte des menschlichen Organismus möglich, sondern geschieht durch Vermittlung gewisser Bakterien im Dickdarm. Im späteren Alter und bei anderer Ernährung ist diese Synthese nicht möglich.
Tiere dagegen können mit wenigen Ausnahmen das antiskorbutische Vitamin C in ihrer Leber bilden; sie sind also auf die Zufuhr dieses Stoffes nicht angewiesen. Die Leber des Menschen dagegen ist dazu nicht imstande.
Vitamine bilden sich in der Pflanze, wo die Sonnenwirksamkeit besonders stark ist, also unter der Oberfläche der Blätter, Samen und Früchte. Daß Erdnußöl kein und Wurzeln wenig Vitamin enthalten, daß die Milch der Kühe im Sommer reicher an Vitamin D ist als im Winter, weist ebenfalls auf diesen Zusammenhang mit dem Licht hin. Vitamine sind „Lichtspeicher".
Die für den *tierischen* Organismus spezifischen Stoffe sind die *Hormone*, deren Bildung in verschiedenen Organen geschieht; sie können nicht vom pflanzlichen Organismus gebildet werden.
Charakteristischerweise macht von dieser Regel nur das Follikelhormon insofern eine Ausnahme, als es auch im Pflanzenreich weit verbreitet ist und sogar noch aus der Steinkohle gewonnen werden kann; hier handelt es sich eben um die Fortpflanzung, die, wie schon ausgeführt wurde, ein für den Ätherleib charakteristischer Vorgang ist. Es ist also begreiflich, daß gerade für diese Sphäre auch die Pflanze anregende Stoffe bildet.
In der Natur am meisten verbreitet ist das sogenannte Vitamin A, das darum hier etwas eingehender besprochen werden soll. Vitamin A wird im menschlichen Organismus aus seiner pflanzlichen Vorstufe, dem Carotin, gebildet. Carotin, der im Pflanzenreich außerordentlich verbreitete orangefarbige oder gelbe Farbstoff (genannt nach seinem reichlichen Vorkommen in der Karotte) bildet

sich in der Pflanze parallel dem Chlorophyll. Es ist sozusagen der allgemeine „pflanzliche Lebensstoff".

Im menschlichen Organismus wird das Carotin in der Leber zum Vitamin A umgewandelt. Hierzu ist aber Thyroxin, das Produkt der Schilddrüse, notwendig.

Wir haben die Leber als das Zentralorgan des Ätherleibes im Wasserorganismus erkannt, die Schilddrüse als den Ausgangspunkt astralischer Wirkungen im Wasserorganismus. Es wird also hier ein vom pflanzlichen Ätherleib gebildeter Stoff in der Leber auf die Stufe des menschlichen Ätherleibes gehoben, wobei die Mitwirkung der Schilddrüse zeigt, daß die Verbindung des Ätherleibes mit dem Astralleib dabei notwendig ist. Im menschlichen Organismus findet sich Vitamin A deswegen auch am meisten in der Leber, insbesondere im Zustand der Gravidität. Aber auch im allgemeinen ist der Organismus der Frau reicher an Vitamin A als der des Mannes, was zusammenstimmt mit unserer Auffassung, daß bei der Frau ein Übergewicht des Ätherleibes gegenüber dem physischen Leib besteht.

Leben ist an Wasser gebunden. Der Ätherleib braucht Wasser, um die Stoffe organisieren zu können. Die Vermittlung zwischen Wasser und Ätherleib besorgt bei Mensch und Tier das Vitamin A; es ermöglicht erst dem Ätherleib, den Wasserorganismus zu beherrschen. Wenn der Organismus an Vitamin A verarmt, zeigt sich dies darin, daß der Wasserorganismus sich von der Peripherie des Leibes mehr nach dem Innern zurückzieht; die Peripherie vertrocknet, der Epithelisierungsprozeß nimmt überhand.

So bemerken wir bei Vitamin-A-Mangel eine Tendenz zur Epidermisierung der Augenbindehaut, eine Wucherung des Hornhautepithels, schließlich Erweichung und Trockenheit des Auges überhaupt.

Auch an der Haut ist die Wasserverarmung zu bemerken, wodurch eine stärkere Verhornung und Pigmentierung hervorgerufen wird.

Die Schleimhäute der Nase und der Atmungsorgane werden in demselben Sinne verändert: die Epidermis rückt hier wie an den Lippen vor, das Riechvermögen leidet, Heiserkeit und Bronchitis werden chronisch.

An den Zähnen zeigt sich die entsprechende Erscheinung: die Schmelz- und Zementbildung nimmt zu, — das heißt der Mineralisierungsprozeß gewinnt gegenüber dem Lebensprozeß die Oberhand. — In derselben Richtung liegt das vermehrte Auftreten von Blasen- und Nierensteinen, die sich infolge von Verhornungsprozessen im Nierenbecken bilden.

Ein so allgemeines Versagen des Ätherleibes im Wasserorganismus zieht notwendigerweise auch die Drüsen, vor allem der Peripherie, in Mitleidenschaft: Tränen-, Talg-, Schweißdrüsen sind in ihrer Funktion gestört, die Magen-

drüsen produzieren nicht mehr genügend Salzsäure. Auch die Keimdrüsen degenerieren; es kommt zum Erlöschen des Geschlechtstriebes, der Menses und der Fruchtbarkeit. — Schließlich treten auch im Nervensystem degenerative Erscheinungen auf. — Daß ein derartig geschädigter Organismus leichter anfällig gegenüber Infektionen ist, bedarf keiner Erklärung.
Weniger verständlich erscheint zunächst, daß die Retina das verhältnismäßig vitamin-A-reichste Organ des Körpers ist. Es bildet hier die Grundlage für die Entstehung des Sehpurpurs, der durch den Sehprozeß zerstört, aus Vitamin A aber sofort wieder aufgebaut wird. Der Organismus begleitet also den Nervenprozeß mit einem Lebensprozeß, ja es wäre wohl richtiger zu sagen: die Wechselbeziehung zwischen Sehpurpur und Vitamin A ist ein Ausdruck dafür, daß der Sehprozeß in das Ganzheitsgeschehen des Organismus übergeleitet wird. Das Auge, das ja eigentlich ein vorgeschobener und von seinem Ursprung ziemlich weit entfernter Gehirnteil ist, müßte unter der enormen Beanspruchung durch die Einwirkung des Lichtes bald zerstört werden, wenn nicht immer wieder der Ätherleib es heilend überfluten würde.
So wird es verständlich, daß bei ungenügender Versorgung des Organismus mit Vitamin A als erstes Symptom eine Sehschwäche im Sinne der Nachtblindheit eintritt. Denn Sehen besteht, wie jede Sinneswahrnehmung, auf dem Zustandekommen von Kontrasterlebnissen. Ist der Ätherleib (den man ja auch, wie wir gesehen haben, einen „Lichtleib" nennen kann) infolge von Mangel an Vitamin A nicht genügend an die physische Organisation gebunden, so kommt kein genügend starkes Gegenbild zustande, was sich zuerst bei den schwachen Lichteindrücken der Dämmerung störend bemerkbar macht.
Auf das für den Menschen besonders wichtige Vitamin D werden wir noch zurückkommen.

Das Tier im Licht

Die Urgebärde des Tieres: daß es sich in sich selbst und damit vom Kosmos abschließt, kann auch für seine Beziehung zum Licht als Leitmotiv dienen. Und diejenigen Tiere, die durch ihre Kleinheit (wie die einzelligen, aber auch Pflanzen, besonders die Bakterien) sich vor dem Licht nicht genügend schützen können, werden durch seine Einwirkung fast durchweg in kurzer Zeit abgetötet. Besonders stark wirkt in dieser Beziehung das ultraviolette Licht. Auch Tuberkelbazillen gehen ja durch Lichteinwirkung bald zugrunde, wie bereits *Robert Koch* feststellte und worauf *Finsen* seine Lupustherapie begründete.

Aus den zahlreichen auf diesem Gebiet gemachten Experimenten ergibt sich, daß die Tiere um so besser sich gegenüber dem schädigenden Einfluß des Lichtes behaupten können, je höher entwickelt bzw. besser pigmentiert sie sind, — denn beides geht offenbar im allgemeinen parallel. So konnte *Aertel* beobachten, daß die farblose Art des Süßwasserpolypen (Hydra) durch Licht sehr viel schneller zum Zerfließen gebracht wurde als die durch Algenzellen grüngefärbte Art.

Besonders aufschlußreich für das Verständnis des verschiedenen Verhaltens der niederen und der relativ höher stehenden Tiere gegenüber dem Licht sind die eingehenden Untersuchungen über den „*Lichttod*", die E. Merker veröffentlicht hat. („Die Naturwissenschaften", 25. Jahrg., Seite 70 ff.)

Er schreibt darin sehr anschaulich: „Die kleineren Tiere werden vom Licht ungeheuer aufgepeitscht, sie rasen und toben umher und kommen erst im Schatten oder durch Ermatten zur Ruhe ... So wechseln Toben und Erschöpfung ab, bis die Körperkräfte vollkommen verbraucht sind und die Tiere mit entsetzlicher Langsamkeit hinsterben. Bei vielen weichen und weichhäutigen wirbellosen Wasserbewohnern kündigt sich der Lichttod durch Zerfallen des ganzen Körpers an. Man beobachtet diese Erscheinung an sehr einfach gebauten Tieren, wie Hydren und Plattwürmern, oder den Furchungsstadien von ganz jungen Froschlarven. Die ebenfalls weichhäutigen Regenwürmer, Egel, Schnecken, Krebse und Wasserinsekten behalten dagegen auch nach dem Lichttod ihre Gestalt und zerfallen erst viel später als Folge der einsetzenden Verwesung... Bei Regenwürmern, Krebsen und Kerbtieren hindert nicht nur die Kutikula die sofortige Auflösung. Auch an Stellen, wo sie bestimmt fehlt, wie verheilten Schnittwunden und dergleichen, findet im Lichte kein Aufbrechen und Auflösen in Wolken statt. Bezeichnend ist, daß die Furchungsstadien der Frösche und Molche im Lichte zerfallen können, während schon die etwas älteren Larven auch bei stärkster Bestrahlung ohne auseinanderzufallen absterben. Offensichtlich halten die später entstandenen Zellen auch nach dem Tode weit besser zusammen. Es gibt sich hier ein grundsätzlicher Unterschied im Zusammenhalt der Zellen vielzelliger Tiere kund, der jedoch noch nicht ganz geklärt ist...".

Aber alle diese Kleinlebewesen sind ja durch ihre natürliche Lebensweise dem Licht mehr oder weniger entzogen und werden nur zu dem Zweck des Experimentes aus dem schützenden Dunkel oder Halbdunkel hervorgeholt. Insbesondere die ungeheuer zahlreiche Kleinlebewelt des Meeres, die ja für die höheren Wassertiere die Existenzgrundlage bildet, kann ohne die Schutzhülle des Wassers nicht gedeihen. Es ist aber bemerkenswert, daß, wie *Doflein* angibt, schon bei den typischen Planktontieren, die im übrigen ja von glasheller Durchsichtigkeit sind, doch einige Organe, insbesondere die Geschlechtsorgane, dunkel pigmentiert sind. Ebenso findet sich bei Tag-Eidechsen (im Gegensatz zu den Nacht-Geckonen!) eine dunkle Pigmentschicht im Bauchfell und in der Gegend der Geschlechtsorgane. Ferner weist Doflein darauf hin, „daß bei vielen Tierformen während der Embryonal- oder Larvenstadien Blutgefäße und manchmal auch das Nervensystem von pigmenthaltigen Zellen eingehüllt werden". — Offenbar sollen also gerade die Generationsorgane vor dem Einfluß auch des schwachen, in diesen Tiefen noch vorhandenen Lichtes geschützt werden.

In größeren Tiefen fällt nun, wie Doflein bemerkt, eine große Eintönigkeit in der Färbung der Tiere auf: „Bei den Tiefseetieren sehen wir einige wenige Farbenkleider wie eine Uniform sich wiederholen. Während die Mehrzahl der im freien Wasser gefangenen, also wohl dem intermediären Plankton angehörigen Formen purpurne Farbtöne oder ein tiefes Samtschwarz zeigen, finden wir bei den Bodenbewohnern vielfach bleiche, gelbliche bis weißliche Färbungen, welche auf mehr oder minder vollkommenem Pigmentmangel beruhen. — Die in Schlamm, Sand und Felsen wohnenden Tiere zeigen auch im Seichtwasser sehr häufig die Erscheinung der Farblosigkeit."

Ähnliche Erscheinungen finden sich auch bei den blaßgefärbten Höhlentieren, die „allen möglichen, gar nicht miteinander verwandten Gruppen des Tierreiches angehören. Die höchststehende derartige Form ist ein Amphibium, der sogenannte Grottenolm (Proteus anguineus)... Die Heuschrecken, Käfer und Spinnen, welche in Höhlen leben, sind meist nicht blaß gefärbt, zeigen aber immerhin einförmige, zeichnungslose Färbung." — Dasselbe trifft für viele Insektenlarven oder andere unter der Erde, in Holz, Früchten usw. lebende Tiere, sowie die im Innern anderer Tiere lebenden Parasiten zu. Auch das Experiment ergab dasselbe Resultat: gewöhnliche Flohkrebse und Wasserasseln zeigten, wenn sie längere Zeit im Dunkeln gehalten werden, eine deutliche Abnahme ihres Hautpigmentes.

Diese Tiere stellen also, wenn sie im Dunkeln leben, die Pigmenterzeugung ein. — Das Tier schließt sich wohl durch seinen Bau vom Licht ab, aber die Pigmenterzeugung verstärkt diese Abschließung.

Daß es sich bei der Pigmentlosigkeit nicht um eine innere Anlage, sondern um das Fehlen der äußeren Anregung handelt, zeigt die Gegenprobe: daß nämlich solche Tiere, die infolge des Lichtmangels ihrer Umgebung gewöhnlich pigmentlos sind, nachträglich dunkles Pigment entwickeln können, wenn sie längere Zeit dem Licht ausgesetzt werden. Besonders an einer Reihe von Höhlentieren konnten diese Beobachtungen gemacht werden, so vor allem am Grottenolm, aber auch an Höhlenflohkrebsen und Asseln.

Das niedere Tier ist also in bezug auf seine Färbung sehr stark von der Umgebung abhängig. Daraus erklärt sich auch das als „Mimikry" bezeichnete Phänomen der Farbanpassung mancher Tiere, insbesondere der Insekten. (Bei Doflein [oder im Konversationslexikon] findet man dazu sehr illustrative bunte Tafeln.) Bekanntlich wurden diese Erscheinungen bisher von darwinistischen Gesichtspunkten aus erklärt: das einem gefährlichen Tier ähnelnde sollte dadurch vor Verfolgung mehr geschützt sein. Allein: die *Entstehung* der oft frappanten Ähnlichkeit ist damit ja nicht erklärt — wenn man nicht Jahrmillionen ansetzen will, bis durch Mutationen „zufällig" solche Ähnlichkeiten entstehen.*)

Es gibt aber ein anderes Gebiet, auf dem täglich solche „Ähnlichkeiten" entstehen — ohne daß man sich genötigt sieht, sie durch „Mutationen" zu erklären: das der Photographie. Der Vergleich ist nicht so banal, wie er zunächst aussieht: denn das Tier hat infolge seiner passiven, aber sensiblen Lichtorganisation insofern eine gewisse Ähnlichkeit mit einer lichtempfindlichen Platte, als es eben, wie wir oben sahen, von seinem Lichtmilieu ungeheuer abhängig ist und von diesem beeindruckt wird. Es kann sogar eine gewisse Zeit dauern, bis der von der tierischen Lichtorganisation aufgenommene Eindruck „manifest" wird. So konnte *Wood* an den *Puppen* des kleinen Kohlweißlings Pieris rapae beobachten, daß sie jeweils die Farbe annahmen, die die Umgebung hatte, in der sie als *Raupen* aufgewachsen waren. — Gerade dies Beispiel zeigt schlagend, daß hier von Mutation keine Rede sein kann, sondern daß Beeinflussung durch die Farbe der Umgebung vorliegt.

Handelt es sich in diesem Beispiel um ein rein passives Imprägniertwerden von der Umgebung, so finden wir eine weitere Entwicklung in dem Fall des Dekapodenkrebses Virbius, der an den europäischen Küsten in allen möglichen Färbungen auftritt. Es zeigt sich, daß die einzelnen Tiere jeweils die Farbe derjenigen Algen annehmen, auf denen sie gerade sitzen (Grünalgen, Brauntange, rote und weißliche Florideen). Wenn man nun in einem großen Glasgefäß die verschiedenfarbigen Algen mit den darauf sitzenden Krebschen durcheinanderschüttelt, so daß die Tiere davon losgetrennt werden, so suchen diese hinterher zunächst jeweils eine beliebige Alge auf, die sie gerade am schnellsten erreichen können. Doch bleibt es dabei nicht lange, sondern nach Verlauf weniger Stunden ist jedes einzelne Tierchen wieder auf die Unterlage zurückgekehrt, der es in der Farbe gleicht. Hindert man sie aber daran, indem man ihnen in einem Glas etwa nur Algen gibt, die sich von ihrer eigenen Farbe unterscheiden, so ändern sie in entsprechender Weise ihre Eigenfarbe durch Verschiebung der Pigmente in den Farbzellen der Haut, so daß schließlich jedes Tierchen wieder die Farbe seines Untergrundes hat: grün, rot, braun, gesprenkelt oder gestreift.

Wir sehen an diesem Beispiel besonders schön, wie stark der Organismus des Tieres von seinem Licht- und Farbmilieu abhängig ist und welches Bedürfnis er hat, sich in der Färbung mit seiner Umgebung in Einklang zu bringen; mit

---

*) Vergl. dazu die kritische Erörterung des Problems bei O. *Hertwig:* „Das Werden der Organismen". — *Doflein* und *Hertwig* nehmen für die Entstehung der „sympathischen Färbung" und der Mimikry einen „psychischen Vorgang" im Tier an.

welcher Beweglichkeit er unter den beiden dafür möglichen Mitteln zu wählen vermag: entweder die ihm gleichgefärbte Umgebung aufzusuchen, oder umgekehrt: sich selbst der neuen Umgebung in seiner Körperfarbe anzugleichen.

Hier wird der grundlegende Unterschied des Tieres von der Pflanze deutlich: alle Reaktionen der Pflanze auf das Licht sind biologische, das heißt sie kommen durch einen Lebensvorgang, eine Fähigkeit ihres Bildekräfteleibes, zustande. Die Reaktionen des Tieres können biologischer Art sein, zum Beispiel wenn es auf vermehrten Lichteinfall mit stärkerer Pigmentierung, oder, wie im letzten Beispiel, mit Herstellung der entsprechenden Eigenfarbe reagiert; sie können aber auch unter Einschaltung der Sinneswahrnehmung in einer Eigenbewegung bestehen, mit anderen Worten durch Vermittlung seiner astralischen Organisation. Diese Zwischenschaltung der astralischen Organisation gibt allen auch scheinbar rein biologischen Reaktionen des Tieres letzten Endes doch das Spezifisch-Tierische.

Durch die Einschaltung der astralischen Organisation werden auch die biologischen Vorgänge beim Tier mit Lust oder Unlust begleitet. Aber schon beim Tier können „Sympathien" auftreten, die, soweit wir das von außen beurteilen können, dem rein biologischen Interesse widersprechen. Das trifft zum Beispiel zu bei den Tieren, die das Licht „freiwillig" verlassen und es vorziehen, im Dunkeln zu leben. — Denn es erscheint uns durchaus begreiflich, daß Kleinlebewesen, die den „Lichttod" zu fürchten haben, instinktiv das Dunkel aufsuchen. Und bei Tiefseefischen hängt es vielleicht mit ihrer phylogenetischen Entwicklung zusammen, daß sie im Dunkeln leben. Wenn aber Tiere, die ihrer Organisation nach durchaus im Licht leben können, das Dunkel aufsuchen und ein Kümmerleben führen, so müßte das zweifellos ein Problem für die Naturwissenschaft sein.

So berichtet Doflein: „Soweit wir bis jetzt wissen, suchen unter den niederen Tieren viele Polypen und Aktinien, viele Würmer, Muscheln und Schnecken mit Vorliebe Orte mit geringerer Belichtung auf; unter den Landtieren gilt dies für viele Tausendfüßler, Landschnecken, Insekten, welche im Boden und unter Steinen wohnen. Vielfach können wir während der Entwicklung der Tiere eine Umkehr in ihrem Verhalten zum Licht feststellen, zum Beispiel wenn Insektenlarven, die sich während der Freßperiode im Licht aufhielten, zur Verpuppung dunkle Orte aufsuchen, sich zum Beispiel in die Erde verkriechen.*)

---

*) Dieser prinzipielle Unterschied des Tieres von der Pflanze kann auch nicht dadurch verwischt werden, daß bei niederen Tieren (Polypen, Röhrenwürmern) ein gewisser Phototropismus vorzuliegen scheint. Denn hier handelt es sich um sehr schwache Lichtreize, insbesondere aber um rotes Licht; gegenüber größerer Lichtintensität und vor allem gegenüber ultraviolettem Licht verhalten sich dagegen alle diese Tiere negativ.

Physiologisch interessant ist übrigens die Beobachtung *Loebs*, daß pflanzenfressende Tiere und Tierlarven mehr zum Phototropismus neigen als fleischfressende. Es scheint demnach, daß das niedere Tier die pflanzliche Nahrung nicht vollkommen ihrer biologischen Eigenart berauben kann, so daß das Tier durch sie der Bindung an den Lichtprozeß unterliegt. — Außerdem gibt es aber auch in allen größeren Gruppen des Tierreichs eine große Zahl von ausgesprochenen Dämmerungs- und Nachttieren. — Auffallend ist ferner, daß höhere Tiere, die im allgemeinen im Licht leben, dies doch auch sehr gut entbehren zu können scheinen, wie zum Beispiel die Pferde, die jahrelang in Bergwerken arbeiten, ohne daß sie dabei krank zu werden brauchen.

Wir haben bisher nur die sich abschließende Gebärde des Tieres betrachtet. Sie ist, wie wir gesehen haben, ein Ausdruck seiner astralischen Organisation. Beim Tier wird aber auch die Lichtorganisation der astralischen Organisation untergeordnet; sie wird, vergleichsweise gesprochen, „introvertiert". Und diese introvertierte Lichtorganisation äußert sich in ihrer Wirkung zunächst in der Bildung der Organe, die die Möglichkeiten bieten, die Abschließung des Organismus wieder zu überwinden: in der Entstehung der Sinnesorgane (vor allem des Auges) und des Nervensystems, das in Verbindung insbesondere mit dem Auge das Erleben des äußeren Lichtes, und dadurch die Entstehung des Seelenlebens ermöglicht.

Die Entwicklungsgeschichte zeigt ja, daß die Augenbildung von zwei Seiten her erfolgt: vom Ektoderm her durch die Einstülpung der Linse, vom Nervenrohr her durch Ausstülpung des Augenbechers. Aus diesen beiden sich begegnenden Grundtendenzen: der von außen nach innen und der von innen nach außen, entwickelt sich der Wunderbau des Auges, dem dann allerdings erst der Mensch seinen vollen Sinn geben kann. Und wenn Goethe sagt: „Das Auge wird am Licht für das Licht gebildet", so können wir das jetzt im einzelnen verstehen: die Einstülpung der Linse geht aus von der noch im Zusammenhang mit den Kräften des kosmischen Lichtes stehenden astralischen Organisation, die Ausstülpung des Augenbechers dagegen von dem introvertierten, nach Verbindung mit dem kosmischen Licht strebenden Lichtorganismus.

Und schließlich wird noch ein weiteres Organ gebildet, das parallel mit der Entwicklung des Nervensystems seine höchste Ausbildung erreicht: *das Blut*. Aus mehr oder weniger farblosen Vorstufen bei den niederen Tiergattungen erreicht es bei den Wirbeltieren und beim Menschen seine höchste Stufe und zugleich die merkwürdige Eigenschaft: gefärbt zu sein. — Wir bestimmen den Grad seines Eisengehaltes nach dem Färbungsgrad.

Schon der Name — vor noch nicht allzulanger Zeit sprach man noch von „Geblüt" — weist auf den Zusammenhang mit dem Blütenprozeß hin: was an der

Pflanze die Blüte ist, das edelste Ergebnis der Lichtorganisation, das ist beim Tier das Blut. Die Lichtorganisation strebt aber im Blut nicht nach außen, sondern sie verinnerlicht sich in ihm und imprägniert, wie wir gesehen haben, die leibliche Substanz in intensiverem Maße, als das sonst bei irgendeinem Organ der Fall ist. — Beim Menschen kommt allerdings noch anderes in Betracht, worauf im folgenden Kapitel eingegangen werden soll.

Der Mensch im Licht

> „Das Licht ist es, welches das Geistige mit dem Leiblichen verknüpft, da es alles in sich zusammenfaßt, und den Augen selbst zur Anschauung offen darreicht."
> *Servet*

Bei der Betrachtung der Erde hat sich uns ergeben, daß sie ein Organismus ist, der durch seine Hüllen nur einen bestimmten Teil der aus dem Kosmos herandringenden Strahlen zu seiner Oberfläche durchläßt. Und während die Pflanzen imstande sind, diese Strahlen in ihre Organisation aufzunehmen, während andererseits die Tiere sich fast ganz vor ihnen verschließen, nimmt die menschliche Organisation eine Mittelstellung ein.

Man hat berechnet, daß etwa ein Drittel aller auf die menschliche Haut auftreffenden Strahlen schon an ihrer Oberfläche reflektiert werden, davon die ultraroten und ultravioletten im geringsten Grade.

Aber auch die verhältnismäßig geringe Strahlenmenge, die die Erdoberfläche erreicht, läßt der Mensch nicht ohne weiteres an sich heran: durch Wohnung und vollends Kleidung wird davon wiederum ein großer Teil abgehalten bzw. (durch die Kleidung) in Wärme umgewandelt. Der Mensch schließt sich also freiwillig noch mehr vom Licht ab, als es die Natur bereits getan hat. (Nur der Kopf nimmt hier eine Sonderstellung ein.) — Fragt man sich, womit diese Erscheinung zusammenhängt, so liegt es nahe, sie darauf zurückzuführen, daß der Mensch in erster Linie das Bedürfnis nach Wärmeschutz empfindet, während das Bedürfnis nach Lichtgenuß mehr seelischer Natur ist und durch das Auge befriedigt wird. Aber auch unter günstigeren klimatischen Verhältnissen wie den unseren sucht sich der Mensch gegen allzustarke Einwirkung des Lichtes zu schützen. Und daß diese Tendenz keine „zivilisatorische Entartung" ist, darauf weist die Einrichtung des menschlichen Organismus selber hin.

Der Organismus verfügt in seiner Haut über ein Organ, das u. a. ein äußerst fein abgestimmtes Strahlenfilter darstellt. So werden die ultravioletten Strahlen zum Teil bereits in der Hornschicht absorbiert, der Rest aber endgültig in der Keimschicht. Die sichtbaren Strahlen dringen bis in tiefere Schichten des Organismus vor, die blauen besser als die violetten, am tiefsten die roten. Dies läßt sich schon daran erkennen, daß zum Beispiel die Hand durchleuchtet werden kann und dabei rot erscheint. Durch Benutzung einer sehr starken Lichtquelle ist es sogar gelungen, so viel Licht durch den Brustkorb eines erwachsenen Menschen durchstrahlen zu lassen, daß man damit ein photographisches Bild herstellen konnte. — Alle diese tiefer eindringenden Strahlen werden aber im Organismus alsbald ebenfalls in Wärme umgewandelt.

Eine andere, dem Maß des einstrahlenden Lichtes sich anpassende Schutzeinrichtung des Organismus ist die Bildung von Pigment. Es ist in den tieferen Schichten der Haut bereits vorgebildet und wird bei längerer Bestrahlung an die Oberfläche vorgeschoben. Aber auch die Pigmentierung darf nicht isoliert betrachtet werden; sie hängt mit dem ganzen Lebensprozeß des Organismus zusammen, und der Arzt kann aus der Art, wie dieser mit Pigmentierung reagiert, auf dessen sonstige Reaktionsfähigkeit schließen.

Der Vorgang der Pigmentierung ist uns aus der alltäglichen Erfahrung als Reaktion des Organismus auf Sonnenbestrahlung bekannt. Genauere Untersuchungen haben nun ergeben, daß es gerade der ultraviolette Anteil des Sonnenlichtes ist, der am stärksten Pigmentierung hervorruft. Schon dies ließe vermuten, daß der Organismus gerade gegen diese Strahlen sich besonders schützen muß, und parallel damit finden wir, wie wir sahen, daß auch die Erde durch ihre Kosmosphäre diese Strahlen am stärksten abschirmt. Liegen doch die wirksamsten Strahlen in dem engen Bereich zwischen 303 und 297 µµ, die überhaupt nur unter allergünstigsten atmosphärischen Bedingungen, wie bei klarstem Himmel oder im Hochgebirge, zur Erdoberfläche gelangen.

Daß der Organismus Grund hat, sich gegen diese Strahlen möglichst zu schüzen, wird sofort begreiflich, wenn man die Folgen einer zu starken Einwirkung derselben beobachten kann: es kommt dann zum „Sonnenbrand" (Erythem), einer Verbrennung der obersten Hautschichten, die bei größerem Ausmaß bis zu Blasenbildungen und schweren Krankheitssymptomen führen kann.

Bei Versagen der Lichtverwertung kann es u. a. zur Porphyrinurie kommen, einem Krankheitsbild, das durch stark erhöhte Lichtempfindlichkeit der Haut ausgezeichnet ist. Dabei zeigt sich die große Gefährlichkeit des Sonnenlichtes, wenn es nicht richtig verarbeitet werden kann.

Andererseits besteht die merkwürdige Tatsache, daß gerade dieser Teil des Lichtes für das Leben des Organismus von fundamentaler Bedeutung ist. Sind es doch gerade diese Strahlen, die den Menschen befähigen, ein gesundes, dem Leben auf der festen Erde gewachsenes Knochensystem zu entwickeln; bekommt der Organismus zu wenig aus diesem Lichtbereich, so erkrankt er an Rachitis. Und der Organismus ist in seiner Empfänglichkeit für diese Strahlen so empfindlich eingestellt, daß er in dieser Beziehung eigentlich immer in feinster Weise zwischen Gesundheit und Krankheit hin und her schwankt. Insbesondere für den heranwachsenden Organismus trifft das zu, nur daß bei ihm die Tendenz zur Erkrankung an Sonnenbrand erheblich geringer ist als die zur Rachitis. Wenn man diese geringere Empfindlichkeit beim Säugling auf seine etwas dickere Hornschicht zurückgeführt hat, so ist das doch wohl zu äußerlich gedacht. Es scheint hier vielmehr eine im Wesen des heranwachsenden Organismus begründete biologische Notwendigkeit vorzuliegen: er ist weniger empfindlich, weil er nicht nur zur Konsolidierung seines Knochensystems, sondern zum Aufbau seines ganzen Organismus mehr auf das Licht angewiesen ist.

Im übrigen ist es sehr interessant, daß diese „Erythemempfindlichkeit" zu Beginn der Pubertät, sowie am ersten Tage der Menstruation und während der Schwangerschaft erhöht ist, und daß hellblonde Menschen überhaupt eine gesteigerte Empfindlichkeit zeigen, während im übrigen die Empfindlichkeit der Frauen in dieser Beziehung um 20% geringer ist als die der Männer.

All diese Beobachtungen zeigen, daß der Organismus speziell gegen die Aufnahme der Ultraviolettstrahlung äußerst empfindlich eingestellt ist und auf ein Zuviel sowohl wie auf ein Zuwenig immer als Ganzheit reagiert. Es ist eine der merkwürdigsten Tatsachen der menschlichen Biologie, daß die Bildung des festesten Organs, des Knochensystems, zusammenhängt, ja geradezu abhängt von der Beziehung des Organismus zu dem kosmischen Lichtprozeß! — Versuchen wir, diesen Zusammenhang näher zu betrachten.

Wir haben schon oben dargelegt, daß wir in der Violett- und Ultraviolettstrahlung die Wirksamkeit des Lebensäthers zu sehen haben, und daß dieser es ist, der die Lebenserscheinungen im eigentlichen Sinne, das heißt die Verarbeitung bzw. Umwandlung mineralischer Substanzen in lebendige Substanz bewirkt. Damit hängt auf der anderen Seite zusammen, daß da, wo seine Tätigkeit im Organismus die der anderen ätherischen Bildekräfte überwiegt, feste Organe, wie Knochen und Zähne, entstehen. — Der von der Sonne uns zuströmende Lebensäther wird also vom Organismus nur in feinst dosiertem Maße aufgenommen und zum Organaufbau verwendet. Wo und wie aber findet diese Aufnahme statt?

Wie wir bereits erwähnten, wird der größte Teil der ultravioletten Strahlen in der Hornschicht absorbiert; es treten dabei bläuliche Fluoreszenzerscheinungen auf, das heißt die sonst unsichtbaren Strahlen werden in sichtbare umgewandelt. Der Rest der von der Hornschicht durchgelassenen Ultraviolett-Strahlung wird dann in der Keimschicht aufgefangen. Es ist dies die eigentlich lebendige Schicht der Haut, in der dauernd neue Zellen gebildet und als Ersatz für die an der Oberfläche der Hornschicht zugrundegehenden Zellen nachgeschoben werden. — Wir haben also in der unterhalb der Hornschicht den ganzen Menschen umgebenden Keimschicht ein Gebiet, in dem der Lebensäther in den Zellteilungen (mit der oben erwähnten mitogenetischen Strahlung) wirksam ist. Und gerade diese Schicht ist es, in der der Rest der Ultraviolett-Strahlung absorbiert wird, das heißt wo der in der ätherischen Organisation individualisierte Lebensäther mit dem von der Sonne einstrahlenden Lebensäther in Beziehung tritt. Nun liegt aber das für die mitogenetische Strahlung angenommene Gebiet (180—250 µµ) weit unterhalb des Bereichs der von der Sonne zur Erdoberfläche unter günstigsten Umständen gelangenden Strahlen, das, wie oben gesagt, bei etwa 297 µµ endet. — Es müßte also von diesen Voraussetzungen aus postuliert werden, daß der Organismus die kosmische, relativ langwelligere Strahlung in körpereigene, kurzwelligere „transformiert". — Daß tatsächlich auch in diesem feinsten Lebenszusammenhang des Organismus mit dem Kosmos nicht einfach ein Übergang der kosmischen Kräfte in den menschlichen Organismus stattfindet, sondern daß auch hier (wie in jeder Beziehung) durch den Organismus eine Metamorphose vollzogen wird, hat *Rudolf Steiner* in den genannten Ärzte-Kursen dargestellt. Er sagt dort: „An der Grenze zwischen uns und der Außenwelt geschieht aber mit diesem Lichte, also mit etwas rein Ätherischem, etwas sehr Bedeutsames: es wird umgewandelt. Und es *muß* umgewandelt werden. — Der Mensch wandelt in sich nicht nur die gewöhnlichen äußeren ponderablen Naturvorgänge um, sondern der Mensch wandelt auch das Imponderable um, das Licht, er macht es zu etwas anderem. — Und suchen wir daher das Licht im Menschen, so muß es etwas anderes sein, so muß es eine Metamorphose des Lichtes sein. Wir finden in dem Augenblicke, wo wir die Grenze des Menschen nach innen überschreiten, eine Metamorphose des Lichtes." — An einer anderen Stelle führt er aus, daß der Mensch das Licht in seinem Organismus sogar neu *erzeugen* müsse, und daß dies „einer der tiefliegenden Unterschiede des Menschen von der Tierheit" sei, daß die Tiere nicht die Fähigkeit haben, „im Innern ausreichend Licht zu erzeugen". (Die im vorigen Kapitel erwähnte „Farbanpassung" bietet ja dafür ein Beispiel.) Diese „originäre Lichterzeugung" hängt nun nach der materiellen Seite hin mit dem Atmungsprozeß und der Rolle des Kohlenstoffs im Organismus zusammen.

Wir kennen die Bedeutung des Sonnenlichtes für die Synthese der Kohlehydrate, und wenn durch deren Verbrennung im Organismus Wärme entsteht, so sehen wir darin umgewandelte Sonnenenergie. Dies trifft ja auch durchaus zu, ist aber doch nur die eine, mehr äußerliche Seite des Prozesses. Die andere schildert *Steiner* so, daß bei der Verbrennung des Kohlenstoffs zu Kohlensäure im Organismus „Licht" erzeugt wird: „Dieser Lichtbildungsprozeß des Innern, der kommt wiederum entgegen der Einwirkung des äußeren Lichtes. Und wir sind in bezug auf unseren oberen Menschen, das heißt Kopf- und Brustorganisation, so eingerichtet, daß äußeres Licht und inneres Licht einander entgegenwirken, miteinander zusammenspielen, und geradezu das Wesentliche in unserer Organisation darauf beruht, daß wir da, wo diese beiden, äußeres Licht und inneres Licht, zusammenwirken sollen, daß wir da imstande sind, sie nicht ineinander verfließen zu lassen, sondern sie auseinander zu halten, so daß sie nur aufeinander wirken, aber nicht sich miteinander vereinigen. Indem wir, sei es durch das Auge, sei es durch die Haut, entgegenstehen dem äußeren Lichte, ist überall aufgerichtet gewissermaßen die Scheidewand zwischen dem inneren originären Lichte im Menschen und dem äußerlich einwirkenden Lichte. Und das äußerlich einwirkende Licht hat eigentlich nur die Bedeutung einer Anregung zur Entstehung des inneren Lichtes. Indem wir also das Licht von außen auf uns einfließen lassen, lassen wir uns selber anregen zur Entstehung des inneren Lichtes."

Vom naturwissenschaftlichen Standpunkt ist wohl gegen eine solche Darstellung nichts einzuwenden. Wer in der bei der Verbrennung der Kohlehydrate auftretenden Wärme die bei der Synthese dieser Stoffe verbrauchte und latent gewordene Sonnenenergie sieht, wird zugeben müssen, daß bei diesem Prozeß auch wieder „Licht" entstehen kann, wie dies ja auch in der „mitogenetischen Strahlung" bereits experimentell nachgewiesen ist.

Für das Verständnis der feineren Prozesse im menschlichen Organismus und insbesondere für die Pathologie scheint mir der Hinweis auf die Verwandlung des Lichtes im Menschen und den dadurch entstehenden „Lichtorganismus" unentbehrlich zu sein.

Das ergibt zum Beispiel die Betrachtung der Rachitis. Sie entsteht, wie heute allgemein anerkannt ist, wenn der Organismus nicht genügend ans Licht kommt, wobei aber speziell die ultraviolette Strahlung für den Knochenanbau wichtig ist. Bestrahlung des Organismus, sie es durch die Sonne oder mit ultraviolett strahlenden Lampen, bringt die Erkrankung zur Heilung.

Aber auch die frühere Therapie mit Phosphorlebertran ist durch die neuere Forschung gerechtfertigt worden, wobei allerdings heute die Hauptrolle dem Lebertran zugeschrieben wird, der das rachitis-heilenden Vitamin D enthält. Vitamin D kommt in der Natur sehr wenig vor (hauptsächlich in Butter, Milch, Eigelb und Hefe); für therapeutische Zwecke kommt hauptsächlich der Lebertran in Betracht. Die beiden verschiedenartigen Therapien wurden ideell vereinigt, als festgestellt wurde, daß durch die Ultraviolettbestrahlung in der Haut aus einer Vorstufe (Provitamin) Vitamin D entsteht. — Die bei den

Säugetieren gefundenen Provitamine sind nach *Rominger* nicht identisch mit dem Ergosterin, sie stammen auch nicht aus der Nahrung, sondern werden von den Tieren synthetisiert.

In der menschlichen Haut findet sich nun bekanntlich viel Cholesterin. Es eröffnete deswegen einen neuen Weg für das Verständnis der Vitamin-D-Bildung im menschlichen Organismus, als *Windaus* fand, daß sich aus 7-Dehydrocholesterin durch Bestrahlung das im Lebertran vorhandene Vitamin D (als D_3 bezeichnet) herstellen läßt. — Tatsächlich wurde festgestellt, daß die menschliche Haut reich an Provitamin ist, das als 7-Dehydrocholesterin identifiziert wurde. Da nun der Organismus das Cholesterin synthetisieren kann, ist damit die Möglichkeit gegeben, daß dieses durch Sonnenlichtbestrahlung in Vitamin D umgewandelt wird.

Es besteht also die merkwürdige Parallele, daß sowohl die für die Knochenbildung des Menschen wichtigste Strahlenart, wie auch das in derselben Richtung wirksame Vitamin dem Menschen von der Natur nur sehr spärlich zur Verfügung gestellt werden; kämen beide Faktoren in derselben Häufigkeit vor wie die sichtbaren Strahlen bzw. wie andere Vitamine, so gäbe es keine Rachitis, und die Menschheit wäre von einer der häufigsten und eingreifendsten Erkrankungen verschont! — Diese Tatsachen sollten eigentlich zu denken geben. Sprechen sie nicht deutlich aus: der Mensch soll sein Knochengerüst nicht einfach durch Zufuhr eines von der Natur fertig gelieferten Stoffes, das heißt durch einen sich in ihn fortsetzenden Naturvorgang erhalten, sondern dieses Organsystem soll durch die *Tätigkeit des eigenen Organismus* zustande kommen?

Wenn das im vorigen Kapitel über den Zusammenhang des Knochensystems mit dem Ich-Bewußtsein Gesagte einer Wirklichkeit entspricht, so wäre eigentlich zu erwarten, daß das Knochensystem sorgfältig vor dem direkten Einfluß der Außenwelt geschützt werden müßte. Und dies liegt, wie gerade die neuere Forschung ergeben hat, tatsächlich vor: das Provitamin kommt durch den Eigenprozeß des Organismus zustande, und indem dieser sich dem Einfluß des Sonnenlichtes aussetzt, entsteht jenes geheimnisvolle Mineral, das Vitamin, ohne das die menschliche Organisation nicht imstande ist, Knochen zu bilden. Aus den ihr zunächst veranlagten Eigenprozessen bringt sie es sozusagen nur bis zur Produktion des relativ leblosen und biologisch inaktiven Provitamins; den letzten Schritt, die Verbindung mit dem Mineralischen, kann sie nur mit Hilfe des Lichtes vollziehen. Unter seiner Einwirkung verwandelt sich in der Haut das Provitamin in das Vitamin um; ein feinster Kristallisationsprozeß vollzieht sich: unmittelbar aus dem Licht heraus entsteht Irdisches — „Licht-Mineral" könnte man dieses Vitamin nennen. Und wenn diese Substanz auch nur in unendlich kleiner Menge in der Haut gebildet wird, so genügt sie doch, um den Prozeß der Mineralisierung im ganzen Organismus in Gang zu bringen — wie wir ähnliche Vorgänge bei katalytischen Prozessen beobachten. Kein Wunder, daß diese geheimnisvollen Zusammenhänge sich so lange dem Forscherblick entzogen haben — stehen wir doch vor der erhabenen Tatsache, daß Irdisches sich bildet unter Einfluß des Lichtes! Und in einem zweifachen Sinne ist das der Fall. Einmal wird das die menschliche Haut treffende Licht in metamorphosiertes Licht, den Lichtorganismus, verwandelt. Dieser wirkt in Stoffwechsel und Wachstum und bringt es bis zur Synthese des Provitamins; das Mineralische selber hervorzubringen, dazu reicht seine Kraft nicht aus. Hier muß das äußere Licht dazu kommen, dem Lichtorganismus neue Zufuhr an Lebensäther einströmen lassen, so daß jetzt das tote Mineralische dem Organismus eingegliedert werden kann.

So hängt das scheinbar Materiellste im Menschen mit dem Immateriellsten, dem Lichtorganismus, zusammen. Und wenn es der Wissenschaft gelungen ist, auch diesen Prozeß der Natur nachzumachen und das Vitamin synthetisch herzustellen, so ist das gewiß als Forschungsergebnis bewundernswert. Ist es aber biologisch gedacht, wenn man glaubt, dem kindlichen Organismus etwas Gutes zu tun, indem man ihm einen Prozeß abnimmt, in bezug auf den die Natur eigentlich alles so eingerichtet hat, daß er nur vom Organismus selber im Zusammenhang mit dem Licht ausgeführt werden kann? Greift man dadurch nicht viel tiefer in die innersten Zusammenhänge der menschlichen Organisation ein, als wenn man ihm etwa mit der Nahrung gleich die nötigen Verdauungsfermente einflößen würde? — Niemand wird heute noch so töricht sein, zu glauben, man könnte dem Organismus helfen, wenn man ihm Funktionen *abnimmt;* versagt er, weil die äußeren Lebensbedingungen ungünstig sind, so müssen *diese* verbessert und so die schwachen Funktionen des Organismus gestärkt werden. — Ein künstlicher Ersatz der natürlichen Vitaminbildung kann wohl zu einer Festigung des Knochensystems führen; da dieses aber nicht unter der Beteiligung des Ich zustande gekommen ist, muß dieser Eingriff zu einer Ich-Fremdheit des Organismus führen. Dies wird noch deutlicher werden, wenn wir den Zusammenhang des Ich mit dem Lichtorganismus betrachten.

In diesem Zusammenhang sei noch kurz auf das Problem der Tuberkulose-Disposition hingewiesen. Rudolf Steiner stellte dar, daß der gesunde Mensch immer eine gewisse Reserve von metamorphosiertem Licht habe, daß er aber, wenn sich die Metamorphose des Lichtes nicht in genügendem Maße vollziehen könne (sei es infolge ungenügender Anregung durch das äußere Licht oder weil er nicht fähig ist, genügend Sonnenlicht aufzunehmen — also eine konstitutionelle Schwäche in dieser Beziehung besteht), daß er dann genötigt sei, Reserven zu holen aus dem aufgespeicherten metamorphosierten Licht. Die dadurch (oder auch durch seelische und andere Ursachen) bedingte Verarmung an metamorphosiertem Licht stelle die Disposition zur Tuberkulose dar. Denn wie der Tuberkulosebazillus unter der Einwirkung des äußeren Sonnenlichtes alsbald zugrunde geht, so kann er sich auch im Innern des Organismus nicht halten, wenn die Licht-Metamorphose in Ordnung und im Innern genügend metamorphosiertes Licht wirksam ist.

Die Bedeutung der Heliotherapie für die Tuberkulose, ihre Gefahren, Erfolge und Mißerfolge scheinen mir durchaus eine Bestätigung der obigen Darstellung zu sein. — Wir werden bei der Betrachtung der Tuberkulose darauf zurückkommen.

In der Wirkung auf das Knochensystem und in der Abwehr der Tuberkulose liegen offensichtlich verschiedenartige Wirkungsweisen des Lichtes vor: im ersten Fall handelt es sich um eine plastisch-aufbauende, bis in den Mineralstoffwechsel gehende Wirkung, das heißt um eine solche des Lebensäthers; im zweiten nur um den Schutz der schon fertigen Organe gegen eine von außen eindringende Schädlichkeit, also um eine Art Milieu-Wirkung des Lichtäthers.

Wir müssen nunmehr noch die *Sinneswirkungen* des Lichtes und die damit verbundenen *seelischen Vorgänge* betrachten. Sinneswirkungen kommen nicht nur durch das Auge, sondern in ausgedehntem Maße bereits durch die Haut zustande. Wird zum Beispiel der Frosch am hinteren Teil des Organismus belichtet, so zeigt der Augenhintergrund dieselben Veränderungen wie bei direkter Belichtung. Die Haut ist demnach das ursprüngliche Lichtorgan, und auch beim Menschen ist der Lichtsinn der Haut nicht ganz erloschen, wenn er auch gegenüber der Bedeutung des Auges so sehr zurücktritt, daß man bis vor kurzem von seiner Existenz nichts wußte. — Bestrahlt man aber die Halsregion einer Versuchsperson unter sorgfältigem Ausschluß von Wärme- und optischen Eindrücken mit Rotlicht, und läßt die Versuchsperson gleichzeitig die Arme geradeaus strecken, so beobachtet man nach einer Latenzzeit von 30 Sekunden, daß die Arme nach der bestrahlten Seite hin abweichen, während bei Blaulicht die Abweichung nach der entgegengesetzten Seite erfolgt (Ehrenwald). — Die Abweichung geschieht übrigens so allmählich, daß die Versuchsperson nichts davon bemerkt.

Und wie die ganze Oberfläche des Menschen licht- und farbenempfindlich ist, so ist auch der ganze Mensch beteiligt, wenn das Auge Licht oder Farben wahrnimmt.

So hat die Vitaminforschung, wie wir schon erwähnten, den Zusammenhang des Sehvorganges mit dem Gesamtlebensprozeß aufgeklärt; Mangel an Vitamin A führt zur Nachtblindheit; der Lichtorganismus ist infolge eines inneren

„Lichtdefizits" nicht imstande, auf die schwachen nächtlichen Lichteindrücke zu reagieren.

Ferner wissen wir heute, daß es zwischen der nervösen Sehbahn des Auges und der Hypophyse Verbindungen gibt, und daß durch den Sehvorgang Änderungen in der Hormonproduktion dieser Drüse hervorgerufen werden. — Andererseits scheint Dunkelheit auf die Tätigkeit des Hinterlappens der Hypophyse zu wirken, wodurch der Parasympathicus (ein Teil des vegetativen Nervensystems) angeregt wird.

H. *Marx* berichtete (Klin. Wochenschr. 1946, 18) über die Wirkung des Polarwinters auf den Lebensprozeß und erwähnte als Symptome Hypotonie, Hypoglykaemie, Senkung des Grundumsatzes, Störungen des Wasserhaushaltes, der Potenz und Libido, Haarausfall und Größenzunahme. Der Autor faßt diese Erscheinungen als Folgen einer hypophysären Insuffizienz auf, die durch den Lichtmangel, vor allem aber durch das Fehlen des Licht-*Rhythmus* entstanden sei. Er weist dabei auf die Verbindung des Auges mit dem Hypophysenzwischenhirn hin. — Auch bei Kriegsblinden wurden ähnliche Störungen beobachtet.

Ohne jetzt im einzelnen dieses Zusammenspiel zwischen Auge, Vitamin- und Hormonhaushalt schon durchschauen zu können, dürfen wir doch auf Grund dieser Tatsachen sagen: Das Sehen verläuft nicht nur im Zentralnervensystem — es wird durch diese Vorgänge mit dem ganzen Lebensprozeß verwoben. Was wir bei der Betrachtung der Sinne schon auf dem Wege der inneren Beobachtung feststellen konnten: daß in letzter Instanz immer der Lebenssinn auf die Mitteilungen der anderen Sinne reagiert, weil sie bis in das Gebiet des Bildekräfteleibes hineinwirken, das bestätigt sich hier durch äußere Forschungsergebnisse.

An dieser Stelle sei auch auf die Entdeckungen von Prof. A. *Kohlrausch**) hingewiesen, die er wie folgt zusammenfaßt: „Das reine Tagessehen, also das Licht- und Farbensehen der fovealen Netzhautzapfen, wird durch die herrschenden Bedingungen so verändert, daß wir im Sommer, bei Neumond und steigender Leuchtdichte kurzwellige Strahlen stärker bewerten und zugleich ein und dasselbe Weiß bläulicher bzw. sämtliche Farben etwas „kürzerwellig" gefärbt sehen; unter den entgegengesetzten Bedingungen tritt das Umgekehrte ein. Bei Aufenthalt unter natürlichem Tageslicht im Freien laufen die Veränderungen als mindestens drei unabhängige, gesetzmäßige, periodische Schwankungen verschiedener Wellenlänge ab, mit Wellenlängen von einem Jahr, 28 Tagen und 24 Stunden; bei schnell wechselnder Bewölkung außerdem mit entsprechend schnellen unregelmäßigen Schwankungen. Dazu kommt ferner der lang bekannte 24stündige Rhythmus von Tages- und Dämmersehen." — Das bedeutet also,

---

*) A. Kohlrausch: Periodische Änderungen des Farbensehens. In: Film und Farbe. Bd. 9 S. 98. 1943; sowie: Med. Klinik 1943, Nr. 19/20.

daß eine und dieselbe „weiße" Lichtquelle im Sommer bläulicher, im Winter gelblicher aussieht, was natürlich für alle anderen Farben ebenso gilt.

Kohlrausch erwähnt in diesem Zusammenhang, daß jede Reizung irgend eines Sinnes, akustische, Geschmacks-, Geruchsreizung, Wärmebestrahlung der Hände eine Blauwärtsschiebung der spektralen Augenempfindlichkeit bewirkt.*)

Betrachtet man diese Phänomene unter den hier dargestellten Gesichtspunkten, so ergibt sich: durch jeden Sinnesreiz (der eine stärkere Verkörperung des Astralleibes bewirkt) steigt die Empfindlichkeit des Auges für blau; dasselbe wird bewirkt durch ansteigende Leuchtdichte (am Morgen), bei Neumond und im Sommer.

Diese Beobachtungen von *Kohlrausch* zeigen also, daß das Auge kein Organ von gleichbleibender physikalischer Präzision ist, sondern daß es, wie jedes lebendige Wesen, mit den kosmischen Rhythmen mitschwingt, und daß seine Lichtempfindlichkeit wechselt, je nachdem es selber von dem kosmischen Lichtprozeß mehr oder weniger ergriffen ist.**)

Ein hierher gehöriges Erscheinungsbild aber kennt jeder aufmerksame Beobachter: die farbigen Nachbilder, die sich gelegentlich nach starken Farbeindrücken bemerkbar machen. (Goethe hat sie mit besonderem Interesse studiert.) Sie treten in der „Komplementärfarbe" auf und stellen die Eigenreaktion des Lichtorganismus dar, kommen uns aber nur unter besonderen Bedingungen zum Bewußtsein. — Es ist aber keine Frage, daß das Farbwahrnehmen überhaupt nur dadurch möglich ist, daß der Lichtorganismus die Komplementärfarbe produzieren kann.***)

Es gibt kaum ein anschaulicheres Beispiel für die oben beschriebene Autonomie des Lichtorganismus, als dieses Produzieren der Komplementärfarbe gegenüber jedem äußeren Farbeindruck: dieser kommt nur bis an das Auge, und gleich stellt der Organismus ihm die Komplementärfarbe entgegen. (Und wir haben schon oben gesagt: wie sich der Organismus der Farbe gegenüber verhält, so tut er es jedem Eindruck, auch der Aufnahme von Stoffen gegenüber: er stellt immer den komplementären Vorgang zu dem äußeren Eindruck her; der menschliche Organismus hat überhaupt eine „komplementäre Struktur".) Ist der Lichtorganismus infolge anderweitiger Inanspruchnahme nicht imstande,

---

*) Literatur bei A. Dresler, Naturwiss. 29, 232 (1941).

**) Im übrigen scheint mir, daß die Befunde von *Kohlrausch* und Gebr. *Jaensch* sich zunächst widersprechen. Vielleicht liegt dies daran, daß *Kohlrausch* bei seinen Versuchen die von *Jaensch* beobachteten konstitutionellen Unterschiede nicht berücksichtigt hat.

***) In dem Buch „Die moderne naturwissenschaftliche Vorstellungsart und die Weltanschauung Goethes, wie sie Rudolf Steiner vertritt" hat *Dr. W. Joh. Stein* dies nachgewiesen. Stein geht dort von der Beobachtung aus, daß die komplementären Nachbilder nicht bloß als Nachbilder auftreten, sondern daß diese schon beim ersten Auftreten eines farbigen Bildes mitwirken und die Lebhaftigkeit der gesehenen Farbe abdämpfen.

die Komplementärfarbe gegenüber dem äußeren Eindruck zu produzieren, so kommt keine Farbwahrnehmung zustande. Dies ist zum Beispiel der Fall, wenn infolge einer Hirnverletzung der ganze ätherische Organismus für die Heilung des Defekts in Anspruch genommen wird. Untersuchungen an Hirnverletzten haben ergeben, daß so lange Farbenblindheit besteht, als die Wunde noch nicht geschlossen ist, und daß parallel mit dem Fortschritt der Heilung die Farbwahrnehmung allmählich wiederkehrt.*)
Für den hier aufgezeigten Zusammenhang zwischen der Tätigkeit des Bildekräfteleibes und dem Sehvorgang haben auch die unter dem Namen der „*Eidetik*" bekannt gewordenen Forschungen von E. R. *Jaensch***) und W. *Jaensch* mannigfaltige Bestätigungen erbracht. Aus ihren Untersuchungsergebnissen geht deutlich hervor, daß das Verhältnis des Menschen zum Licht mehr ist als nur *eine* Seite seines Wesens, daß es geradezu für seine innerste leiblich-seelische Struktur charakteristisch ist. — So kam E. R. Jaensch zu der Feststellung, daß Menschen mit braunen Augen, dunklem Haar und dunkler Hautfarbe, die sich gern der Sonnenstrahlung aussetzen und leicht braun werden, das heißt sich den Lichtverhältnissen gut anpassen können, „rotsichtig" sind: sie sehen alle Farben etwas nach der roten Seite hin verschoben. „Hellfarbige" Menschen dagegen, deren Haut sich in der Sonne rötet oder verbrennt, sind „grünsichtig", sie sehen alle Farben etwas nach dem Grünen hin verschoben. — Es handelt sich übrigens in beiden Fällen um durchaus farbtüchtige Menschen, und diese geringen Verschiedenheiten lassen sich nur experimentell feststellen.
Von psychologischen Versuchen aus kam nun Jaensch zu der Unterscheidung von zwei seelischen Typen: dem „integrierten", der gekennzeichnet ist durch gegenseitige Durchdringung und Abhängigkeit der psychophysischen Funktionen voneinander und von der Gesamtpersönlichkeit, und dem „desintegrierten Typus", der Getrenntsein und relative Selbständigkeit der einzelnen Funktionen zeigt. Während der Integrierte durch seine relativ hohe Plastizität, Labilität und Anpassungsfähigkeit mit der Umwelt in innigem Kontakt lebt, zeigt der Desintegrierte eine größere Konstanz seines Wesens und geringere Beeinflußbarkeit durch äußere Einwirkungen.
Überraschenderweise ergab sich nun, daß die überwiegende Zahl der Rotsichtigen zum integrierten Typus gehört, die der Grünsichtigen dagegen zum desintegrierten. — Der Unterschied zwischen beiden Strukturtypen erscheint

---

*) „Psychologische Analysen hirnpathologischer Fälle". Herausgegeben von Adhémar Gelb und Kurt Goldstein. Leipzig. J. Ambrosius Barth, 1920.
**) Prof. Dr. E. R. Jaensch: „Die Eidetik". Leipzig. Quelle u. Meyer, 1927. Ferner: „Neue Wege der menschlichen Lichtbiologie". Leipzig. Joh. Ambrosius Barth, 1933.

Jaensch ebenso wesentlich, wie es der zwischen dem organischen und anorganischen Geschehenstypus ist.

Daß der dunkelfarbige Typ zur Rotsichtigkeit neigt, ist von unserer Auffassung aus begreiflich: Die dunkelfarbigen sind Menschen, bei denen konstitutionell (meist schon durch Vererbung vorbereitet) physischer und ätherischer Leib stark vom Astralleib und Ich durchdrungen sind; die Wesensglieder sind gewissermaßen stark ineinandergeschoben. Der Lichtorganismus wird dadurch andererseits in stärkerem Maße von der Leiblichkeit als „trübem Medium" (im Sinne Goethes) durchdrungen, und das Farbensehen wird stärker nach der Rotsichtigkeit hin verschoben sein als bei den hellfarbigen Typen, die im allgemeinen konstitutionell weniger intensiv „verkörpert" sind. — Dies gilt aber nur mit Einschränkung, da es sich eigentlich nur auf das Verhältnis des Astralleibes zu physischem Leib und Ätherleib, also auf die Konstitution im eigentlichen Sinne bezieht. Denn eine Einseitigkeit der Konstitution kann durch ein stärkeres oder schwächeres Eingreifen des I c h wesentlich modifiziert und kompensiert werden. Da Jaensch dies nicht unterscheidet, erscheint in seiner Terminologie als Merkmal der Konstitution, was zum Teil auf der Wirksamkeit des Ich beruht.

Mit dem „integrierten Typus" sind nämlich zweifellos Menschen mit einem starken Ich gemeint. Durch das Ich wird das Seelenleben zur Ganzheit gestaltet, und wenn es schwach ist, werden Erscheinungen zu Tage treten, wie sie dem Desintegrierten eigen sind. Wenn Jaensch meint, daß der Unterschied zwischen beiden Typen so prägnant sei wie der zwischen dem anorganischen und organischen Naturgeschehen, so wird durch diesen Gedankengang ein „ganzmachendes Wesensglied" für das Seelenleben ja geradezu gefordert — ohne daß allerdings diese Konsequenz von Jaensch gezogen wird.

Wenn ferner Jaensch findet, daß der integrierte Typ meistens zugleich der rotsichtige ist, so erscheint auch das von unseren Gesichtspunkten aus verständlich. Denn wenn das Ich stark ist, wird es sich im allgemeinen auch mittels des Astralleibes intensiv mit der Leiblichkeit zu verbinden suchen.

In Wirklichkeit kommt man eben mit der Unterscheidung von zwei Typen nicht aus; man muß schon die Viergliedrigkeit des menschlichen Wesens zugrunde legen, wenn man die ungeheuer mannigfaltigen Erscheinungsarten des menschlichen Wesens und seiner Beziehungen zum Licht verstehen will.

Daß das Farbensehen eine mit der momentanen dynamischen Konstellation der Wesensglieder im Organismus zusammenhängende, verhältnismäßig labile Erscheinung ist, zeigen auch die Untersuchungen in Hypnose, in der zuerst Gelb, dann Rot und Grün weiß werden, bis vom ganzen Spektrum nur ein weißes, am kurzwelligen Ende schwach blau gefärbtes Band übrigbleibt. Auch nach Aufnahme geringer Alkoholmengen nimmt nach den Untersuchungen von *Hugo Schulz* das Unterscheidungsvermögen für Rot stärker ab als für Grün. — Hypnose beruht darauf, daß der Astralleib aus seiner normalen

Verbindung mit der Leiblichkeit vorübergehend herausgelöst wird. Ähnliches geschieht durch den Alkohol mit dem Ich. — Man könnte also sagen: durch Hypnose und Alkohol wird auch der integrierte Typus vorübergehend zum desintegrierten, bzw. bei letzterem werden die Desintegrationserscheinungen verstärkt.

Sehr aufschlußreich waren die Eidetik-Forschungen für das Verhältnis von *Wahrnehmung* und *Vorstellung*. Es zeigte sich nämlich, daß es namentlich unter jugendlichen Individuen bis zur Pubertät eine große Anzahl gibt, bei denen die optischen Wahrnehmungen erheblich länger nachklingen (also richtig „gesehen" werden), als der äußere Eindruck wirkt. Dieses Phänomen nannte Jaensch „Anschauungsbilder", ihre Träger „Eidetiker". — Es ergab sich ferner, daß die „Anschauungsbilder" bei den *Desintegrierten* wesentlich von den *physiologischen* Bedingungen der Sinnesreizung abhängig sind, also von der Dauer der Fixation, der Deutlichkeit des Bildes, der Intensität der Farbe usw., und daß sie nur geringe Verknüpfung mit dem übrigen Seelenleben zeigen; in extremen Fällen werden sie geradezu als seelische Fremdkörper empfunden; sie sind fast immer *komplementär* gefärbt. Bei den *Integrierten* dagegen hängt die Art der Anschauungsbilder nur wenig von den physiologisch-optischen Bedingungen ab, dagegen fast ganz von *psychologischen* Faktoren, insbesondere dem Interesse: sie folgen jeder Wendung des Vorstellungsverlaufes; sie werden nicht als etwas Fremdes empfunden, sondern als etwas „Ichzugehöriges" (Jaensch), als eine seelische Fähigkeit. Diese Art der eidetischen Bilder wird immer in der den Vorbildern entsprechenden, *nie* in komplementärer Färbung gesehen. Sie sind mit der geistigen Persönlichkeit aufs engste verknüpft und zeigen alle Eigenschaften der Vorstellungsinhalte, nur daß sie wirklich *gesehen* werden.

Man sieht also: die eidetischen Phänomene der Desintegrierten stehen der Wahrnehmung nahe, die der Integrierten der Vorstellung; oder mit anderen Worten: der Integrierte läßt die Wahrnehmungen nicht in dem Zustand, wie sie ihm von der Natur überliefert werden, sondern er verwandelt sie, so daß sie den Vorstellungen angenähert und Ausdruck seines Seelenlebens werden.

Es ist deutlich, daß hierbei von der Seele aus in die optischen Phänomene eingegriffen wird. Dabei gibt das Ich durch sein Interesse die Richtung, das Ziel des Eingreifens an; die Dynamik der Verwandlung geht vom Astralleib aus.

Man hat in diesen Phänomenen den Übergang der Wahrnehmung in die Vorstellung geradezu anschaulich vor sich. Als erstes erscheint die an der Außenwelt zustandekommende Wahrnehmung. Ihre Struktur wird normalerweise überwiegend durch die Gesetzmäßigkeit der äußeren Welt gegenüber der menschlichen Organisation bedingt. Das Endglied dieses Prozesses, die Vorstellung, unterliegt in ihrer Struktur stärker den individuellen seelischen Bedingungen: den Wünschen, Befürchtungen, Fähigkeiten, Interessen usw. Ist die Wahrnehmung Bild der Außenwelt, so zeigt die Vorstellung zwar auf die Außenwelt hin, ist aber oftmals so verändert, daß sie mehr Bild für die seelische Innenwelt ist als für jene.

Nun kommt das Wahrnehmungsbild bereits durch eine Beteiligung des Lichtorganismus (in der Produktion des Komplementbildes) zustande. Es ist deutlich, daß letzteres, als Eigenäußerung des Lichtorganismus, gegenüber dem kosmischen Licht eine erste Metamorphose darstellt.

Das Komplementbild kommt uns zwar nur zum Bewußtsein, wenn es als negatives Nachbild auftritt; es stellt aber diejenige Differenzierung im Lichtorganismus dar, auf Grund deren der äußere Vorgang überhaupt erst zur Wahrnehmung werden kann. Um „sehen" zu können, muß zwischen dem äußeren Vorgang und dem Komplementbild des Lichtorganismus eine Vermittlung hergestellt werden, die beide als höhere Einheit umfaßt. Diese Vermittlung wird durch die astralische Organisation bewirkt, die einerseits unmittelbar an der Außenwelt, andererseits an dem komplementären Geschehen im Organismus teilnimmt und durch die Vereinigung beider die „Wahrnehmung" zustandebringt.

Und dieses Inbeziehungsetzen der Außenwelt zu dem Geschehen im Organismus durch die astralische Organisation bietet auch die Möglichkeit für die Entstehung der Empfindung und der ihr entsprechenden Bewegung. Denn durch die astralische Organisation wird zum Beispiel rot als „warm" und blau als „kalt" empfunden. Kinder und einfache Menschen fühlen sich zu rot „hingezogen", von den kalten Farben „abgestoßen". — So ist auch das oben erwähnte Ehrenwaldsche Experiment zu verstehen: es ist die astralische Organisation, die auf die Farbe mit Empfindung und Bewegung reagiert. Die Reaktion verläuft aber in diesem Fall unbewußt, weil die Haut nicht imstande ist, ein Komplementbild zu erzeugen; nur wo Komplementvorgänge zustande kommen, wie im Auge, kann Bewußtsein im heutigen Sinne entstehen, und nur an solchen Vorgängen kann das Ich teilnehmen.

Wir haben also als erste Stufe der Lichtmetamorphose den Lichtorganismus, und als dessen sinnfälligstes Symptom die von ihm gebildeten Komplementbilder. Die Vorstellungen dagegen zeigen die der Außenwelt entsprechende Farbe; sie stellen die zweite Stufe der Lichtmetamorphose dar, die durch das Eingreifen der astralischen Organisation zustande kommt.

In analoger Art machen alle Vorstellungen, auch in ihrer Beziehung zu anderen Vorstellungen, eine Metamorphose durch, indem sie vom Ich ergriffen und zu neuen Ganzheiten zusammengefügt werden. Alles Lernen beruht auf dem Herstellen solcher seelischen Ganzheiten aus den durch die Sinne gegebenen Ganzheitsgefügen. Macht man zum Beispiel einen Spaziergang, so kann man die mannigfachen Wahrnehmungen ganz verschiedenen Gesichtspunkten (Begriffen) zuordnen, zum Beispiel die atmosphärischen Erscheinungen dem „Wetter"; die Farben der „Landschaft", Goethes Farbenlehre oder rein malerischen Gesichtspunkten; die Pflanzen botanischen Kategorien oder praktischen Zwecken; Begegnungen mit Bekannten den Begriffen, die wir uns bisher von ihnen gebildet haben; — oder wir können alles das unberücksichtigt lassen und unseren eigenen Gedanken nachgehen. In jedem Falle sind wir fortwährend mit der Ausbildung seelischer Ganzheiten, eben unserer Vorstellungen, beschäftigt. Sie behalten immer, wenn sie auch noch so abstrakt werden, einen Rest von Anschaulichkeit, weil sie aus der Wahrnehmung, mit anderen Worten aus dem Lichtorganismus hervorgegangen sind.

Unaufhörlich wird durch diese Metamorphose des Lichtorganismus das Seelenleben reicher: aus dem ursprünglich biologischen Aufgaben dienenden Lichtorganismus wird nach und nach ein Seelenorganismus. Da die Bildekräfte aber, wenn sie in den Seelenorganismus übergehen, den biologischen Zusammenhängen entzogen werden, können sie auch nicht mehr der Aufrechterhaltung des Lebensprozesses dienen; der Metamorphose-Prozeß ist irreversibel. Es wird darum mit zunehmender Metamorphose des Lichtorganismus die Reserve an „Lebenskraft" immer weniger werden, und schließlich muß, wenn der Zustand der völligen Metamorphose erreicht ist, der Tod eintreten. Die zweite Metamorphose des Lichtorganismus ist somit zugleich die Ursache des („physiologischen") Todesprozesses, das heißt des Prozesses, durch den das physiologische Altern bewirkt wird, und der zu dem (ohne hinzutretende Krankheit eintretenden) „Alterstod" führt. — Da ich diese Zusammenhänge im einzelnen in meinem Buch „Vom Bild und Sinn des Todes" dargestellt habe, brauche ich hier nicht näher darauf einzugehen.

Erkenntnis als Leben im Licht

Die vom Ich ausgehende Kraft, mit der es die den äußeren Wahrnehmungen entstammenden Vorstellungen zu neuen Ganzheiten zusammenfügt, nennen wir das Denken. Und alle menschliche Erfahrung überhaupt beruht auf dem Hinzufügen von Begriffen zu den Sinneswahrnehmungen, bzw. den Vorstellungen. Denn sowohl in der Sinneswahrnehmung wie im Begriff ist jeweils nur eine Hälfte der Wirklichkeit gegeben, und erst in dem Zusammenfügen beider erleben wir die „volle Wirklichkeit", die durch die Eigenart unserer Organisation zunächst in diese beiden Hälften gespalten wird.

Wäre dieses Denken ein willkürliches Zusammenfügen von Einzelheiten, so könnte es nicht in die Wirklichkeit eindringen. Dies ist aber doch — auf dem einen Gebiet mehr, auf dem anderen weniger — der Fall. Das Denken muß also eine Beziehung zu der Welt haben.

Einen überraschenden Beweis für diese Beziehung lieferte 1829 der Marburger Mineraloge *Hessel*, der theoretisch berechnete, daß es in der Kristallwelt nur 32 Symmetrieklassen geben könne. — Die Beobachtung ergab, daß es tatsächlich unter den Kristallen Vertreter aller dieser Klassen gibt, aber auch *nur* dieser! Daraus geht also hervor, daß im menschlichen Denken dieselbe Gesetzmäßigkeit herrscht wie in der mineralischen Welt, soweit sie die ihr gemäße Form annimmt.

Nun ist uns die Welt draußen nur dadurch bekannt, daß das Licht sie uns sichtbar macht. Wir würden nichts von einem Raum wissen, wenn er nicht vom Licht erhellt wäre. Das Licht umhüllt alle Dinge im Raum und faßt sie dadurch zu der großen Einheit zusammen, die wir eben „Welt" nennen: Sonne, Sterne, die Erde und ihre Wesen — als Einheit erscheinen sie uns durch das Licht.

Das Licht tut also innerhalb der Wahrnehmungswelt für unser Auge das, was wir in unserem Innern tun, wenn wir durch Begriffe die einzelnen Wahrnehmungen als Ganzheiten begreifen oder diese zu neuen Ganzheiten zusammenfügen: es faßt die Dinge im Lichtraum zusammen.

Diese innere Beziehung des Denkens zum Licht war den Menschen früherer Zeiten bekannt, weil sie erlebt wurde. Man empfand das Denken nämlich früher (bis etwa zu Cartesius) nicht als eine subjektive Tätigkeit, sondern als Teilnahme der Seele an der Lichtwelt der Ideen. Noch das Wort „Idee" weist ja auf den Ursprung aus einem früheren Schauen der Menschheit hin, denn es bedeutet das „Schaubare". Im Lateinischen heißt sehen „videre", worin also dieselbe Sprachwurzel steckt, und im Deutschen ist aus ihr „Wissen" geworden. — Dieser Bedeutungswandel ist die Folge eines tiefgehenden Bewußtseinswandels: das, an dem man früher durch Schauen teilnehmen konnte, muß man jetzt durch Denken zur Gewißheit erheben. — Aber in mancherlei Sprachwendungen hat sich das Wissen vom Zusammenhang zwischen Denken und Licht erhalten, wie: „Das Licht der Erkenntnis", „Erleuchtung", „Klarheit des Bewußtseins" u. a. — Bei Blinden findet man gelegentlich ein Verständnis für diese Zusammenhänge, wie bei *Helen Keller*, die bekanntlich von sehr früher Jugend an blind und taub war, aber dennoch die Möglichkeit zur Entwicklung eines reichen Innenlebens fand. Sie gebraucht in ihren Büchern oft das Wort „Sehen" und verwendet Bilder, die eigentlich nur sehende Menschen verstehen können. Daraufhin befragt erklärte sie, daß sie sich unter „Sehen" durchaus etwas denken könne. Sie sagt wörtlich: „Ich erkenne die Wahrheit an der Klarheit und Führung, die sie meinem Denken gibt; und da ich weiß, was diese Klarheit ist, so kann ich mir vorstellen, was das Licht für das Auge ist ... Weil ich das Wort „reflektieren" bildlich verstehen kann, ist ein Spiegel für mich niemals etwas Rätselhaftes gewesen." — Helen Keller ist ein lebendiger Beweis dafür, daß die menschliche Seele durch das Denken in einer inneren Beziehung zur Welt des Lichtes steht, ja daß das Denken in Wirklichkeit ein inneres Licht-Erleben ist, das die fehlende Sinneswahrnehmung bis zu einem gewissen Grade ersetzen kann.

Wie eng das Denken mit dem Licht verbunden ist, kann man erkennen, wenn man sich vergegenwärtigt, wie unser Weltbild (das ja zu einem wesentlichen Teil ein optisches ist), zustande kommt. Wir sind gewohnt, draußen etwa

Bäume, Häuser, Straßen usw. zu sehen, und glauben naiverweise, daß dieses „Sehen" nur auf einer Funktion der Augen beruhe. In Wirklichkeit ist dieses „Sehen" aber bereits, wie Rudolf Steiner in der „Philosophie der Freiheit" zeigte, ganz und gar mit Denken durchsetzt, das wir nur deswegen nicht als solches bemerken, weil wir es von Jugend auf in dieser engen Verbindung mit dem Sehen erleben. — Was aber der begrifflichen Durchdringung vorausgeht, ist ein Chaos unzusammenhängender und an sich unverständlicher Sinneseindrücke. Nur weil diese bis in die Sinneswahrnehmung reichende Funktion des Denkens im allgemeinen fast ganz übersehen wird, geben wir uns der Täuschung hin, das geordnete Bild der „Welt" sei bereits durch die Sinne gegeben, während die Geordnetheit in Wirklichkeit das Ergebnis der begrifflichen Sonderung durch das Denken ist.

Das bewußte Denken kommt nur durch das Gehirn zustande. Das Auge ist zwar ein umgewandelter Gehirnteil, es kommt in ihm aber nicht zum bewußten Denken, sondern das Sehen geschieht mit dem Teil der Seele, den Rudolf Steiner „Empfindungsseele" nennt.*) In den Vorträgen über „Anthroposophie"**) heißt es darüber: „Beim... Gesichtssinn ist das, was jetzt den Ätherleib bearbeitet, sich in ihn ergießt: die Empfindungsseele. Diese Wirkung aber ist merkwürdigerweise gedankenartiger Natur. Sie stellt ein denkerisches Prinzip dar. Die Gedanken sind dabei das Unterbewußte. Die Empfindungsseele hat das unterbewußt in sich, was dann durch die Bewußtseinsseele als Gedanke zum Bewußtsein gebracht wird."

Diese Beschreibung mag zunächst kompliziert erscheinen; bei gründlichem Studium des Sehvorganges wird man aber finden, daß sie allein die Phänomene durchsichtig macht. Nur auf Grund dieser Einsicht kann man das innige Zusammenspiel von Sehen und Denken verstehen.

Einen Sonderfall dieses Zusammenspiels stellen die sogenannten *optischen Täuschungen* dar. Sie kommen zustande, wenn der optische Eindruck durch seine Form ein unterbewußtes Urteil auslöst, das sich in den Eindruck verfälschend hineinmischt. So erscheint in der beigegebenen Figur das Stück AB kleiner als

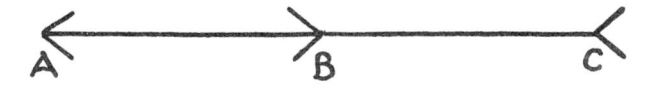

das gleichgroße BC, weil die begrenzenden Striche links eine einschränkende, rechts dagegen eine sich erweiternde Bewegung andeuten; dadurch wird in der

---

*) vergl. das Buch „Theosophie".
**) gehalten in Berlin 1909, erschienen in dem Sammelband „Anthroposophie, Psychosophie, Pneumatosophie".

Empfindungsseele das unterbewußte (falsche) Urteil über die Verschiedenheit der Größe erzeugt.

Ein ähnliches Fehlurteil liegt vor, wenn ein Kreis, der von größeren Kreisen umgeben ist, kleiner erscheint als ein gleich großer, in den kleinere Kreise eingeschlossen sind.

Da es sich beim Zustandekommen der optischen Täuschungen um die Wirkung von unbewußten Fehlurteilen handelt, ist es begreiflich, daß sie verschwinden, wenn man die betreffende Figur mit gesteigerter Aufmerksamkeit betrachtet.

Besonders gut läßt sich die Bedeutung des Denkens für das Sehen erkennen, wenn man etwa sich schildern läßt, wie ein Blindgeborener nach gelungener Operation „sehen", das heißt die optischen Eindrücke mit Begriffen zu verbinden lernen muß, oder wenn man sich selber ein neues Beobachtungsfeld erobert, zum Beispiel das der Mikroskopie. Jeder, der derartiges versucht hat, wird zugeben, daß man auch da erst wieder „sehen" lernen mußte.

Das Denken bleibt also den optischen Wahrnehmungen gegenüber nicht neutral, sondern es verbindet sich so stark mit ihnen, daß die dadurch entstehenden Vorstellungen uns eigentlich die Repräsentanten der Wahrnehmungen sind. Die optischen Wahrnehmungen stehen dem Denken näher und verschmelzen inniger mit ihm als alle anderen Sinneswahrnehmungen, und sie bekommen durch diese Verbindung eine Qualität, die sie vorher entbehrten: während ihnen bis dahin der Charakter des Ichfremden, Chaotischen anhaftete, erscheinen sie uns durch die Verbindung mit dem Denken als bekannte, verständliche Bilder der geordneten, wirklichen Welt, in der wir uns zu Hause fühlen können, weil diese Verwandtschaft zwischen dem Licht draußen und unserem Denken besteht. — Gerade am Licht können wir also erleben: die bloße Sinneswahrnehmung gibt uns nur die eine Hälfte der Wirklichkeit; erst durch das Denken wird aus dem „Anglotzen" der Welt ein wirkliches „Sehen".

Bei Verletzungen bestimmter Teile der Hirnrinde treten Störungen auf, die sich darin äußern, daß die Betreffenden bekannte Gegenstände nicht mehr erkennen können. Dabei ist aber die optische Funktion und Wahrnehmung vollständig erhalten. Man nennt diese Erkrankung daher „Rindenblindheit". Im analogen Sinne — bei Zerstörung anderer Hirngebiete — gibt es eine Rindentaubheit, Alexie, Agnosie verschiedener Art, die auf demselben Sachverhalt beruhen: Alle diese Kranken können den äußeren Eindrücken nicht mehr mit ihrer inneren Aktivität entgegenkommen, weshalb diese für sie tot bleiben.

Vom Denken geht also eine Kraft aus, durch die das bloße „Wahrnehmen" zum „Sehen" gesteigert wird; man könnte sagen: zu dem äußeren Licht kommt das Denken wie ein inneres Licht hinzu, wodurch das äußere erst zu einer sinnvollen Erscheinung wird.

Wenn man diesen Zusammenhängen meditativ nachgeht, können sich einem Rudolf Steiners Worte bestätigen: „Wir leben, indem wir denkende Menschen sind, im Lichte. Das äußere Licht sieht man mit physischen Sinnen; das Licht, das zum Gedanken wird, sieht man nicht, weil man darinnen lebt, weil man es selber ist als Gedankenmensch... Licht und Gedanke sind dasselbe, nur von verschiedenen Seiten gesehen."*)

Nun verdankt ja alles, was auf der Erde lebt, dem Licht sein Dasein. Pflanzen, Tiere und die menschliche Gestalt entstehen direkt oder indirekt durch das Wirken des Lichtes; im Menschen aber entstehen Wahrnehmungen, Begriffe und, durch das Zusammenwirken beider Vorstellungen, die Metamorphose der Wahrnehmungen.

Und die Wesen draußen können durch die Begriffe im Innern verstanden werden, weil es dasselbe Licht ist, durch das die Wesen entstehen, und das im Menschen zum Gedanken wird.

Verbindet sich der Mensch durch klares Denken immer innerlicher mit dem Wesen des Lichtes, so verwandelt er nicht nur einzelnes in seiner Seele, sondern die Seele selbst; das Fühlen wird gereinigt, das Wollen geläutert. Die Seele wird immer mehr Ausdruck des „Ich".

Man kann dann erkennen, daß das „Ich", so wie es zunächst im Bewußtsein auftritt, nur eine vorläufige und unvollkommene Erscheinungsform desselben ist; daß es eigentlich ein Ziel der geistig-seelischen Entwicklung ist, zu dem unaufhörlich hinzustreben wir uns innerlich verpflichtet fühlen, wenn wir „Mensch" sein wollen. „Das Ich nimmt in sich die Strahlen des Lichtes auf, das als ewiges Licht in dem Menschen aufleuchtet. Wie dieser die Erlebnisse des Leibes und der Seele in dem ‚Ich' zusammenfaßt, so läßt er auch die Gedanken der Wahrheit und Güte in das ‚Ich' einfließen. Die Sinneserscheinungen offenbaren sich dem ‚Ich' von der einen, der Geist von der anderen Seite. Leib und Seele geben sich dem ‚Ich' hin, um ihm zu dienen. Das ‚Ich' aber gibt sich dem Geiste hin, daß er es erfülle. Das ‚Ich' lebt in Leib und Seele, der Geist aber lebt im ‚Ich'. Und was vom Geist im ‚Ich' ist, das ist ewig." (Rudolf Steiner.)

Eine solche Läuterung des Seelenlebens, wie sie hier nur angedeutet werden kann, und die selbstverständlich auf vielen Wegen zu erreichen ist, wurde früher Katharsis genannt. Und von altersher war Katharsis eine Vorbedingung der Gesundung, wie andererseits des Mysterienweges. Denn das Wissen von der Heilkunde konnte nur auf dem Wege der Einweihung erlangt werden.

Und wie auf der einen Seite die Gesundung von der Katharsis und Aufhellung der Seele abhing, so war man sich klar, daß jede Krankheit im Grunde genom-

---

*) Rudolf Steiner: „Das Wesen der Farbe in Licht und Finsternis".

men in einer Verdunkelung der Seele, insbesondere durch Affekte und Leidenschaften, ihren Ursprung hat. — Licht und Finsternis sind nicht nur atmosphärische und biologisch wirksame Bedingungen des Lebens — sie sind Ausdruck geistiger Kräfte, mit denen die Seele sich denkend, fühlend und wollend verbindet, sich selbst und ihr Schicksal in Gesundheit und Krankheit gestaltend.

Denn im „Lichtorganismus" lebt die Seele unmittelbar, und er ist andererseits das feinste „Filter", durch das die kosmischen Kräfte in ihrem Wirken an der Leiblichkeit bedingt, modifiziert — und unter Umständen von aufbauenden in zerstörende Kräfte metamorphosiert werden.

Goethes Wort: „Licht und Geist, jener im Physischen, dieser im Sittlichen herrschend, sind die höchsten denkbaren unteilbaren Energien" kann auch für eine künftige Pathologie und Heilkunde Leitmotiv sein.

3. KAPITEL

DAS VERHÄLTNIS VON LEIB UND SEELE

UND

DIE DREIGLIEDERUNG DES MENSCHLICHEN ORGANISMUS*)

In dem Buch „Von Seelenrätseln" (1917) hat *Rudolf Steiner* seine geisteswissenschaftlichen Forschungen über die *Beziehungen des Seelisch-Geistigen zum Physisch-Leiblichen* erstmals öffentlich dargestellt. Was er dort als „Dreigliederung des menschlichen Organismus" schildert, sollte als Anregung dienen, den ganzen menschlichen Organismus unter diesem Gesichtspunkt anzuschauen: seine Fruchtbarkeit kann sich erst durch eine allseitige Anwendung ergeben. Sie wird sich dadurch zeigen, daß er über sich selbst hinausführt, daß man nicht dabei stehen bleiben kann, den Organismus als ein Festes, Gewordenes zu betrachten, sondern ihn mehr und mehr als ein immer neu Entstehendes, Werdendes auffassen lernt: oder, mit anderen Worten, nicht als ein statisches, sondern als ein dynamisches System.
Steiner gliedert das *Seelenleben* in Vorstellen, Fühlen und Wollen. Und er zeigt, daß diese drei Seelentätigkeiten ganz verschiedene Beziehungen zum Organismus haben. — Daß das *Vorstellen* bzw. das Denken seine körperliche Grundlage in den Vorgängen des *Nervensystems* mit ihrem Auslaufen in die Sinnesorgane einerseits und in die leibliche Innenorganisation andererseits hat, ist auch eine Erkenntnis der heutigen Physiologie.
Ganz anderes dagegen gilt von der Beziehung des *Fühlens* zur Leiblichkeit, das man „in Beziehung bringen muß zu demjenigen Lebensrhythmus, der in der *Atmungstätigkeit* seine Mitte hat und mit ihr zusammenhängt".**) Steiner weist da auf das Erleben des Musikalischen hin. Dieses hat deutlich zwei Seiten: die Wahrnehmung des Tongebildes, die durch Vorgänge im Gehörorgan und im Nervensystem zustande kommt, und das daran anschließende Gefühlserlebnis, zum Beispiel: „Dunkle Mollstimmung". Das musikalische Erlebnis entsteht, „indem im Gehirn der Atmungsrhythmus in seiner Fortsetzung bis in dieses Organ hinein, sich begegnet mit dem, was durch Ohr und Nervensystem vollbracht wird. Und die Seele lebt nun nicht in dem bloß Gehörten und Vor-

---

*) Dieses Kapitel erschien in kürzerer Form bereits in meinem Buch „Goethe und die Heilkunst".
**) Dieses und die folgenden Zitate sind, wenn nicht anders vermerkt, dem Buch „Von Seelenrätseln" entnommen.

gestellten, sondern sie lebt in dem Atmungsrhythmus; sie erlebt dasjenige, was im Atmungsrhythmus ausgelöst wird dadurch, daß gewissermaßen das im Nervensystem Vorgehende heranstößt an dieses rhythmische Leben." Auch abgesehen vom Musikalischen, läßt sich an den Atmungskurven die Dynamik der seelischen Erlebnisse ablesen. Aus der zahlreichen Literatur sei hier nur hingewiesen auf G. A. Roemer: „Die wissenschaftliche Erschließung der Innenwelt einer Persönlichkeit" (Basel 1931), der in vielen Experimenten die verschiedenen Kurven bei Angst, Entspannung, Nervosität, bei Beruhigung durch Musik oder Mathematik usw. darstellt. — Bekannt sind ferner die Versuche, durch Beobachtung der Atemkurve bei Verbrechern die Aufklärung des Tatbestandes zu erleichtern: bei affektbetonten Fragen zeigt die Atmung des Schuldigen charakteristische Hemmungen. — *Steiner* faßt seine Anschauung in dem Satz zusammen: „Die Seele erlebt fühlend, indem sie sich dabei ähnlich auf den Atmungsrhythmus stützt wie im Vorstellen auf die Nervenvorgänge".

Im rhythmischen System, das Atmung und Herztätigkeit umfaßt, treffen Nervensinnessystem und Stoffwechselsystem in ihren Wirkungen aufeinander, und zwar hängt die Atmung mehr mit den Bewußtseinsvorgängen, die Herztätigkeit mehr mit dem Stoffwechsel zusammen. Jede Sinnestätigkeit ist ein feinster Atmungsprozeß.

Daß die Bedeutung der Lunge nicht nur darin besteht, für die Sauerstoffversorgung des Organismus zu sorgen, haben wir schon früher ausgeführt. Ihre spezifische Bedeutung ist vielmehr die eines Bewußtseinsorgans.

In diesem Zusammenhang ist es wichtig, sich die Funktion des rhythmischen Systems einmal genauer zu vergegenwärtigen. Das Blut ist, vom Gesichtspunkt des Stofflichen betrachtet, die Blüte des Stoffwechselprozesses. Seinen Mittelpunkt bildet das Herz. Dieses ist von den beiden Lungenflügeln wie schützend eingehüllt. Bei jeder Einatmung senkt sich das Zwerchfell und umgreifen die Lungenflügel in stärkerem Maße das Herz: Bei jeder Ausatmung ziehen sie sich etwas nach oben zurück und geben das Herz mehr frei.

Man muß nun bedenken, daß die menschliche Wesenheit in Herz und Lunge in ganz verschiedener Art lebt. Im Blut lebt zwar das Ich, aber, wie in allen Aufbauprozessen, kann es hier nur schlafend leben.

Im Atmungsprozeß begegnet sich der im Nervensystem wachende Teil des Ich mit dem im Stoffwechselsystem schlafenden Ich, das im Herzen seinen Mittelpunkt hat, und zwar begegnen sich beide mit verschiedenen Rhythmen, die wiederum gegenseitig aufeinander Rücksicht nehmen: Bei jeder Einatmung schlägt das Herz etwas schneller, bei der Ausatmung etwas langsamer.

Gerade die Verschiedenheit der Rhythmen ergibt erst die Möglichkeit eines seelischen Erlebens, denn Bewußtsein kann immer nur dort entstehen, wo

Differenzerlebnisse möglich sind. Die menschliche Wesenheit spaltet sich nach den zwei Polen auf: sie erlebt sich wachend durch das Sinnesnervensystem und saugt durch den in der Atmungstätigkeit lebenden Astralleib Sinneseindrücke und Bewußtseinsvorgänge in die Körperlichkeit hinein; und sie lebt auf der anderen Seite schlafend in der Stoffwechseltätigkeit, die im Blut ihre feinste Ausgestaltung und im Herzen ihren nach oben vorgeschobenen Pol findet.

In Atmung und Herztätigkeit in ihren verschiedenen Rhythmen schafft sich die menschliche Wesenheit eine Selbstbegegnung. Das Ergebnis dieser Selbstbegegnung ist *das Gefühl*. Es steht in bezug auf den Grad des Bewußtseins auf der Stufe des Traumes und damit in der Mitte zwischen dem schlafenden Stoffwechselpol und dem wachenden Nervenpol.

Von diesen Gesichtspunkten aus ergibt sich ein Zusammenhang zwischen physiologischen und psychologischen Vorgängen. Die rote Farbe zum Beispiel wirkt stark anregend auf den Stoffwechselpol; die Blutzirkulation wird beschleunigt, die Wärmeempfindung gesteigert. Die Wirkung geht gewissermaßen durch das Sinnesnervensystem durch bis zum Stoffwechsel. Das Sinnesnervensystem wird dagegen nicht besonders beeinflußt; es bleibt kalt. Die in diesem Vorgang liegende verschiedenartige Wirkung kommt uns zum Bewußtsein, indem wir die rote Farbe als „warm" bezeichnen. Blau wirkt dagegen mehr auf das Sinnesnervensystem und wird als „kalt" empfunden.

Und bezüglich des *Wollens* gibt Steiner an: „daß dieses sich in ähnlicher Art stützt auf *Stoffwechselvorgänge*". — Um dies zu verstehen, muß man berücksichtigen, daß Stoffwechselvorgänge im ganzen Organismus stattfinden, einschließlich des Gehirns. Überall werden Substanzen verwandelt und oxydiert, und überall entsteht Wärme. Doch kann man diese Vorgänge nicht einfach als Naturvorgänge ansehen. Entschließe ich mich, spazieren zu gehen, so vollziehen sich in meinem Organismus gesteigerte Stoffwechselprozesse. In einen naturgemäß veranlagten Prozeß greift der menschliche Wille verändernd, steigernd oder auch hemmend ein. Nicht der gesteigerte Stoffwechselprozeß ist die Ursache des Willens, sondern der Wille zur Betätigung die Ursache der Steigerung des Stoffwechsels. — Wie eng das Willensleben mit dem Wärmeprozeß und dem Stoffwechsel verbunden ist, zeigt die Wirkung sehr großer Kälte und Hitze; beide wirken lähmend auf den Willen. Nur eine mittlere Temperatur bietet dem Menschen die Möglichkeit der Willensentfaltung. (Vgl. „Wärmeorganismus".)

Aber nicht nur in diesen groben Stoffwechselvorgängen haben wir die leibliche Grundlage des Wollens zu sehen; sondern dasselbe gilt, wenn das Wollen nur in der Seele lebt — sagen wir, wenn wir einen Gedankengang verfolgen wollen. Denn das zielstrebige Denken ist ja immer vom Willen geleitet.

In der reinen Vorstellungstätigkeit können wir insofern leben, als wir einem Gedankengang folgen. Aber dann ist in dem „Gang" der Vorstellungen ein Willenselement wirksam, das als solches nicht hervortritt, sondern ganz in dem Wesen der Vorstellung aufgeht. Der Wille dient dabei als Träger des Gedankenganges.

Andererseits können wir das Wesen des Willens nicht an sich erleben, sondern immer nur in Verbindung mit einer Vorstellung, die als Ziel des Willens auftritt. Am ehesten können wir das Wesen des Willens an sich erleben, wenn wir zum Beispiel eine Wanderung machen und trotz Ermüdung weiter gehen, weil wir ein gewisses Ziel erreichen wollen. Dann haben wir nur einen einzigen Gedanken, nämlich das Ziel, im Bewußtsein, aber eine unendliche Zahl sich immer erneuernder Willensimpulse.

Wenn wir ein Ziel verwirklichen, zum Beispiel eine Handbewegung ausführen, so haben wir vorher eine Vorstellung von der Bewegung, die nur das äußere Erscheinungsbild der Bewegung enthält: wie die Bewegung äußerlich aussieht. Was dagegen im Innern der Hand geschieht, wenn die Bewegung zustande kommt, davon haben wir keine Ahnung.

Die Vorstellung schafft gewissermaßen eine Hohlform, in die sich der Wille substanz-gebend und plastizierend ergießt.

Es muß überhaupt betont werden, worauf *Steiner* immer wieder hinweist, daß Nerventätigkeit, Atmungsrhythmus und Stoffwechseltätigkeit sich im ganzen Organismus gegenseitig durchdringen und ineinander übergehen. Wo aber Stoffwechseltätigkeit auftritt, da ist sie die Grundlage der Willenswirksamkeit.

Ähnliches wie für das Eingreifen des Wollens in den Stoffwechselprozeß gilt für das Erleben des Fühlens im Atmungsrhythmus; die menschliche Atmung ist nicht ein bloßer Naturvorgang, sondern sie wird dauernd modifiziert durch das seelische Erleben. Das Seelenleben greift immerfort — mit Ausnahme des Schlafzustandes — in den natürlichen Atmungsrhythmus ein und kann dadurch zu einer Quelle von Störungen werden.

Dreigliederung im Wärmeorganismus

Fritz *Giese**) hat durch Experimente einen Zusammenhang zwischen *Wärmeströmung* und *Bewußtseinsinhalt* festgestellt, indem er die vom unbekleideten Körper aufsteigen-

---

*) weil. Professor an der Technischen Hochschule, Stuttgart, in: Bericht über den XIII. Kongreß der Deutschen Gesellschaft für Psychologie in Leipzig vom 16.—19. Oktober 1933. Jena, Verlag von Gustav Fischer, 1934.

den Wärmewellen durch Beleuchtung und Projektion auf einem transparenten Schirm sichtbar machte.

Bei intellektueller Arbeit der Versuchsperson verschiebt sich das Strömungsmaximum zum Kopf hin, während die Strömungen abdominaler Form fast restlos zum Stillstand gebracht werden. Bei starker Konzentration, Kopfrechnen, Auswendiglernen treten jeweils verschiedenartig geformte Strömungen oberhalb des Auges bis etwa zur oberen Grenze der Stirn auf. „Wird im Bewußtseinsinhalt ein emotionaler Tonus eingeführt, so schaltet sofort die abdominale Strömung wieder ein; je nach dem Strukturtyp wird die Strömung am Kopf geringer oder ganz eingestellt, während nunmehr das Maximum der Strömung thorakal ist und sich deutlich durch rhythmische Impulse, dicke, bogenförmige, quellende Wärmequellen vom vorherigen Bild scheidet."

„Bei willentlichen Bewußtseinsinhalten wird wiederum der Gesamtkörper strömend, aber mit dem Unterschiede, daß vielfach abdominale Zonen bevorzugt sind und daß in jedem Falle die Wellen klein, sehr lebhaft und beschleunigt aufsteigen. Im Mittel strömen sie nach bisherigen Messungen etwa dreifach so schnell als bei emotionalem Bewußtseinsinhalt.

Die Wärmewellen können vertikal weit verfolgt werden. Sie sind noch 2—3 m oberhalb der Person zu sehen."

Bei Umstellung des Bewußtseinsinhaltes zeigt sich deutlich jede innere Abirrung des erstrebten Bewußtseinsinhaltes durch die Strukturänderung der Wärmeströmungen.

„Die Methode ermöglicht nicht nur sinngemäße Feststellung eines betont herrschenden Bewußtseinsinhaltes, sondern gibt unmittelbar auch Aufschluß über strukturellen Aufbau von Bewußtseinsfolgen im Zeitablauf bzw. vorherrschenden Typus des Betreffenden."

Diese Beobachtungen ergeben also, daß die Wärmeströmungen des Organismus bei intellektueller Arbeit, beim Vorherrschen von Gefühlen und bei Betätigung des Willens nach Körperregion, Zeitfaktor und Strömungskonfiguration verschieden sind. — Ohne auf Rudolf Steiners Darstellung Bezug zu nehmen, sind Gieses Beobachtungen doch ein Beleg für die „Dreigliederung" des Organismus und die Zuordnung von Denken, und Wollen zu den drei Gliedern desselben.

Die drei Grade des Bewußtseins

Wenn wir vom menschlichen Bewußtsein schlechthin sprechen, meinen wir das in Denken, Fühlen und Wollen verlaufende Seelenleben. — Wir sind zunächst der Meinung, daß diese Elemente den Inhalt unseres „Wachbewußtseins" bilden. Rudolf Steiner machte aber darauf aufmerksam, daß wir vollbewußtes, waches Erleben eigentlich nur im *Denken* haben, während das *Fühlen*, was den Grad des Bewußtseins betrifft, mit dem *Traum* auf einer Stufe steht. Der Traum kann ja durchaus Erkenntnisse enthalten, aber in schlummernder, bildhafter Form; sie müssen erst vom Denken im Wachbewußtsein enträtselt werden, wenn sie für das Leben fruchtbar werden sollen.

Ähnlich ist es mit den *Gefühlen*. Wenn wir zum Beispiel rein nach dem Gefühl einen Akkord greifen, oder Farben zusammenstellen, so leitet uns das Gefühl durchaus sicher. Den meisten Menschen würde es schwer fallen, dasselbe Ziel ohne die Leitung des Gefühls, aber mit vollbewußtem Denken zu erreichen. Aber der Physiker, der Musiktheoretiker tun es. — Im Gefühl haben wir also Erkenntnisse auf traumhafter Stufe; das Gefühl ist eine Vorstufe der Erkenntnis. Gefühle sind eigentlich ins Tagesbewußtsein eingesprengte Traumzustände.

Das *Wollen* ist das am wenigsten mit Bewußtsein durchzogene Element unseres Seelenlebens. Allerdings müssen wir unterscheiden zwischen dem Ziel des Wollens, das durch eine Vorstellung repräsentiert ist, und dem eigentlichen Willensvorgang. Dieser kommt uns immer nur an einer Zielvorstellung zum Bewußtsein, so daß er von manchen Psychologen überhaupt nicht als ein eigenes Element des Seelenlebens angesehen wird. Und doch ist es ohne weiteres klar, daß ein prinzipieller Unterschied besteht zwischen der Vorstellung „Spaziergang" und dem Willen, spazieren zu gehen. Nicht die Vorstellung löst die Bewegung aus, sondern der Wille. Was aber dieses geheimnisvolle Etwas ist, das aus den tausenderlei möglichen Vorstellungen einige auswählt und zu Zielen erhebt, das entzieht sich fast ganz dem Wachbewußtsein. Wir kommen da an die Tiefen des menschlichen Wesens heran, an den Kern der Persönlichkeit. Diesen stark dem Unbewußten genäherten Charakter des Wollens meint Steiner, wenn er sagt: „Das Wollen, das auf Stoffwechselvorgänge gestützt ist, wird in keinem höheren Grade bewußt erlebt, als in jenem ganz dumpfen, der im Schlaf vorhanden ist."

Das Wichtigste an der Steinerschen Anschauung ist zweifellos, daß nicht nur das Nervensystem, sondern der *ganze Organismus* als physische Grundlage des Seelenlebens aufgefaßt wird. Daß frühere Kulturen ähnliche Anschauungen hatten, war Steiner natürlich bekannt. Der Unterschied zwischen diesen älteren Anschauungen und den seinigen ergibt sich indes ohne weiteres: früher dachte man die Seele zum Beispiel „im Herzen und im Zwerchfell" lokalisiert, das heißt organgebunden. Steiner dagegen denkt durch und durch „prozessual". Letzten Endes sind ihm nicht die Organe das Primäre, sondern die Prozesse, wie sie der Nerventätigkeit, dem rhythmischen Geschehen und den Stoffwechselvorgängen zugrunde liegen; der Organismus ist erst das Ergebnis der Prozesse.

Es ist leicht einzusehen, daß eine solche prozessuale Anschauungsweise über sich hinausführen muß. Denn es ergibt sich die Frage: wie kann es Prozesse geben, wenn keine Organe vorhanden sind? — Diese Frage ist identisch mit der nach dem Wesen des Lebens und der Entstehung des menschlichen Leibes überhaupt. Was wir darüber im Vorangehenden darzustellen versuchten, sei hier kurz zusammengefaßt: Die Funktion eines fertigen Organs ist nicht identisch mit dem Prozeß, der zu seiner Bildung geführt hat; aber beide hängen zusammen. Die Funktion ist gewissermaßen nur der Rest des Bildungsprozesses.

Wenn daher hier kurzerhand von Sinnesnervensystem, rhythmischem System, Stoffwechselsystem die Rede ist, so sei damit das *System als Träger der Prozesse* gemeint.

Goethe erkannte, daß alles Lebendige ein Ganzes ist; die Erkenntnis, daß dieses Ganze beim Menschen ein dreigliedriger Organismus ist, war ihm noch verschlossen. Daß aber der „obere Teil" den Organismus beherrschen kann, hat er an sich selbst erlebt. Er sieht darin ohne weiteres einen Ausdruck für die Herrschaft des Geistes über den Körper, und ganz mit Recht. Denn durch das Sinnesnervensystem erlebt sich der menschliche Geist als denkendes Wesen; er kann sich dadurch selbst als Geist erkennen. Aber es ist derselbe Geist, der sich durch das rhythmische System als fühlendes, durch das Stoffwechselsystem als wollendes Wesen erlebt. Nur dadurch, daß die Leibesorganisation ihm ermöglicht, sich so in polarisch entgegengesetzter Art zu erleben, lernt er sich selbst erfassen und kommt zu dem Erlebnis der „Wirklichkeit", sowohl seines Selbst wie der Welt draußen. — Ein Wesen, das nur denken würde, könnte keine Wirklichkeit erleben; ein reines Willenswesen ohne Denken müßte eine Art Reflexautomat sein und in völliger Bewußtlosigkeit dahindämmern. — Erst durch das Zusammenspiel von Denken, Fühlen und Willenstätigkeit kommt das Erlebnis der *Wirklichkeit* im menschlichen Sinne zustande.

Die Formensprache des Organismus

„Wie unser Haupt auf Rückenmark und Lebenskraft aufsitzt! Wie die ganze Gestalt als Grundpfeiler des Gewölbes dasteht, in dem sich der Himmel bespiegeln soll! Wie unser Schädel sich wölbt, gleich dem Himmel über uns, damit das reine Bild der ewigen Sphären drinnen kreisen könne!" (Goethe.)

Die menschliche Gestalt ist aus dem dreifach gegliederten Lebensprozeß hervorgegangen. Betrachtet man sie in bezug auf ihre Form, so wird dieser Ursprung deutlich.

Das Haupt entwickelt sich aus der Kugelform, dem Urbild der kosmischen Körper. Es ist der Träger der Sinnesorgane, die den irdischen Menschen zum Mitbürger des Kosmos machen. Vom Haupte strahlen aber auch die formenden Kräfte aus, die den übrigen Organismus im Sinne der Individualität gestalten.

Im Haupte kommt daher das Individuelle des Menschen am stärksten zum Ausdruck.

Der untere Organismus dagegen ist auf die Erdennotwendigkeiten hin organisiert. Die Füße passen sich in ihrer Struktur dem Erdboden an. Die Innenstruktur der Knochen erreicht mit dem geringsten Maß von Substanz eine möglichst große Stabilität; der Wachstumsprozeß hat die Gesetzmäßigkeit der physischen Welt in sich aufgenommen. — Die Vertikaltendenz herrscht vor.

Der mittlere Teil des Skeletts, der Brustorganismus, steht auch in bezug auf die Richtung der Bildekräfte in der Mitte zwischen der sphärischen Tendenz des oberen und der vertikalen Tendenz des unteren Organismus. In der Schlüsselbeinpartie und den oberen Rippen sehen wir horizontale Bildungstendenzen; nach unten hin gleiten die Rippen allmählich in die Vertikale ab.

Auch das *Blutsystem* läßt die Beziehung zur Dreigliederung erkennen: Das Blutsystem des Kopfes, das der Lunge und das des übrigen Organismus stellen jedes für sich eine gewisse Einheit dar.

Die zum Gehirn gehenden Arterien verlaufen senkrecht nach oben; das Blut nimmt auf seinem Wege die Sinneseindrücke auf; es öffnet sich in den Sinnesorganen unmittelbar dem Kosmos. Die den Körper versorgende große Schlagader dagegen steigt senkrecht abwärts; dieser Teil des Blutsystems nimmt die irdischen Nahrungsstoffe auf und setzt sie der Einwirkung der Innenorgane des Organismus (Milz, Leber, Galle) aus, die man von altersher als Konzentrationspunkte kosmischer Kräfte im Organismus betrachtet hat (Milz = Saturn, Leber = Jupiter, Galle = Mars).

Die zu den Lungen abgehenden Blutgefäße verlaufen horizontal.

Will man den Geheimnissen des menschlichen Organismus unbefangen gegenübertreten, so darf man die Dynamik der Prozesse nicht außer acht lassen; die Richtung des Blutstromes gehört hierher. Wenn im Blut das zentrale Wesen des Menschen, sein Ich, lebt, so muß es für dieses von großer Bedeutung sein, wenn das Blut nach den entgegengesetzten Richtungen, nach oben und unten, und horizontal dazu nach beiden Seiten, davonstürmt. — Nach oben hin entfernt es sich immer mehr vom Zentrum des Organismus, bis es in den Sinnesorganen ganz an die Oberfläche gelangt; gleichzeitig entfernt es sich weiter aus dem Gebiet der Erdenschwere, um sich gleich, indem es als zarte Hülle den Augapfel umkleidet, wie ein Becher dem Lichte zu öffnen. Nach unten hin folgt das Blut den Kräften der Schwere, es fällt gewissermaßen zur Erde, bis es, mit den Nahrungsstoffen beladen, in trägem Fluß wieder zurückfließt, der rechten Hälfte des Herzens zu.

Und hier vollzieht sich das polarische Gegenspiel zu dem Anfangsgeschehen: während vom linken Herzen die Blutströme in diametral entgegengesetzten

Richtungen ausgestoßen werden, treffen sie im rechten Herzen von oben und unten aufeinander. (Vergl. das Kapitel über den Wärme-Organismus.)
Der Blutstrom des linken Herzens ist also zentrifugal, der des rechten zentripetal.

Polarität und Ausgleich

Unter *Stoffwechselsystem* versteht Steiner nicht bloß den gesamten Organkomplex, der dem Aufbau des Organismus dient, sondern gleichzeitig den Lebensprozeß, der von der Nahrungsaufnahme an die Stoffe ergreift, zerlegt und wiederum zu neuen, dem Organismus eigenen Stoffen und Organen umbildet.
Das *Sinnesnervensystem* dient nicht nur als Grundlage des Seelenlebens, sondern es spielt eine große Rolle für den Körperaufbau. Wir nehmen zum Beispiel durch das Sinnesnervensystem Licht und Wärme auf, die für den Aufbau des Organismus von ebenso großer Wichtigkeit sind wie die Nahrungsaufnahme. Am Problem der Rachitis versuchten wir zu zeigen, daß der Sinnesnervenprozeß zugleich ein *Formprozeß* ist. Stoffaufnahme und Formprozeß stehen sich in diesen beiden Systemen polarisch gegenüber. Überwiegt der Stoffprozeß, so wird der Organismus sich einseitig entwickeln und der Gefahr der „Fettsucht" ausgesetzt sein; bei entgegengesetzten Bedingungen wird der Mensch lang aufgeschossen, schmal und schmächtig werden.
Beide Systeme werden aber verbunden durch das *rhythmische System,* das eine vermittelnde Rolle zwischen ihnen spielt. Außer dem Atmungsorganismus gehört dazu auch das Zirkulationssystem. Beide stehen bekanntlich in engsten funktionellen Beziehungen zueinander. Wenn auch das „normale" Verhältnis von Puls und Atmung 72:18 ist, so ergeben sich doch in der Wirklichkeit die mannigfachsten Abweichungen, je nachdem ob der Form- oder der Stoffprozeß konstitutionell oder momentan überwiegt. Im allgemeinen wird bei Überwiegen des Sinnesnervenprozesses Verlangsamung, im anderen Falle das Gegenteil eintreten. Aber auch jede Änderung der Proportion 72:18 wird für das Erkennen der Prozesse von Wichtigkeit sein.
Außer Atmungs- und Zirkulationssystem gehören aber alle rhythmischen Prozesse des Organismus zum „Rhythmischen System", im Verdauungsrhythmus und den Rhythmen des weiblichen Organismus zeigt es sich im Gebiet des Stoffwechselsystems wirksam, aber auch das Sinnesnervensystem wird von ihm durchpulst. — Im Rhythmischen System liegen die ausgleichenden und eigentlich gesundenden Prozesse.

Konstitution und Erkrankung

Wie schon angedeutet, ist das Verhältnis von Formprozeß und Stoffprozeß durchaus nicht immer harmonisch. Besteht eine dauernde Ungleichheit, die aber durch die ausgleichende Funktion des rhythmischen Systems im Gleichgewicht gehalten wird, so sprechen wir von abnormer Konstitution (Pyknische, leptosome Konstitution*), und wir wissen, daß wir mit dieser als Grundlage und Voraussetzung alles physiologischen und pathologischen Geschehens zu rechnen haben.

Die Konstitution ist ein Ergebnis der Entwicklung. Auf die ursprünglich rundliche Form folgen Phasen der Streckung, je nach dem Eingreifen der höheren Wesensglieder des Menschen. In entsprechender Weise können wir auch beim Erwachsenen Verhältnisse antreffen, die Aufschluß geben über das Ineinanderspielen von Ätherleib, Astralleib und Ich mit dem physischen Leib. — Manche Menschen behalten zeitlebens eine gedrungene, rundliche Form bei (die Pykniker), während andere schmalwüchsig sind (Leptosom-asthenischer Habitus). An diesen Formen bereits kann man das Verhältnis der Wesensglieder des Menschen zueinander ablesen. An den zum Teil sogar überquellenden Formen des Pyknikers wird das Vorherrschen des Wasserorganismus, also ätherischen Wirkens, ohne weiteres deutlich. Demgegenüber gibt der schmal aufgeschossene magere Leptosome mit dem langen flachen Brustkorb und einem Zurückbleiben des Körpergewichtes gegen die Länge bereits aus der äußeren

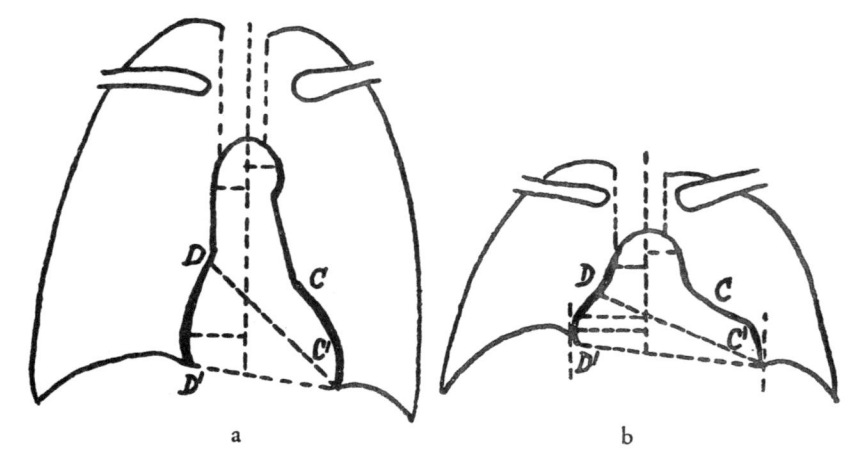

Form und Lage von Lunge und Herz beim leptosomen (a) und pyknischen (b) Typus, nach Radiogrammen schematisiert
Nach: Klaus Conrad, Der Konstitutionstypus als genetisches Problem

*) Vergl. E. Kretschmer, Körperbau und Charakter. Springer-Verlag. 20. Auflage.

Erscheinung einen Hinweis auf überwiegende Abbauprozesse und starke Formung durch einen vorherrschenden Astralleib. Sehr deutlich kann man an der Thoraxform ablesen (sie ist als Teil charakteristisch für die ganze Gestalt), daß bei diesem Typus sich der Astralleib stärker inkarniert hat.

Nicht nur in der Körperform, sondern auch im seelischen Verhalten lassen sich dieselben Verhältnisse wiederfinden. Die gemütvolle und humorreiche Wesensart (cyclothym) des Pyknikers, der aufgeschlossen, umgänglich und regsam ist, basiert auf dessen starkem Ätherleib. Im alten Sprachgebrauch wurde der Zusammenhang des Humors mit dem wässrigen Element noch empfunden: das lateinische Wort humor bedeutet Feuchtigkeit. Der Leptosome dagegen ist verschlossen, ernst, kontaktarm, empfindlich und reizbar (schizothym); Menschen, die man gern als „zuckende Nervenbündel" bezeichnet, findet man häufig unter ihnen. Auch darin erkennt man wieder das übermäßige Eingreifen eines starken Astralleibes. Der Mensch ist durch dessen Abbaufunktion zu stark entvitalisiert, sein Ätherleib wird geschwächt. Das Nerven-Sinnessystem, das vom Astralleib gebildet wird, überwiegt.*)

Auf dem Gebiete des Stoffwechsels zeigt der Pykniker eine Schwäche in der Kohlehydratverwertung. Die Beziehung zwischen Zucker und Ichorganisation wurde bereits dargestellt (S. 180 ff.). Da bei diesen Menschen das Ich nicht so stark wie gewöhnlich in die Leiblichkeit eintauchen kann, ist es für sie schwer, den Kohlehydratstoffwechsel genügend zu beherrschen und es resultiert eine Schwäche in der Zuckerverwertung, die sich bis zum Diabetes steigern kann. Andererseits besteht bei den Pyknikern eine gute Verwertbarkeit für Eiweiß, und häufig findet man bei ihnen eine ausgesprochene Vorliebe für Fleisch. Das Eiweißbedürfnis ist ein Ausdruck des Verlangens nach stärkerem Eingreifen des Astralischen. Indem der Organismus sich Eiweiß zuführt, schafft er sich durch dessen Abbau die Möglichkeit, den eigenen Astralleib zu unterstützen und damit die Formkräfte zu stärken.

Den Gegenpol zu diesem Verhalten bildet der Stoffwechsel des Leptosomen: Auf Zuckerzufuhr reagiert er nur mit geringen Veränderungen des Blutzuckers; d. h. er beherrscht den Zuckerstoffwechsel vollkommen; die Ichorganisation ist stark. Unter den Leptosomen befinden sich auch meist die Menschen, die von Natur aus Vegetarier sind. Sie bedürfen keines Eiweißes (also tierischer Substanz) als Träger fremder Astralität, da ihr eigener Astralleib schon stark genug ist.

Erkrankung tritt ein, wenn das labile Gleichgewicht des dreigliedrigen Organismus durch Mehrbelastung eines Poles oder durch Versagen des rhythmischen Ausgleiches gestört wird.

---

*) Vergl. S. 48.

Eine zu starke Inanspruchnahme vom Nervensinnessystem her (Überarbeitung, Hast, zu langes Wachen) führt zu Erschöpfung, Neurasthenie und schließlich zu sklerotischen Erscheinungen. Überwiegt dagegen der Stoffwechselprozeß, ohne daß er vom Formprozeß geregelt wird, so tritt die Tendenz zu Entzündungen auf. Entzündung ist demnach eine Steigerung des Stoffwechselprozesses, wie Sklerose eine solche des Formprozesses ist. Es ist auf diesem, hier nur angedeuteten Wege möglich, eine Brücke zwischen Physiologie und Pathologie zu schlagen.

Die Auffassung des menschlichen Organismus als eines dreigliedrigen Systems muß auch für die Therapie von grundlegender Bedeutung sein. Es sei hier nur beispielshalber auf die Therapie der sogenannten *Geisteskrankheiten* hingewiesen. Betrachtet man sie unter den hier geschilderten Gesichtspunkten, so ergibt sich, daß diese Erkrankungen zum größten Teil in Störungen des Willens- und Gefühlslebens bestehen, während die Denkstörungen meist sekundärer Natur sind. Demgemäß müssen diese Erkrankungen vom Stoffwechsel und rhythmischen System aus behandelt werden. Immer wieder kann man zum Beispiel erleben, daß starke Schwankungen in der Stimmung mit Störungen der Herzfunktion zusammenhängen und durch Behandlung des Herzens behoben werden können.

Im übrigen muß für die therapeutischen Fragen auf den zweiten Band dieses Werkes verwiesen werden. Die folgenden Bemerkungen sollen nur zur vorläufigen Orientierung sein.

Das Problem des Heilmittels

Im Sinne der obigen Ausführungen kann es als Ziel gelten, die Wahl des Heilmittels nicht bloß der Empirie zu überlassen, sondern einen Weg zum Durchschauen des Zusammenhanges zwischen Krankheitsprozeß und Heilmittel zu finden. Daß ein solcher existiert, ist natürlich Voraussetzung jeder medizinischen Forschung. Aber es ist doch ein Unterschied, ob dieser Zusammenhang nur durch Erfahrung gegeben ist, oder ob er sich von umfassenderen Gesichtspunkten aus auch der Einsicht mit innerer Notwendigkeit erschließt. Man muß zu diesem Zweck die Heilmittel in ihrer Beziehung zum menschlichen Organismus betrachten. Da ergibt sich eine gewisse Ordnung, wenn wir zum Beispiel diejenigen Mittel unterscheiden, die den Stoffwechselprozeß fördern, wie zum Beispiel Schwefel, und solche, die dem Bewußtseins- und Formprozeß dienen, wie etwa

Kalk und Kieselsäure. Doch der Weg und die Wirkungsweise des Mittels muß im einzelnen verfolgt werden, und an Stelle einer bloßen Aufzählung von Wirkungen sollte sich allmählich ein Bild des Heilmittelprozesses ergeben. Dies müßte lebendig vor dem Auge des Arztes stehen, wenn er über das Haften an den überlieferten Indikationen hinauskommen, wenn er die Therapie zur Kunst erheben will.

Dasselbe gilt für die *pflanzlichen Heilmittel*. Auch die Pflanze ist, wie wir gesehen haben, ein dreigliedriger Organismus, wenn auch auf rein vegetativer Stufe. Wurzel und Blüte sind die entgegengesetzt wirkenden Pole, das Blattsystem stellt die rhythmische Vermittlung her. Aber so wie sich im Menschen das Verhältnis der drei Systeme verschieben kann, so daß die verschiedenen „Konstitutionen" entstehen, so gilt Analoges auch für die Pflanze. Sie kann harmonisch ausgebildet sein, so daß die drei Systeme im Gleichgewicht sind, oder der Schwerpunkt ihrer Bildung verlagert sich nach der Wurzel, ins Blattsystem oder in die Blütenbildung. Jede Pflanze in ihrer Eigenart erscheint als eine Metamorphose des gemeinsamen Urbildes, der „Urpflanze". Goethes Metamorphosenlehre wird hier ein unentbehrlicher Schulungsweg sein. Schon er hat das feste Anschauungsbild der Pflanze in innere Bewegung gebracht.

Rudolf *Steiner* führte Goethes Methode weiter bis zur konkreten Beziehung des Pflanzenprozesses zum menschlichen Organismus und zu seinen krankhaften Metamorphosen. Er zeigte, daß der Wurzelprozeß eine innere Beziehung hat zum Nervensinnessystem und Formprozeß, das Blattsystem zum Rhythmischen Organismus und der Blütenprozeß zum Stoffwechselsystem. Aber auch bei der Pflanze ist zu berücksichtigen, daß die Prozesse sich gegenseitig durchdringen. So kann zum Beispiel der Blütenprozeß bis in die Wurzel hinein wirksam werden, so daß sie mit Farbe und Aroma durchdrungen wird.

Diese Gesichtspunkte zeigen andeutungsweise den Weg zum Verstehen der Arzneiwirkung sowohl in stofflichem wie in (homöopathisch) potenziertem Zustande. — Rudolf *Steiner* bezeichnete die Wirkung des Sinnesnervensystems gegenüber dem Stoffwechselsystem einmal als eine „homöopathisierende". Er meinte damit, daß der Organismus vom Sinnesnervensystem her sich dem Stoffwechselsystem gegenüber polarisch verhält, daß er sich den Wirkungen der Stoffe im unteren Organismus geradezu entgegensetzt. Der untere Organismus löst die Stoffe soweit auf, bis sie der Wirkung des oberen Organismus zugänglich werden. Gibt der allopathisch denkende Arzt ein Medikament in materieller Dosis, so verfährt der Organismus genau so: er zerstört es soweit, bis es von den Kräften des oberen Organismus ergriffen werden kann. Mit anderen Worten: der Organismus „homöopathisiert" (potenziert) selber. Insofern heilt auch das vom Allopathen gegebene Mittel eigentlich nur durch diesen „Homöopathisierungsprozeß". Der Homöopath nimmt durch den Potenzierungsprozeß des Mittels dem kranken Organismus eine Arbeit ab, für die er infolge der Erkrankung oft nicht mehr die Kraft hat.

Da das Stoffwechselsystem schon seiner normalen Funktion nach es mit der Verarbeitung der Stoffe zu tun hat, wird man im allgemeinen auch Arzneimittel in noch stofflicher Form benötigen, wenn man in seinem Gebiet wirken will. Das rhythmische System dagegen wird im allgemeinen auf mittlere, das Sinnesnervensystem auf hohe Potenzen ansprechen. — Dabei muß aber immer berücksichtigt werden, daß alle drei Systeme sich gegenseitig durchdringen, und daß nicht die Lokalisation, sondern die Art der Erkrankung entscheidend für die Diagnose ist.

4. KAPITEL

ARCHITEKTONIK DES ORGANISMUS

UND

PHYSIOLOGIE DER FREIHEIT

> Nur der Körper eignet jenen Mächten,
> Die das dunkle Schicksal flechten.
> Aber frei von jeder Zeitgewalt,
> Die Gespielin seliger Naturen,
> Wandelt oben, in des Lichtes Fluren,
> Göttlich unter Göttern, die Gestalt!
> *Schiller*

Die Frage nach dem Wesen und der Möglichkeit der Willensfreiheit wurde, seitdem sie einmal aufgetreten war, immer zugleich als eine Zentralfrage des menschlichen Daseins überhaupt empfunden. Seit Plato und Aristoteles bewegte sie die Denker; der religiöse Mensch des Mittelalters erlebte sie als die Frage nach der Prädestination, um die Geisteskämpfe von einer Heftigkeit geführt wurden, für die wir heute kaum noch Verständnis aufbringen können. Neigten die religiösen Denker (Augustin, Thomas von Aquin, Calvin) dazu, den Menschen und seine Seele als Geschöpfe Gottes auch von dessen Allmacht abhängig zu betrachten (Determinismus), so herrschte in der Philosophie der neueren Zeit zum Teil die entgegengesetzte Tendenz vor: dem Menschen geistige Freiheit zuzusprechen (Descartes, Kant, Fichte, Schiller).
Seit dem Beginn des naturwissenschaftlichen Zeitalters aber traten an die Stelle philosophischer Argumente immer häufiger solche naturwissenschaftlicher Art, bis dann in der neueren Zeit der Mensch überhaupt so sehr zum Objek der naturwissenschaftlichen Forschung wurde, daß die Frage nach der Freiheit aus dem Gebiet der Philosophie fast ganz in das der Physiologie geriet. Die Philosophie und vor allem die Psychologie gaben die ihren Gebieten angemessenen Methoden zugunsten der naturwissenschaftlichen auf. Die physiologischen Zusammenhänge des Seelenlebens wurden registriert und die einzelnen seelischen Vorgänge ohne weiteres mit den physiologischen als Glieder einer Kausalkette betrachtet. Der Mensch und seine Seele erschien als ein naturnotwendig bedingtes, mithin unfreies Wesen. „Mit Naturnotwendigkeit erfolgt bei gegebenen äußeren Reizen und gegebenen Vorstellungen eine bestimmte Handlung ganz ebenso notwendig, wie der von der Unterlage gelöste Stein in einer bestimmten

Richtung mit bestimmter Geschwindigkeit fällt. Freiheit des Willens in diesem Sinne existiert für die physiologische Psychologie nicht. Unsere größten Philosophen seit Spinoza sind hierin einig gewesen." Theodor *Ziehen*, dessen „Physiologischer Psychologie" dieses Zitat entnommen ist, muß allerdings zugeben, daß unsere Handlungen nicht nur von den äußeren Reizen bestimmt werden, sondern daß dafür ebenso unsere Vorstellungen in Betracht kommen. Aber diese sind für ihn letzten Endes nichts anderes als Erinnerungen an frühere Erlebnisse, gehen also ursprünglich ebenfalls auf äußere Reize zurück und bilden, im Sinne Ziehens, ein Glied in der Kette der Ursachen, die unseren Willen mit Notwendigkeit bestimmen.

Versuchen wir, uns dieses Problem an einem Beispiel deutlich zu machen. — Ich habe Hunger und sehe einen Apfel. Es entsteht in mir der Wunsch, ihn zu essen. Das alles ist Wirkung der Außenwelt auf mich durch die Sinnesorgane. Aber ob ich ihn esse, das hängt davon ab, ob ich ihn als mir gehörig ansehen kann oder nicht. Die Vorstellung: „Der Apfel gehört mir" erlaubt mir, nach ihm zu greifen, während die gegenteilige Vorstellung mich hindert, dem körperlichen Reiz zu folgen. Die Eigentumsvorstellung konnte sich aber erst auf Grund des Ich-Bewußtseins entwickeln. Denn nur ein Wesen, das sich als „Ich" erlebt, kann auch anderes zu sich rechnen, es als sein Eigentum betrachten. Das Auftreten der Ich-Vorstellung läßt sich aber nicht aus äußeren Umständen ableiten, wie Ziehen dies versucht. Für ihn ist das „Ich" „ein eigentümlicher Komplex assoziativ verbundener Erinnerungsbilder". Er setzt also das, was er erklären will, bereits voraus. Denn das ist ja gerade das Problem: *daß* sich Erinnerungsbilder im Innern zusammenordnen. Sie ordnen sich um ein Zentrum, das wir als unser „Ich" empfinden. Das „Ich" hält die Eindrücke fest und macht sie dadurch zu Erinnerungen bzw. Vorstellungen. Diese sind das Ergebnis der Wirksamkeit des Ich, nicht umgekehrt.

Was die naturwissenschaftliche Beobachtung wirklich nachweisen kann, ist nur, daß die Vorgänge in den Sinnesorganen sich in Nervenprozessen fortsetzen, und daß die Intaktheit unseres Seelenlebens von der Intaktheit des Nervensystems abhängt. Welcher Art die Vorgänge im Nervensystem sind, das wissen wir nicht. Es ist infolgedessen auch unmöglich, das Problem der Willensfreiheit durch physiologische Untersuchungen lösen zu wollen.

Dies muß vielmehr, wie Rudolf Steiner in seiner „Philosophie der Freiheit" gezeigt hat, dadurch geschehen, daß das Ich durch denkende Betrachtung sich alle Bedingungen des Wollens bewußt macht. Man kann dann erkennen, daß Willensfreiheit kein Dauerzustand ist, sondern ein Ideal, zu dem das Ich hinstrebt, und dem es um so mehr näherkommen kann, je mehr es sich selbst und die Motive seines Handelns durchschaut.

Andererseits steht aber zweifellos das Seelenleben mit den physiologischen Bedingungen des Organismus in Zusammenhang, und gerade Rudolf Steiner konnte diese Zusammenhänge in grundlegender Art aufklären, weil er die Ergebnisse sowohl der philosophischen wie der naturwissenschaftlichen Forschung überschaute.

Soll Freiheit möglich sein, so setzt das ein bestimmtes Verhältnis von Seele und Leiblichkeit voraus, das wir als „normal" bezeichnen. Worin diese „Norm" besteht, ist nicht anders zu bestimmen, als daß man eben die Nicht-Beeinflussung des Seelenlebens durch die Leiblichkeit als wesentliches Merkmal derselben ansieht. So ist es uns ohne weiteres klar, daß ein Mensch, der unter starker Alkoholwirkung steht, sich nicht im Zustand der Willensfreiheit befinden kann, weil der Alkohol seine Gemütslage sowohl wie seine Urteilsfähigkeit so tiefgehend beeinflußt, daß beide charakteristisch werden für die Wirkung des Alkohols, während die charakteristischen Züge der Individualität sich verwischen. — Diese und andere Störungen des Bewußtseinsprozesses und damit der Freiheit infolge von Änderungen des physiologischen Zustandes durch äußere oder innere Einwirkungen gehören in eine „Pathologie der Freiheit" und fallen außerhalb des Rahmens unserer Betrachtung.

Was haben wir also unter dem normalen Verhältnis des Ich zur Leiblichkeit zu verstehen? Offenbar das, bei dem das Ich sich im Zustande der Freiheit erleben kann. Das klingt sehr einfach, aber viele Bedingungen müssen erfüllt sein, bis dieses „Einfache" möglich ist. Denn „eine freie Handlung kann nur diejenige sein, bei der kein Naturgeschehen in oder außer dem Menschen mitwirkt". (Rudolf Steiner.) Nun besteht aber die Tatsache, daß der menschliche Organismus mit dem äußeren Naturgeschehen zusammenhängt — er könnte sonst nicht leben. „Der Mensch muß also, um die Impulse der Freiheit darleben zu können, imstande sein, gewisse Naturwirkungen, die aus dem Kosmos herein die Wirkung auf sein Wesen nehmen, von diesem Wesen fernzuhalten. Diese Fernhaltung spielt sich im Unterbewußtsein dann ab, wenn im Bewußtsein die Kräfte walten, die eben das Leben des Ich in Freiheit darstellen." (Rudolf Steiner.)

Wer den vorangehenden Darstellungen gefolgt ist, könnte vielleicht einwenden: es gehe ja gerade daraus hervor, daß alles geistige und seelische Erleben des Menschen aufs Innigste mit den physiologischen Prozessen der Leiblichkeit verflochten sei; für Freiheit scheine da kein Raum zu bleiben. Man denke an den Zusammenhang des Denkens mit dem Nervensystem, des Fühlens mit dem Rhythmischen System, des Wollens mit dem Stoffwechselsystem; an die Abhängigkeit des Bewußtseins von einem genügenden Zuckergehalt und Sauerstoffgehalt des Blutes, vom Kalkgehalt des Organismus usw.

Es ergibt sich also das Problem: Wie kann der Mensch durch seinen Organismus an der Natur Teil haben, und doch als Ich-Wesen so von ihr getrennt sein, daß er den Zustand der „Freiheit" realisieren kann?

Der menschliche Organismus entsteht durch das Zusammenwirken irdischer und kosmischer Prozesse. Aus der schweren Erdenmaterie formen kosmisch-ätherische Kräfte die menschliche Gestalt. Die ursprüngliche Kugelgestalt wird in der Richtung oben—unten in der Weise differenziert, daß in der Gestaltung der unteren Organisation die Kräfte der Schwere, in der oberen die des Lichtes hervortreten. So gestaltet sich das Knochensystem in der unteren als Erden-Stützorgan, in der oberen als Hülle für Sinnesorgane und Gehirn, die selber ganz Ausdruck der kosmischen Kräfte sind. Und wie die Erdenkräfte den Organismus in die Schwere hineinziehen, so entreißen ihn die kosmischen Kräfte ihrer Wirksamkeit. Aber, wie wir schon früher (S. 57) sahen: die kosmischen Auftriebskräfte greifen nicht in die fertige Organisation ein, sondern in die Bildeprozesse. Die ganze Architektonik des menschlichen Organismus ist ein Ausdruck dieses Zusammenspiels irdischer und kosmischer Kräfte.

Rudolf Steiner wies in diesem Zusammenhang auf die merkwürdige Tatsache hin, daß das Gehirn völlig von der Cerebrospinalflüssigkeit umgeben ist und dadurch einen großen Teil seines Gewichtes gemäß dem archimedischen Prinzip verliert, so daß es nur mit etwa 20 g auf der Schädelbasis lastet. Rudolf Steiner sah darin eine für das Denken wichtige Tatsache, denn ein von den Gesetzen der Schwere beherrschtes Gehirn würde auch das Denken in seine Gesetzmäßigkeit hineinzwingen. Das der Erdengesetzmäßigkeit weitgehend entzogene Gehirn ermöglicht erst das Erscheinen des Denkens, das seinem Wesen nach kosmischer Natur ist.

In der Architektonik des menschlichen Organismus ist also die Auftriebskraft so in die Bildeprozesse hinein verwoben, daß das Gehirn fast ganz dem Einfluß der Schwere entzogen ist; ja der ganze Organismus erscheint uns erst seinen eigentlichen Sinn zu erfüllen, wenn er aufgerichtet ist.

Wir haben schon im ersten Kapitel die *Aufrechtheit* des menschlichen Organismus als ein für seine Wesenheit charakteristisches Merkmal erkannt. Sie ist architektonisch präformiert (im Knochensystem), sie muß physiologisch (im Sichaufrichten) und psychisch (in der Aufrichtigkeit) realisiert werden; beides kann nur im Zustand der Wachheit geschehen, das heißt wenn das Ich die Leiblichkeit durchdringt. Die Aufrechtheit ist zugleich die Richtung, in der der Organismus am stärksten mit dem Ich durchdrungen wird.

In der Aufrichtung muß die von den Erdenkräften ausgehende Anziehung überwunden werden. Denn die Leiblichkeit wird von der Erde als Masse behandelt: sie unterliegt der Schwere. Schwere kann durch Aufwendung von Kraft überwunden werden, und man könnte denken, daß hier eine absolut feststehende Beziehung zwischen Schwere und aufzuwendender Kraft besteht. Soll aber der Mensch zum Beispiel eine Last tragen, so wird er dies leichter können, wenn er sie auf die beiden Seiten seines Leibes gleichmäßig verteilen kann; oder wenn er die Last (wie etwa die Frauen in Taormina den Wasserkrug) frei auf dem Kopfe balanciert. Gleichgültig in diesem Moment, was uns sonst als Schönheit wichtig ist: Daß der Mensch die Schwere durch die Aufrechtheit und Geschicklichkeit seines Leibes überwindet, macht ihn uns zum erfreulichen, anmutigen Symbol menschlicher Würde und Freiheit.

Die Aufrichtung des menschlichen Leibes hat also zur Voraussetzung, daß in der Architektonik seines Leibes zugleich mit der Aufrechtheit die *Symmetrie* berücksichtigt ist. Die Idee der Aufrechtheit ist nämlich im menschlichen Organismus nicht materiell, sondern auf der Grundlage der zweiseitigen (bilateralen) Symmetrie verwirklicht; denn merkwürdigerweise gibt es im menschlichen Organismus kein einziges, wirklich in der Senkrechten befindliches Organ. Daß wir trotzdem von dem Organismus als Ganzen den Eindruck der Aufrechtheit haben, beruht darauf, daß er aus zwei annähernd spiegelbildlich gleichen Hälften aufgebaut ist. Die Senkrechte ist nur optisch vorhanden als Richtung der durch den Körper gedachten Symmetrie-Ebene.

Welche Bedeutung der spiegelbildlich-symmetrische Bau des Organismus für das Seelenleben hat, läßt sich insofern nicht ohne weiteres feststellen, als wir keine andersgearteten Vergleichsmöglichkeiten haben; wir sind in dieser Beziehung zunächst auf eine gewisse intuitive Einfühlung angewiesen. Immerhin wissen wir aber aus Beobachtungen mit dem Schreiben von Spiegelschrift, daß jede mit der rechten Hand geübte Schrift ohne weiteres mit der linken Hand in Spiegelschrift ausgeführt werden kann. Alle Bewegungen einer Hand bedingen also ein „latentes Mitüben" der anderen Seite im spiegelbildlichen Sinne.*) Auch die scheinbar einseitigen Bewegungen verlaufen demnach wie a. a. O. ausgeführt, im Ätherleib spiegelbildlich.

Wir dürfen annehmen, daß diese Spiegelung der Vorgänge der einen Seite auf der anderen Seite für das Zustandekommen des Sich-Selbst-Erlebens an der eigenen Tätigkeit von grundlegender Bedeutung ist, und hierin dürfte auch der Sinn der zweiseitig-symmetrischen Gestaltung des menschlichen Organismus überhaupt zu sehen sein. — Der Organismus sondert einerseits durch den Kieselgehalt der Haut (vergl. S. 163) aus dem von irdischen und kosmischen Kräften durchwogten Raum einen eigenen Innenraum heraus, und er gibt andererseits durch seine spiegelbildliche Gestaltung dem Ich die Möglichkeit, die Sinnen-, Bewegungs- und in gewissem Grade auch die Lebensvorgänge im Organismus durch die Spiegelung derselben auf der anderen Seite ins Bewußtsein zu erheben.

---

*) Vergl. F. Husemann: „Psychiatrische Fragen vom Gesichtspunkt der Anthroposophie" in „Änigmatisches aus Kunst und Wissenschaft", Anthroposophische Hochschulkurse Stuttgart 1922.

Dieses Inbeziehungsetzen der beiden Seiten zueinander findet dann seinen deutlichsten Ausdruck in der Kreuzung der Nervenbahnen (vergl. unten).

Würden aber die in der Architektonik des Organismus tätigen Kräfte so wirken, daß ihre Impulse nach rechts und links von der Mittelebene völlig im Gleichgewicht wären, so müßte eine ganz symmetrische Organisation zustande kommen. In eine solche gleichmäßig in den Kosmos verwobene und in völligem inneren Gleichgewicht befindliche Organisation würde aber das Ich nicht eingreifen können; es könnte nur der Spiegelung der Vorgänge in seinem Organismus zuschauen.

Nun besteht die merkwürdige Tatsache, daß der Organismus in der frühsten Embryonalzeit vollkommen zweiseitig-symmetrisch angelegt ist, daß aber in der späteren Entwicklung Bildungstendenzen auftreten, welche die Symmetrie, insbesondere im Innern des Organismus, asymmetrisch gestalten. So ist der Kopf im Prinzip durchaus spiegelbildlich aufgebaut, in Wirklichkeit bestehen aber bei den meisten Menschen zwischen den beiden Gesichtshälften große Unterschiede. Diese Asymmetrie geht meistens sogar bis in den Knochenbau hinein und beruht zum Teil darauf, daß die rechte Augenhöhle etwas höher, die linke etwas breiter und niedriger ist. (Der Frauenschädel zeigt übrigens diese Asymmetrie bedeutend häufiger als der männliche.)*)

Zu dieser leichten architektonischen Asymmetrie tritt aber als viel wesentlicheres Element die durch den seelischen Ausdruck bedingte des Gesichtes. Die rechte Seite hat im allgemeinen eine etwas stärkere Muskulatur, vor allem aber ist sie stärker durchformt und zeigt einen wacheren, bewußteren Ausdruck als die linke, die oft etwas Träumerisches, aber auch „Idealeres" haben kann. W. Wolff**), der zahlreiche Experimente in der Art machte, daß er Personen und Bildnisse genau von vorne photographierte, die Bilder in der Mitte durchschnitt und durch spiegelbildliche Verdoppelung Recht-rechts- und Links-links-Bilder herstellte, kommt zu dem Schluß, daß sich in dem Rechtsbild mehr die individuelle Persönlichkeit, in dem Linksbild mehr der kollektive Typus zeige, und jede unbefangene Beobachtung wird das bestätigen können.

Beide Verdoppelungsbilder haben aber etwas Unheimliches durch die absolute Symmetrie, das starre und „einseitige" des Ausdrucks; sie erscheinen im übrigen ausgesprochen langweilig. Erst im wirklichen, aus zwei ungleichen Hälften bestehenden Bild glauben wir den *ganzen* Menschen zu sehen, den Menschen

---

*) J. Kalkhof: „Beiträge zur Anthropologie der Orbita." Freiburg 1911.
**) „Rechts und Links" von Dr. Werner Wolff. (Die Umschau, Frankfurt a. M. 1934, Heft 11.) — A. Bethe: „Ist der Rechtshänder dem Linkshänder überlegen?" (Umschau 1933, Heft 50.)

mit den „zwei Seelen", deren eine sich der äußeren Welt zuwendet, während die andere sich „zu den Gefilden hoher Ahnen" erhebt.

Diese Verschiedenheit der beiden Gesichtshälften ist aber nur eine Teilerscheinung derjenigen des Organismus überhaupt.*) Besonders aufschlußreich ist in dieser Beziehung die Betrachtung des mittleren Organismus, der zwar äußerlich symmetrisch erscheint, im Innern aber durch die Verlagerung des Herzens nach links und die Ausbildung von nur zwei Lungenlappen auf dieser Seite (während auf der rechten deren drei gebildet werden), eine viel tiefergehende Asymmetrie zeigt als der Kopf. Daß die Ausbildung von nur zwei Lungenlappen nicht etwa infolge einer Raumbeschränkung durch das Herz zustande kommt, geht daraus hervor, daß in der embryonalen Entwicklung die Lungenanlage von Anfang an rechts stärker ist als links. Wir haben ferner bereits erwähnt, daß die Einstülpung der Lunge mit der des Nervensystems insofern zusammengehört, als sie im mittleren Organismus die dem Nervensystem entsprechende, durch Einwirkung des Astralleibes zustandekommende Organbildung ist. Der Astralleib (und mit ihm das Ich) verkörpert sich also schon in der Embryonalentwicklung in der rechten Seite des mittleren Organismus intensiver als in der linken, und hierin dürfte meines Erachtens die allgemeine Ursache der „Rechtsbetontheit" (und damit der Rechtshändigkeit) der meisten Menschen liegen. Alle bisherigen Theorien (angeblich bessere Durchblutung der — der rechten Körperhälfte entsprechenden — linken Gehirnhälfte; Lage des Embryo im Uterus usw.) haben sich als nicht stichhaltig erwiesen; sie suchen die Ursachen im Physischen, das doch nur Ausdruck der im Organismus waltenden Dynamik ist, oder in nebensächlichen Umständen.**) — Die Rechtshändigkeit wie auch die Rechtsbetontheit des Gesichtes sind ausgesprochen „dynamische" Erscheinungen.

Am Kinde sind sie allerdings in den ersten Lebensmonaten noch nicht zu beobachten. Bis etwa zum siebten Monat gebraucht es beide Hände gleichmäßig, und erst nach dem achten Monat ist eine deutliche Bevorzugung der rechten Hand festzustellen, auch bei völligem Fehlen äußerer Beeinflussung. Vier bis fünf Prozent aber erweisen sich trotz aller Erziehungsmaßnahmen als ausgesprochene *Linkshänder*. — Vergleicht man das Gewicht der Arme, so ergibt sich nach den Untersuchungen von *Guldberg* sogar ein Überwiegen der linken Seite bezüglich der Knochen bei 12½ Prozent, der Muskeln bei 9 Prozent aller Menschen, wäh-

---

*) Vergl. E. *Gaupp*: „Über die Rechtshändigkeit des Menschen und die normalen Asymmetrien des menschlichen Körpers" (1909).

**) Johannes Lange formulierte auf Grund umfassender Studien die Aufgabe der beiden Hirnhälften so, daß der rechten Hirnhälfte (der die linke Körperhälfte entspricht) die Grundierung des Weltbildes obliegt, während die linke das Heraussheben des Einzelnen vollführe.

rend nur 4—5 Prozent funktionelle Linkshänder werden; die anatomisch-physiologisch „präformierte Linkshändigkeit" ist also bedeutend häufiger als die später praktisch feststellbare, und zweifellos kommt ihre Einschränkung durch die Erziehung zustande, das heißt durch funktionelle Impulse, die von Ich und Astralleib ausgehen. Dieser Antagonismus zwischen den vom Ich ausgehenden Impulsen und den biologisch veranlagten Prozessen ist ausschließlich dem Menschen eigentümlich und bildet die Grundlage für alle Erziehung wie Selbsterziehung, und somit auch der Freiheit.

Nun besteht, nach Rudolf *Steiners* Darstellung, schon an und für sich bei jedem Menschen normalerweise insofern eine funktionelle Verschiedenheit der beiden Körperhälften, als auf der rechten Seite die Eigenwirkungen des physischen, auf der linken die des ätherischen Leibes überwiegen. Und die heutige Bewußtseinsart ist eben dadurch charakterisiert, daß sich das Ich (durch Vermittlung des Astralleibes) stärker mit der rechten Seite (und so mit der physischen Welt) verbindet, während die linke, da sie vom Physischen weniger „belastet" ist, den kosmischen Einflüssen zugänglicher bleibt und ein mehr zum Traumhaften und zur Bildhaftigkeit geneigtes Bewußtsein behält.

Wenn nun das Ich (warum, bleibe zunächst dahingestellt) an und für sich wenig Neigung hat, sich mit der Leiblichkeit zu verbinden (wie das zum Beispiel in gewisser Weise bei der Frau konstitutionell bedingt ist), so kann infolge Schwäche der rechten Seite (eben bedingt durch zu geringes Eingreifen des Ich) die linke Seite soviel relatives Übergewicht bekommen, daß Linkshändigkeit auftritt. Dies dürfte im allgemeinen die Ursache für das häufigere Vorkommen derselben bei Frauen sein. Auch *Lombrosos* Befund, der unter Verbrechern bei Männern in 14 Prozent, bei Frauen in 22 Prozent Linkshändigkeit fand, deutet, soweit er die größere Häufigkeit bei Frauen betrifft, in dieselbe Richtung. Daß aber außer den Verbrechern die Künstler besonders häufig Linkser sind, muß jedem, der nicht Genie und Irrsinn für annähernd dasselbe hält, als ein grotesker Widerspruch erscheinen. So wissen wir, daß zum Beispiel Michelangelo, Lionardo, Holbein, Menzel, Begas, Schumann Linkser waren, und Goethe sagte von sich: die Natur habe ihm links einen Nickfang gegeben; seine linke Gesichtshälfte war merklich ausgebildeter als die rechte. — Angesichts dieser Tatsachen mutet Lombrosos Erklärung: die Linkshändigkeit sei „ein atavistisches und Degenerationszeichen", doch allzu primitiv an.

Wir sagten schon früher, daß der Mensch nur dann Künstler sein kann, wenn er überschüssige ätherische Kräfte zur Verfügung hat. Zum Künstler aber wird er nur dann, wenn er diese Kräfte auch „meistern" kann, das heißt wenn auch sein „Ich" stärker, entwickelter ist als im Durchschnitt. Ist Linkshändigkeit die Folge einer schwachen Ich-Tätigkeit (man könnte sie die „negative Linkshändigkeit" nennen, im Gegensatz zu der „positiven Linkshändigkeit" des Künstlers), so wird der Betreffende mehr Mühe aufwenden müssen, als der Rechtshänder, um die Labilität und Eindrucksfähigkeit seiner Seele zu kompensieren; er wird den Einflüssen der Außenwelt stärker ausgesetzt sein und es schwerer haben, ihren Anforderungen zu genügen. In fast allen Sprachen bedeutet deswegen linkshändig soviel wie „linkisch" und das Gegenteil von einem „rechten" Mann. — Der Rechtshänder dagegen, das heißt ein Mensch, der mit seinem Ich sich gut mit der physischen Leiblichkeit verbinden kann, wird eher in die Gefahr kommen, als ein Nützlichkeitsmensch seine geistigen Impulse von den praktischen Erfordernissen der irdischen Welt übertönen zu lassen. — Die Aufgabe des Menschen wird also darin bestehen, zwischen beiden Abirrungen die Mitte zu halten, das heißt die Kräfte ins Gleichgewicht zu bringen.

Von diesem Gesichtspunkt aus wird es begreiflich, daß die Menschen früherer Entwicklungsepochen offenbar in weit höherem Maße Linkshänder waren als die heutigen. Steinzeitliche Funde enthielten zum Beispiel einen viel größeren Prozentsatz für die linke Hand passender Werkzeuge, als man nach heutigen Verhältnissen erwarten sollte. Auch unter heutigen primitiven Völkern soll es bedeutend mehr Linkshänder geben als unter den zivilisierten. — Die Entwicklung zur Rechtshändigkeit ist also auch menschheitsgeschichtlich ein Ausdruck der Bewußtseinsentwicklung.*)

Werfen wir noch einen Blick auf die Symmetrieverhältnisse im Gebiet des unteren Organismus, so finden wir die Leber auf die rechte Seite verschoben, den Magen und die Milz auf die linke. Durch die Leber wird die rechte Seite zweifellos bedeutend schwerer, doch das hierdurch und durch den schwereren rechten Arm entstehende Übergewicht wird wieder dadurch ausgeglichen, daß bei den Rechtshändern das linke Bein ungefähr 10—13 mm länger und entsprechend schwerer ist; bei den Linkshändern bestehen analog umgekehrte Verhältnisse. Durch diese „gekreuzte Asymmetrie" wird also der Organismus wieder in einen Gleichgewichtszustand gebracht: er offenbart sich auch in dieser Beziehung als eine „Ganzheit".

In diesem Zusammenhang sei bemerkt, daß nach *Kölliker* die Hasenscharte (also eine Entwicklungshemmung) auf der rechten Seite viel seltener vorkommt; er fand unter 165 Fällen 113 auf der linken Seite. — Andererseits soll nach *Strümppel* der primäre Lungenkrebs rechts doppelt so häufig vorkommen wie links.

Mit der seitlichen Differenzierung des Organismus hängt auch die Lokalisation des *Sprachzentrums* zusammen. Dieses liegt beim Rechtshänder in der linken Hirnhälfte, beim Linkshänder in der rechten; es findet sich also auf der Seite, wo auch das Zentrum des bevorzugten Armes veranlagt ist — es folgt in seiner Lokalisation der vom Arm gewiesenen Richtung. Dies ist auch insofern begreif-

---

*) Über die Bewußtseinsart der Frühzeit vergl. Ernst Uehli: „Atlantis und das Rätsel der Eiszeitkunst." Verlag Julius Hoffmann, Stuttgart.

lich, als das Kind, längst bevor es sprechen kann, sich durch Deuten mit der Hand verständlich macht. Die stumme Geste ist die erste Äußerung für das Ergreifen der Außenwelt durch das Ich; die Sprache ihre verinnerlichte Metamorphose. Die Lokalisation des Sprachzentrums muß deswegen als sekundär angesehen werden; sie ist Folge der Ausdrucksfunktion in Geste und Sprache, nicht ihre Ursache. — (So wird begreiflich, daß linkshändige Kinder, wie Heilpädagogen beobachtet haben, zu stottern anfingen, wenn man ihnen die Linkshändigkeit allzuschnell abgewöhnen wollte.)
Wie das Sprachzentrum auf der entgegengesetzten Seite der bevorzugten Hand liegt, so trifft dasselbe für alle Nervenzentren zu: die von der Peripherie ausgehenden Nervenbahnen machen eine Kreuzung durch und gelangen dadurch auf die entgegengesetzte Seite des Gehirns.

An der Entwicklung der Wirbeltiere können wir sogar verfolgen, wie die Kreuzung der Sehbahnen um so ausgesprochener wird, je höher die Tierart entwickelt ist. — Als vom Menschen ausgehende Gebärde sehen wir die Kreuzung auftreten, wenn er etwa die Hände zum Gebet faltet oder beim Denken die Beine kreuzt, den Kopf auf die Hand stützend. Es ist der Zustand der seelischen Verinnerlichung, der in dieser Gebärde seinen Ausdruck findet. Aber der Mensch tut damit doch nur etwas, was die Natur bereits in ihm vorgebildet hat. Und wenn die Künstler — etwa Michelangelo in seinem „pensieroso" oder Rodin in seinem „Denker" — diese Gebärde darstellen, so ist auch das mehr als nur Darstellung eines Seelenzustandes — es ist zugleich, wie Goethe sagt, Offenbarung eines „geheimen Naturgesetzes". Denn — das können wir an der Entwicklung des Kreuzungsphänomens ablesen — nur in einem Organismus, dessen symmetrische Seiten durch ein gekreuztes Nervensystem aufeinander bezogen werden können, kann der Mensch *sich selbst* erleben. Und dürfen wir dann nicht — den Gedanken von *Braus* fortsetzend — sagen, daß die Struktur des Organismus auf das von den Naturwirkungen unabhängige Sich-Selbst-Erleben angelegt ist?

Wie die Begegnung einer natürlich vorgebildeten Funktion mit einer vom Ich ausgehenden Tätigkeit kann einem die Kreuzung der Seh-Achsen beim konvergierenden Sehen erscheinen. Auch dieses ist durch die Anlage der Augen und der Muskulatur nur der Möglichkeit nach vorgebildet. Doch kann man an jedem neugeborenen Kinde beobachten, daß die Augen sich zunächst nach verschiedenen Richtungen bewegen; erst in dem Maße, als das Bewußtsein erwacht, lernt das Kind die Augenmuskeln so gebrauchen, daß beide Augen auf einen Punkt blicken: durch eigene Tätigkeit muß der Mensch erst zur Wirklichkeit erheben, was die Natur nur als Möglichkeit vorgebildet hat. Durch die Kreuzung der Seh-Achsen beteiligt sich das Ich aktiv am Zustandekommen seines Weltbildes.

Durch *ein* Auge entsteht nur ein flächenhaftes, zweidimensionales Wahrnehmungsbild; erst durch die Übereinanderlagerung der Bilder beider Augen im konvergierenden Sehen kommt die Wahrnehmung des dreidimensionalen Raumes zustande.

Wir können also sagen: die Augen als solche liefern dem Menschen noch kein vollkommenes Bild der Welt; erst dadurch, daß der Wille (mittels der Augenmuskeln) in den Wahrnehmungsvorgang eingreift, kommt das Bild der vollen Wirklichkeit zustande.

Und gleichzeitig kommt der Mensch dadurch zum Erleben seines Ich an der Welt. Indem er bei allem Sehen in die Welt den perspektivischen Punkt immer in der Mitte sieht, erlebt er daran unbewußt dieselbe Dynamik wie in seinem Seelenleben, wenn er alle Erlebnisse auf das Ich als Mittelpunkt bezieht; dieselbe Dynamik auch, wie wenn er von seinem Ich aus die dreifach gestufte Leiblichkeit durchdringt. — (Damit hängt es zusammen, daß die Zeit des erwachenden Ich-Bewußtseins, die Renaissance, die Perspektive eigentlich erst entdeckt und dann auch mit solcher Begeisterung anwendet.) — Im Konvergieren der Sehachsen überwindet das Ich auf dynamischem Wege — wenn auch zunächst nur auf einem kleinen Gebiet — die Spaltung seiner Organisation in zwei Hälften; der Blick des Menschen bekommt dadurch erst die eigentliche Ichhaftigkeit. Und andererseits befreit sich der Mensch durch dieses Eingreifen seines Ich in den Sehprozeß von dem unmittelbaren Hingegebensein an den Lichtraum.

Der Impuls zum Konvergieren verläuft, wie alle Tätigkeit, sei es das Greifen mit der Hand, das Sprechen oder das Schreiben, in der *Richtung nach vorn*. Es ist die Richtung der nach außen gehenden Aktivität, wie andererseits in der Aufrichtung sich die auf den eigenen Organismus gerichtete Tätigkeit des Ich offenbart. Und dort, wo im oberen Menschen beide Tätigkeitsrichtungen des Ich zusammentreffen, verschmilzt unter dem synthetisierenden Einfluß des Ich der zweiseitig-symmetrische Bau im höchsten Maße zu dem einheitlichen Gebilde des Kopfes, und es entsteht der äußere „Abdruck" des Ich, *das Gesicht*.

Wir sehen also dem ursprünglich symmetrischen Bau des Organismus eine sekundäre Asymmetrie aufgeprägt. Diese geht, soweit es sich um die Bevorzugung einer Hand (und damit auch um die Lokalisation des Sprachzentrums) handelt, von der willkürlichen Tätigkeit des Menschen aus, ist also funktionell, das heißt durch das Eingreifen des Ich und des Astralleibes bedingt. Das Knochensystem wird so zum Zeugnis für das Eingreifen des Ich.*) Damit aber das Ich

---

*) Auch *Gaupp* betrachtet die typische funktionelle Asymmetrie, die sich in der Rechtshändigkeit ausspricht, und die er in innerem ursächlichem Zusammenhang mit dem aufrechten Gang sieht, als ein „rein menschliches Merkmal".

überhaupt in die Leiblichkeit eingreifen kann, muß es in ihr leben und eine gewisse Unabhängigkeit ihr gegenüber bewahren können. Wie dies im Aufbaustoffwechsel berücksichtigt wird, indem zum Beispiel der Neugeborene sein Kalk-, Phosphor- und Eisendepot mitbringt, wie die mit der Nahrung aufgenommenen Stoffe ihrer Eigenstruktur beraubt und im Sinne der Ichwirksamkeit wieder aufgebaut werden, haben wir im Kapitel über die Ich-Organisation bereits dargestellt. Dort wurde auch darauf hingewiesen, wie gerade der Durchgang der Nahrungsstoffe durch den fast anorganischen Zustand und das Absondern bzw. Einlagern anorganischer, das heißt relativ toter Substanzen (zum Beispiel im Knochensystem) die organische Grundlage für das Ich-Bewußtsein bilden. Und doch sind das nur wenige von den unüberschaubar mannigfaltigen Bedingungen, die im Organismus erfüllt sein müssen, wenn ein Ich darin soll leben können, und die mithin in einer „Physiologie der Freiheit" zu besprechen wären. Man könnte auch sagen: es ist die Physiologie der im labilen Gleichgewicht befindlichen antagonistischen Prozesse, deren Gleichgewicht die Voraussetzung für ein Eingreifen des Ich bildet.

Solche Gleichgewichtszustände bestehen zwischen Aufbau und Abbau im allgemeinen, zwischen Sauerstoff- und Kohlensäureprozeß, Herz- und Atemrhythmus usw.; und die verschiedenen bisher festgestellten „Konstanten" im organischen Geschehen stellen ja in Wirklichkeit Gleichgewichtslagen zwischen entgegengesetzten Prozessen dar.

Auf die zentrale Bedeutung der Wärmeregulation für den menschlichen Organismus haben wir schon früher hingewiesen. Hier sei noch kurz auf den engen Zusammenhang derselben mit dem Willensleben eingegangen.

Durch seine Eigentemperatur erlebt sich der Mensch immer in einem bestimmten Willensverhältnis zur Außentemperatur: durch äußere Hitze fühlt er sich schlaff und unlustig zur Tätigkeit, durch Kälte zur Bewegung angeregt. Nehmen wir nun einmal an, die „physikalische Wärmeregulation" hätte nicht, wie es ja der Fall ist, einen Spielraum von 20 Grad, sondern vielleicht nur einen solchen von 5 Grad, dann würde der Mensch bei den heutigen Temperaturverhältnissen gezwungen sein, fast das ganze Jahr hindurch seinen Stoffwechsel entweder herabzusetzen oder zu steigern, um seine Eigenwärme bewahren zu können. Das würde aber bedeuten, daß er bei höherer Außentemperatur kaum eine körperliche Arbeit verrichten könnte, da sonst seine Eigentemperatur zu hoch steigen würde, während er andererseits bei niedriger Außentemperatur zu Bewegungen getrieben werden würde, die in erster Linie den Zweck der Wärmeproduktion hätten; oder er würde gar durch unwillkürliche Muskelkontraktionen (Zittern, Frostschauer) an jeder zweckvollen Tätigkeit gehindert werden.

Es ist also klar, daß die Möglichkeit der Wärmeregulation geradezu eine Vorbedingung für die freie Beweglichkeit des Willens und somit für das Entstehen der menschlichen Kultur bildet. Zwischen dem Zustand der Willenslähmung, wie er durch zu hohe Außentemperatur herbeigeführt wird, und dem der triebhaften Bewegung, wie sie die Kälte hervorruft, ist dem Menschen ein großer Spielraum gelassen. In diesem kann er sich, frei von dem unmittelbaren Zwange der Natur, als kulturschaffendes Willenswesen betätigen.
Mit alledem sind aber erst die *Vorbedingungen* für ein Eingreifen des Ich in die Leiblichkeit gegeben; greift es wirklich ein, so führt das immer zum Abbau der physiologischen Prozesse bzw. zu einer Störung der natürlichen Rhythmen.
Wir haben schon dargestellt, wie alle Denktätigkeit mit einem Abbau des Gehirns einhergeht. Das Denken hinterläßt Spuren im Gehirn, aber es selber wird durch diese Beziehung zum Gehirn in seinem Wesen nicht verändert.
Wir haben ferner den Zusammenhang des Fühlens mit den rhythmischen Prozessen der Atmung und Herztätigkeit betrachtet. Wäre die Atmung vollkommen in die kosmischen Rhythmen eingegliedert, so würde sie eine Kraftquelle für den Menschen sein, aber er könnte nicht sprechen. Eine Mitteilung dessen, was in der Seele vorgeht, wäre dann vielleicht auf anderem Wege möglich, aber wir könnten dabei nicht das eigentümliche Erlebnis haben: daß wir im Zuhören einerseits mit dem Seelenleben des Sprechenden fühlend mitschwingen und doch zugleich dem Gesprochenen frei urteilend gegenüberstehen können. — Um im Fühlen und Sprechen ein individuelles Seelenleben entwickeln zu können, muß der Mensch den Atemrhythmus durchbrechen; er schafft damit eine weitere Quelle für den Abbau- und Todesprozeß.
Der enge Zusammenhang der Herzfunktion mit den seelischen Vorgängen ist uraltes Wissensgut des Volksglaubens. Und obgleich die heutige wissenschaftliche Forschung dem Gehirn die zentrale Stellung einräumt, sagen wir alle auch heute noch: „Das Herz ist bedrückt", es „schnürt sich vor Angst zusammen", es „bleibt vor Schreck stehen", „es verkrampft sich im Schmerz", der Kummer „nagt" an ihm; oder andererseits: es „geht in Sprüngen", es „hüpft vor Freude" usw. — man sieht: der Sprachgenius weiß von einer unmittelbaren Wirkung der seelischen Vorgänge auf das Herz, insbesondere, wenn sie sich zu so tiefgehenden Empfindungen verinnerlichen wie Liebe und Haß, die so oft für das Leben schicksalhafte Bedeutung gewinnen. — Experimentelle Psychologie und Medizin sind diesen Beziehungen nachgegangen und haben sie in weitestem Umfange bestätigt.[*]

---

[*] Vergl. L. *Braun:* „Herz und Psyche in ihren Wirkungen aufeinander." Leipzig 1920. K. *Fahrenkamp:* „Der Herzkranke". Stuttgart 1931. — E. *Wittkower:* „Einfluß der Gemütsbewegungen auf den Körper." Wien-Leipzig 1936. — M. H. *Göring:* „Über seelisch

Herz und Kreislauf sind als das zentrale System des Organismus in die Polarität von Zentralnervensystem und Stoffwechsel-Gliedmaßensystem hineingestellt, und der Polarität der Anordnung entspricht eine solche der Funktion: Am Gehirn spiegelt sich das Licht des Bewußtseins als „Denken", an den Rhythmen von Atmung und Herztätigkeit erlebt es sich als „Fühlen", im Stoffwechselgliedmaßensystem geht es, in dem es Bewegungen auslöst, als „Wille" unter.

So steht das Herz zwischen den Polen von Abbau und Aufbau, von Bewußtsein und Unbewußtheit, zwischen der Ruhe des Gehirns und der Motorik des Gliedmaßensystems.

Der Kreislauf hat den Organismus nicht nur mit Nahrung zu versorgen, er ist gleichzeitig Zentralorgan des Wasserhaushaltes, der Wärmeregulation, der hormonalen und ionalen Vorgänge. Alle diese sich gegenseitig beeinflussenden und oft antagonistisch wirkenden Funktionen werden im Blut im Gleichgewicht gehalten. Und das Herz ist als Regulationsorgan in den Blutkreislauf zur Anpassung desselben an die ständig wechselnden Ansprüche des Organismus eingeschaltet. Andererseits steht das Herz in engster Verbindung mit der Atmung, die ihrerseits, wie wir sahen, in ihren Rhythmen ihren unmittelbaren Zusammenhang mit dem Seelenleben zeigt.

Und wie Denken, Fühlen und Wollen aufeinander wirken und unmerklich ineinander fließen, so stehen ihre physiologischen Grundlagen in lebendigem, untrennbarem Zusammenhang. Aber wie Denken, Fühlen und Wollen in Widerspruch miteinander kommen können, so können durch verschiedene Ursachen auch die Beziehungen zwischen Atmung, Herztätigkeit und Stoffwechselvorgängen gestört werden.

Gefühle wirken zunächst unmittelbar auf die Atmung. Aber auch Herz und Kreislauf zeigen unter ihrem Einfluß mannigfache Veränderungen. Daß der Puls sich in bezug auf Stärke und Frequenz unter dem Einfluß von Affekten ändert, ist eine alte und leicht zu wiederholende Beobachtung. Auch Extrasystolen können unter denselben Bedingungen auftreten. Körperliche Arbeit und seelische Spannung führen zu Blutdrucksteigerung. Die Kapillaren zeigen unter dem Einfluß von Affekten Druckschwankungen und Formveränderungen. Auch vorübergehende Änderungen der Herzgrößen infolge von Affekten wurden wiederholt beschrieben.

Indem die Atmungstätigkeit auf die Herztätigkeit wirkt, bringt sie Vorstellen, Fühlen und Wollen in lebendige Beziehung zueinander. Sind Vorstellen und

---

bedingte echte Organerkrankungen." Stuttgart 1937. — H. D. v. *Witzleben:* „Herz- und Kreislauferkrankungen in ihren Beziehungen zum Nervensystem und zur Psyche." Leipzig 1939.

Fühlen so geartet, daß sie vom Wollen ohne Widerspruch aufgenommen werden können, so wird die Atmung sich harmonisch dem Herzrhythmus eingliedern. — Handelt es sich aber um eine unsympathische Vorstellung bzw. Empfindung, so sehen wir schon in der Kurve der Atmung, daß eine Hemmung eintritt. Wie wir instinktiv mit der Einatmung zögern, wenn wir einen schlechten Geruch wahrnehmen, so geschieht es auch, wenn eine unsympathische Vorstellung sich uns aufdrängt.

In besonders starkem Maße sehen wir das, wenn es sich nicht nur um relativ unsympathische Vorstellungen handelt, sondern um solche, die unsere eigene Existenz in Frage zu stellen scheinen, zum Beispiel wenn wir uns plötzlich in Lebensgefahr sehen. Eine solche Vorstellung fordert unseren stärksten Widerspruch heraus, wir können sie nicht in unser Wollen übergehen lassen. Mit anderen Worten: die Herztätigkeit wird sich weigern, die vom Atmungsprozeß getragene Vorstellung aufzunehmen. Wenn diese sich aber durch die Wahrnehmung situationsmäßig aufdrängt, und wir ihr nicht entgehen zu können scheinen, staut sich die Atmungstätigkeit an der Herztätigkeit, und dies erleben wir als Angst.

Man kann das sehr gut an sich selbst beobachten, wenn man zum Beispiel mit dem Auto zu schnell in eine Kurve hineingefahren ist und halbwegs bemerkt, daß etwa infolge glitschiger Straße die Gefahr des Schleuderns entsteht. Man weiß, daß Bremsen die Gefahr nur erhöht. Da entsteht die starke Versuchung, durch Druck auf das Steuer oder andere, völlig unzweckmäßige Muskelanstrengungen — die wir instinktiv antagonistisch gestalten, so daß sie ohne äußeren Effekt bleiben — den Wagen in der Kurve zu halten. Gleichzeitig wird der Atem angehalten, und alle diese krampfhaften Bewegungsimpulse übertragen sich als höchst unangenehmer Druck auf das Herz, wobei die ängstliche Empfindung des „Stockens" zustande kommt. Nach überstandener Gefahr löst sich die Spannung in einigen Extrasystolen und tiefem Aufatmen, und fortan sind Atmung und Herztätigkeit wieder harmonisiert.

In ähnlicher Art kommt, wie mir scheint,. immer der Affekt der Angst zustande, sei es nun, daß es sich um den von Verfolgungswahn geplagten Paranoiker handelt oder um organische, mit Angst verbundene Herzleiden, wie dies in extremster Weise beim stenokardischen Anfall der Fall ist: in beiden Fällen kann sich die Atmungstätigkeit der Herztätigkeit nicht harmonisch eingliedern.

Wir betrachten also das Herz als ein gegenüber der Atmung relativ selbständiges Organ, das sich den vom oberen Organismus ausgehenden Impulsen in gewissem Grade widersetzen kann. Dies mag ungewöhnlich erscheinen, aber in der Tat glaube ich, daß die vorliegenden Beobachtungen der Klinik wie der experimentellen Psychologie dazu zwingen, dem Herzen außer seiner physiologischen („mechanischen") Kreislauffunktion eine geistig-seelische Funktion zuzuschreiben und zwar die eines *aktiven seelischen Gleichgewichtsorgans*.

Man beobachtet heute wohl die Beeinflussung des Herzens von seiten des Vagus und Sympathicus, aber man sieht es dabei immer nur als Objekt dieser Einflüsse an. Es kann aber keine Frage sein, daß dieselben Eindrücke bei verschiedenen Menschen in verschiedener Art auf das Herz wirken, offenbar weil das Herz des einen „widerstandsfähiger" ist als das des andern. Handelt es sich zum Beispiel um schreckhafte Eindrücke, so kommt es nicht auf die äußere Robustheit, sondern auf den Charakter, den Mut des Betreffenden an, und von altersher wurde im Herzen das Organ dieser moralischen Qualitäten, der Persönlichkeit, des „Ich" gesehen. — Das Herz steht zwischen den Polen des Verstandes und des triebhaften Wollens. Ein Überwiegen der Verstandestätigkeit wird zur moralischen Schwäche, zur Feigheit usw. disponieren; ein Überwiegen des triebhaften Wollens zur Unbesonnenheit; Tollkühnheit usw. Erst das Gleichmaß zwischen beiden Extremen ergibt den Gleichmut, die Selbstbeherrschung, die Besonnenheit, die die psychologische Voraussetzung für den eigentlichen Mut ist, der darin besteht, daß man trotz Überschauens der Gefahr die Ruhe bewahrt und in Freiheit das Richtige tut.*)

Man kann geradezu sagen: wie in der Aufrichtung des Organismus das Ich seinen äußersten periphersten Ausdruck findet, so hat es im Herzen sein innerlichstes Organ. — Zwischen den beiden Polen des Sinnes-Nervensystems und des Stoffwechselsystems schwingt frei das rhythmische System, in seinen Rhythmen ein wunderbares und höchst empfindliches Instrument des Seelenlebens — wie die Saiten einer Violine frei schwingen, und nur dann schwingen können, wenn sie zwischen zwei feste Punkte eingespannt sind. Und wie der Künstler durch sein Spiel uns in eine höhere Welt erhebt, in der wir uns als freie Wesen erleben — obwohl sein Instrument mechanischen Gesetzen unterliegt — so kann das „Ich" in die Rhythmen von Atmung und Herztätigkeit eingreifen und das Lied seines Lebens spielen — das Lied von Mut und Liebe. Denn Mut und Liebe sind die prägnantesten Freiheitserlebnisse des Menschen, obwohl er in beiden die Gewißheit hat, höheren Notwendigkeiten zu folgen.

Aber gerade darin erlebt der Mensch sich als freies Wesen: wenn er den höheren Notwendigkeiten folgt und dadurch die Leiblichkeit zum Träger einer höheren Ordnung macht. Das könnte er nicht, wenn die Leiblichkeit ganz in die Naturnotwendigkeiten eingeschaltet wären. Diese müssen ins Gleichgewicht gebracht werden, damit das Ich frei in die Leiblichkeit eingreifen kann.

So steht das Herz in der Polarität von Aufbau- und Abbauprozessen als wahrnehmendes und zugleich tätiges Gleichgewichtsorgan an zentraler Stelle des

---

*) Inwieweit diese Auffassung des Herzens als eines aktiv seelischen Gleichgewichtsorgans für die Medizin von theoretischer und praktischer Wichtigkeit sein kann, soll im zweiten Teil dieses Werkes dargestellt werden.

Organismus, und damit hängt auch seine Bedeutung für den Todesprozeß zusammen; der Mensch stirbt, nach Nothnagels Definition, vom Herzen aus: erst wenn dieses stillsteht, kann man sagen, daß der Tod eingetreten ist. Aber wir dürfen nicht erst dann vom Todesprozeß sprechen. Vielmehr ist, wie wir schon zeigten, unser ganzes Leben von der Polarität des Lebens- und Todesprozesses beherrscht. In höchster Steigerung treffen beide im Blut zusammen. Die durch den Zerfall der roten Blutkörperchen frei werdenden ätherischen Bildekräfte werden zum Aufbau des Seelenorganismus verwendet. Dieser entwickelt sich in demselben Maße, wie der physische Organismus dem Abbau unterliegt. Der im Laufe des Lebens den Organismus immer stärker ergreifende Abbauprozeß führt schließlich zum Tode; er stellt also die physiologische Grundlage dar, auf der sich das menschliche Ich zur Freiheit entwickeln kann.*)

Könnte der Mensch nicht schon während seines Lebens in der ihm eigentümlichen Art den Todesprozeß und damit die Möglichkeit der seelisch-geistigen Metamorphose in sich tragen, so müßte er auch seelisch und geistig ein in die Notwendigkeiten der Natur eingespanntes, unfreies Wesen bleiben.

Die Physiologie muß deswegen die Betrachtung des Todes und der Erkrankung einbeziehen; nur so kann sie im eigentlichen Sinne menschliche Physiologie, das heißt Physiologie der Freiheit sein.

Diese Gedankengänge mögen heute noch befremdend erscheinen, weil wir allzusehr gewöhnt sind, die Betrachtung des Geistigen und des Physischen streng zu sondern. Keime zu einer geisteswissenschaftlichen Synthese sind aber eigentlich seit der Goethe-Schiller-Zeit in das deutsche Geistesleben hineingesenkt. So gab der einundzwanzigjährige Kandidat der Medizin *Friedrich Schiller* seiner Doktordissertation den Titel: „Über den Zusammenhang der tierischen Natur des Menschen mit seiner geistigen". In dieser Jugendarbeit kommt der Dichter, dessen zentrales Thema sein Leben lang die Freiheit blieb, zu dem Schluß: „daß die Freiheit den Mechanismus**) mißbrauche, und der Tod aus dem Leben, wie aus seinem Keime, sich entwickle".

Soviel ich sehe, ist Schiller der erste gewesen, der mit diesem Gedanken der Medizin die Schaffung einer „Physiologie der Freiheit" als Ziel gewiesen hat. So mögen auch die Worte, mit denen er seine Abhandlung schloß, und die man als Vorschau auf ein geisteswissenschaftliches Verstehen der Entwicklung des Ich über den Tod hinaus empfinden kann, hier stehen: „Die Seele fähret fort" —

---

*) Weiter ausgeführt ist dieser Gesichtspunkt in dem Buch „Vom Bild und Sinn des Todes".
**) Schiller meint: die Leiblichkeit.

nämlich nach der Loslösung von der Leiblichkeit — „in andern Kreisen ihre Denkkraft zu üben und das Universum von andern Seiten zu beschauen. Man kann freilich sagen, daß sie diese Sphäre im geringsten noch nicht erschöpft hat, daß sie solche vollkommener hätte verlassen können; aber weiß man dann, daß die Sphäre für sie verloren ist? Wir legen jetzo manches Buch weg, das wir nicht verstehen, aber vielleicht verstehen wir es in einigen Jahren besser."

Novalis spricht den von Schiller nur angedeuteten Gedanken wiederholter Verkörperungen als Konsequenz des Ideals der Freiheit deutlich aus: „Die unendliche Idee unserer Freiheit involviert auch eine unendliche Reihe unserer Erscheinungen in einer Sinnenwelt. — Wir werden nicht an die einzige Erscheinung in unserem irdischen Körper auf diesem Planeten gebunden sein." — Und er weiß auch um die Praxis der Freiheit: „Stärke läßt sich durch Gleichgewicht ersetzen, und im Gleichgewicht sollte jeder Mensch bleiben, denn dies ist eigentlich der Zustand seiner Freiheit."

LITERATURVERZEICHNIS

Der Beitrag der Geisteswissenschaft zur Erweiterung der Heilkunst. Ein anthroposophisch-medizinisches Jahrbuch. Band II, Dornach 1951.

NORBERT GLAS: Das Antlitz offenbart den Menschen. 2. Auflage. Stuttgart 1973.
--: Die Füße offenbaren den menschlichen Willen. Stuttgart 1972.

GERBERT GROHMANN: Die Pflanze. Ein Weg zum Verständnis ihres Wesens. Band I, 5. Aufl. i. Vorb. Band II „Über Blütenpflanzen", 2. Aufl. Stuttgart 1968.

OTTO JULIUS HARTMANN: Dynamische Morphologie. 2. Aufl. Frankfurt/M. 1959.
--: Menschenkunde. Die Physiognomik der Lebenserscheinungen als Grundlage einer erweiterten Medizin. 2. Aufl. Frankfurt/M. 1959.

FRIEDRICH HUSEMANN: Goethe und die Heilkunst. 2. Aufl. Stuttgart 1957.

OLAF KOOB: Gesundheit – Krankheit – Heilung. Grundbegriffe einer menschengemäßen Heilkunst in der Anthroposophie Rudolf Steiners. Stuttgart 1974.

HERMANN POPPELBAUM: Mensch und Tier. 6. erw. Aufl. Dornach 1956
--: Tierwesenskunde. 2. erw. Aufl. Dornach 1954.

A. und O. SELAWRY: Die Kupferchlorid-Kristallisation in Naturwissenschaft und Medizin. Stuttgart 1957.

RUDOLF STEINER: Anthroposophische Menschenerkenntnis und Medizin. Dornach 1971
--: Geisteswissenschaft und Medizin. 3. Aufl. Dornach 1961
--: Geisteswissenschaftliche Gesichtspunkte zur Therapie. 3. Aufl. Dornach 1963
--: Physiologisch-Therapeutisches auf Grundlage der Geisteswissenschaft. 2. Aufl. i. Vorb.

RUDOLF STEINER und ITA WEGMAN: Grundlegendes für eine Erweiterung der Heilkunst nach geisteswissenschaftlichen Erkenntnissen. 3. Aufl. Dornach 1969

GÜNTHER WACHSMUTH: Die Entwicklung der Erde. Kosmologie und Erdgeschichte, ein organisches Werden. 2. erw. Aufl. Dornach 1960
--: Erde und Mensch – ihre Bildekräfte, Rhythmen und Lebensprozesse. 3., neubearb. Aufl. Dornach 1965

Die *Arbeitsgemeinschaft anthroposophischer Ärzte,* Stuttgart-75, Trossinger Str. 53 gibt heraus:
Zeitschrift: Beiträge zu einer Erweiterung der Heilkunst nach geisteswissenschaftlichen Erkenntnissen
Schriftenreihe: Menschenwesen und Heilkunst.

Das Bild des Menschen als Grundlage der Heilkunst

Entwurf einer geisteswissenschaftlich orientierten Medizin

Band II: Zur Pathologie und Therapie

Begründet von FRIEDRICH HUSEMANN †,
bearbeitet und neu herausgegeben von OTTO WOLFF,
mit Beiträgen verschiedener Autoren.

1. Halbband: XI, 305 Seiten, Leinen DM 40,– / **2. Halbband** in Vorbereitung.

Die Themen des 1. Halbbandes:

Die erste Lebensepoche – Von der Geburt bis zum Zahnwechsel. (Die Entwicklung des Kindes. Kinderkrankheiten)
Die zweite Lebensepoche – Vom Zahnwechsel bis zur Geschlechtsreife
Die dritte Lebensepoche – Von der Pubertät bis zum 21. Lebensjahr
Das Schulkind und seine schulärztliche Förderung (Grundelemente schulärztlicher Tätigkeit. Zur schulärztlichen Diagnose und Therapie)
Entwicklungsstörungen im Kindesalter – Zur Heilpädagogik
Entzündung und Sklerose als Grundtendenzen der aufsteigenden und absteigenden Lebenshälfte
Hysterie und Neurasthenie
Grundzüge einer Biochemie und pathologischen Physiologie (Substanz und Funktion. Ernährung. Kohlenhydratstoffwechsel. Fettstoffwechsel. Lipoidstoffwechsel. Eiweißstoffwechsel. Lichtstoffwechsel)
Pharmakodynamik
Grundriß einer Heilpflanzenkunde (Mensch und Pflanze. Typische Heilpflanzen)
Der kapillardynamische Bluttest
Blutkristallisation als Richtungsdiagnostik

Die Themen des 2. Halbbandes:

Gesichtspunkte zur Therapie (Anamnese und Diagnose. Vom Wesen des Heilens)
Die funktionelle Therapie (Künstlerische Therapie. Heileurythmie. Massage)
Die Heilmittel – Die medikamentöse Therapie (Mineralische Heilmittel. Metalltherapie. Tierische Arzneimittel)
Spezielle Pathologie und Therapie (Das Leber-Gallen-System. Das Nierensystem und seine Erkrankungen. Herz- und Kreislauferkrankungen. Die Lunge und ihre Erkrankungen. Die Krebskrankheit. Gynäkologie. Kinderkrankheiten. Augenerkrankungen. Psychiatrie. Neurologie. Haut. Narkose)

VERLAG FREIES GEISTESLEBEN STUTTGART